乳腺癌诊断与治疗

主　编　秦洪真　丁　康　徐　敏

U0786416

中国健康传媒集团
中国医药科技出版社

内容提要

随着人们生活方式的转变、经济水平的提升以及医疗水平的进步，乳腺癌的发病率呈现逐渐递增的趋势，为了促进我国乳腺癌普查的开展及综合治疗水平的提高，我们编写了《乳腺癌诊断与治疗》一书。本书主要涵盖乳腺癌的高危因素、预防措施、早期诊断、治疗等内容。

本书意在立足我国实际，全面综合展示乳腺癌的诊疗策略，适用于乳腺专科医生和普外科医生使用。

图书在版编目（CIP）数据

乳腺癌诊断与治疗/秦洪真，丁康，徐敏主编．—北京：中国医药科技出版社，2020.11

ISBN 978-7-5214-2118-7

Ⅰ.①乳… Ⅱ.①秦…②丁…③徐… Ⅲ.①乳腺癌-诊疗 Ⅳ.①R737.9

中国版本图书馆 CIP 数据核字（2020）第 215053 号

美术编辑 陈君杞
版式设计 友全图文

出版 **中国健康传媒集团**｜中国医药科技出版社
地址 北京市海淀区文慧园北路甲 22 号
邮编 100082
电话 发行：010-62227427 邮购：010-62236938
网址 www.cmstp.com
规格 958×650mm 1/16
印张 12 3/4
字数 221 千字
版次 2020 年 11 月第 1 版
印次 2020 年 11 月第 1 次印刷
印刷 三河市航远印刷有限公司
经销 全国各地新华书店
书号 ISBN 978-7-5214-2118-7
定价 59.00 元

版权所有 盗版必究

举报电话：010-62228771

本社图书如存在印装质量问题请与本社联系调换

获取新书信息、投稿、为图书纠错，请扫码联系我们。

编委会

主　编　秦洪真　丁　康　徐　敏

副主编　王　涛　范照青　刘　琳　陈姝琼　刘文飞

编　者　(以姓氏笔画为序)

丁　康　丁慧芳　于镇泽　马彦红　马建新　王　丽
王　岩　王　涛　王　燕　王从福　王英新　王景华
方　勇　冯丽颖　曲　畅　刘　畅　刘　琳　刘　强
刘文飞　孙　宇　严小燕　杨志丽　李　玲　李玉阳
李旭新　邱鹏飞　宋　雨　宋金洁　沈松杰　张　琼
张艺军　张会强　张旭辉　张金萍　陈秀军　陈姝琼
林　虎　范照青　岳本亮　周金妹　房星宇　孟英涛
赵海燕　郝晓鹏　胡喜华　秦洪真　夏爱祥　徐　萃
徐　敏　郭晓扬　曹文静　梁前进　梁雪梅　蒋　俊
霍文静

前　言

世界卫生组织的相关数据显示，每年全球约 130 万人被确诊为乳腺癌，约有 40 万人死于该疾病。根据我国癌症中心公布的数据，乳腺癌已经位居我国女性恶性肿瘤发病率的第 1 位。乳腺癌的发病率在逐年攀升，乳腺癌的死亡率却在逐年下降，原因主要有两个方面，即普查的开展以及乳腺癌综合治疗水平的提高。

本书主要涵盖乳腺癌的高危因素、预防措施、早期诊断、手术、放疗、化疗、靶向治疗、免疫治疗等内容。本书编委会成员既有来自中国人民解放军第三〇五医院、北京肿瘤医院、中国人民解放军总医院第五医学中心、中国人民解放军第一医学中心、山东省肿瘤医院、北京协和医院、中国医学科学院肿瘤医院、上海瑞金医院、北京大学第一医院等大型三甲医院，也有北京师范大学生命科学院的遗传学家，还有来自河南省光山县中医院、曲阜市人民医院、中国气象局医院等基层医院的医护工作者。本书意在立足我国实际，全面综合展示乳腺癌的诊疗策略，适用于乳腺专科医生和普外科医生。

尽管编委会成员尽心尽力，精益求精，但是仍可能存在不足之处，敬请读者指正。

秦洪真

2020 年 8 月

目　录

第一章　乳腺癌的发病危险因素及预防措施

近年来，随着人们生活方式的转变以及经济水平的提升，乳腺癌发病率呈现逐渐递增的趋势，对妇女的身体健康以及生命安全产生严重威胁。乳腺癌在世界各地均有发生，其中北欧以及美国的发病率相对较高，亚洲国家的发病率较低。依据世界卫生组织的相关数据显示，每年全球约有130万人被确诊为乳腺癌，约40万人死于该疾病。根据我国癌症中心公布的数据，2014年全国女性乳腺癌新发病例约27.89万例，占女性恶性肿瘤发病16.51%，位居女性恶性肿瘤发病第1位，且呈现年轻化趋势，因此逐渐引起临床工作者的重视，有关学者针对乳腺癌的病因学及相关预防措施进行大量的临床研究，大多认为乳腺癌与遗传及环境等综合因素相作用有关。本文主要针对乳腺癌发病的危险因素及预防措施进行探讨，进而为有效避免乳腺癌的发生提供理论依据。

第一节　乳腺癌的发病危险因素

一、遗传因素

遗传因素与乳腺癌的发生紧密联系。根据相关的移民流行病学显示，在移居美国的中国人中，虽然由于其生活习惯及环境的转变导致乳腺癌的发病率相对升高，但与当地人比较仍显著较低。同时，具有一级亲属乳腺癌家庭史的妇女其乳腺癌的患病风险相对较高，有乳腺癌家族史者患乳腺癌的OR值为9.54。经过对乳腺癌患者发病的危险因素进行分析表明，存在乳腺癌家族史的人群中，其乳腺癌的发病率相对较高，尤其是有一级亲属乳腺癌家族史者。根据国外相关报道显示，若一女性亲属中曾有一人患有乳腺癌，那么与正常人比较该女性发生乳腺癌的风险将会增加1.5~3倍，其患癌风险相对较高。与此同时还应注意存在基因突变的情况，BRCA1、BRCA2是两种抑制恶性肿瘤发生的重要基因，能够有效调节机体内细胞的复制、遗传物质DNA损伤修复以及细胞生长等，具有该基因突变的家族其乳腺癌的发病率也相对较高，且大多在相对年轻时候出现，相关数据显示，具有 BRCA1、BRCA2 基因突变者，其乳腺癌的患病风险为50% ~85%。

二、家族性乳腺癌

在美国癌症协会有关癌症的控制及预防的监督资料显示，美国白人妇女乳腺癌的患病率与黑人妇女比较高达16%。在19世纪90年代初，美国乳腺癌的死亡率出现下降，但白人妇女的下降速度是黑人妇女的3倍左右。上述情况表明种族差异是导致乳腺癌发生的重要危险因素。乳腺癌的发生同时还具有显著的家族聚集倾向，并且其发病的危险性与一级亲属患有乳腺癌的数量成正相关性。亲属的发病年龄越早，其危险性则相对较大。家族史可能由于其环境及生活方式等危险因素均相同而导致，同时也可能与家族成员之间共同的变异及遗传等因素有关。

三、乳腺良性疾病与乳腺癌

经过病理学研究显示，导致乳腺癌发生的危险因素与部分乳腺良性病变情况存在一定的相关性，其中30%左右的乳腺良性病变患者为增生性病变，是导致乳腺癌发生的重要危险因素，其中部分囊性增生以及重度非典型增生者更加严重。存在非典型增生的乳腺良性病变患者其乳腺癌的发生风险是未存在非典型增生的乳腺良性病变患者的3倍左右；若存在非典型增生合并家族史，则其危险性为9倍左右。在国内外相关学者的研究中显示，乳腺良性病变情况促使致癌、促癌物的敏感性得到显著增加，进而极易引发乳腺癌的发生。因此，患有乳腺增生病尤其是经肉眼可见大囊肿的患者，应严格注意定期复查，必要时可进行相应的手术治疗，防止乳腺癌情况的发生。此外，既往肿瘤疾病史的患者，如小叶原位癌、增生性疾病，其乳腺癌的发病率与健康者比较也相对较高，应引起临床工作者的注意。

四、月经与生育

在乳腺癌发病期间，妇女的初潮年龄相对较早、月经周期较短、初潮与初产间隔时间较长、月经紊乱以及绝经较晚等均为导致其发病的危险因素。曾患有良性乳腺疾病的妇女患 ER（+）及 ER（-）乳腺癌的危险性均会增加，且其乳腺癌发生的 OR 值能够达10.87。初潮年龄 <12 岁的女性其患有乳腺癌的风险性与初潮年龄 >15 岁的女性比较显著较高，同样55岁后绝经的妇女其患乳腺癌的风险性明显高于45岁前绝经女性。导致上述情况出现的主要原因为乳腺暴露于内源性雌激素的时间显著延长，进而导致乳腺癌的发病概率增加。

未生育、初产年龄较晚以及足月产次少等均为女性乳腺癌发生的危险因素，存在哺乳史则是其重要的保护因素。首次生育在20岁之前的妇女与首次生育在35岁之后的妇女比较，其患有乳腺癌的风险显著降低，主要是由于首次妊娠能够导致乳腺上皮出现一系列变化而成熟，成熟后的乳腺上皮细胞其抗癌基因突变的能力显著增加。

五、激素代替治疗、生活以及饮食习惯与乳腺癌的相关性

（一）激素代替治疗

依据相关学者的研究结果显示，采用激素代替治疗者随着其接受治疗时间的延长，其乳腺癌的患病风险显著升高，采用激素代替治疗在5年之上的患者，其风险性相对较高。此外有研究表明，激素替代治疗使得潜在肿瘤生长加速。在目前的临床研究中已被证实，口服避孕药对女性乳腺癌患病的影响相对较小。相关研究表明，女性在20岁以前服用避孕药物能够促使其乳腺癌的危险性显著增加，但在目前而言，该年龄段乳腺癌的发病率仍相对较低。依据美国的WHI临床试验显示，对于1618名50～80岁的绝经后妇女进行了有关HT的对照实验，其中对于986名子宫完好者采用安慰剂或者雌激素＋孕激素，另一组632名子宫切除者，采用安慰剂或者雌激素。结果显示，后者乳腺癌的发病率与前者比较增加26%。

（二）生活及饮食习惯

目前，人们对于吸烟、饮酒的危害越来越重视。关于主动吸烟的危害性在当前研究中相对较少，在部分学者的研究中表明，被动吸烟能够促使乳腺癌的危险性显著增加。导致该情况出现的原因可能是由于吸烟对于乳腺癌具有双重的作用结果：①吸烟能够明显降低雌三醇在肝脏中的代谢情况，从而使其患癌风险增加；②由吸烟而代谢的产物能够对乳腺上皮细胞产生损伤进而诱发乳腺癌的产生。依据相关流行病学的调查显示，乳腺癌的发生与饮酒也有一定的相关性。乳腺癌的危险性会随着机体内酒精消耗量的增加而增加，导致该情况出现的原因可能与酒精能够对机体的DNA造成一定损伤，进而促

使类固醇及乳腺的易感性得到明显提升，同时每天饮酒大于 10g 的女性其乳腺癌的患病风险会增加 10%。因此，女性在日常生活中要保持良好的生活习惯，提倡其戒烟、戒酒，尽量避免自己被动吸烟。

同时有研究显示，腌制食品、高脂肪及低蔬菜饮食均与乳腺癌的发生存在相关性。经临床调查发现，人体的内分泌环境能够通过脂肪含量的增加而发生改变，从而促使雌激素对乳腺上皮细胞的刺激延长或者增加，进而导致乳腺癌患病风险增加。据研究显示，高频率的食用水果及蔬菜能够有效减少或者降低乳腺癌的发生，可能是由于水果及蔬菜中含有大量的抗氧化物质，并能够在机体抗肿瘤的过程中发挥有效作用。保持合理、健康饮食，养成良好的饮食习惯，也是降低乳腺癌发病的重要因素之一。

此外，乳腺癌的发病也是由心理、社会及生物等多种因素综合作用而导致。与正常妇女比较，由于意外事故、工作失意、家庭破裂或者不和以及亲人去世等导致精神压抑的妇女其乳腺癌的患病率要与前者高 32 倍左右，此外精神创伤能够促使女性乳腺癌患病的危险性增加 7 倍。因此，女性的心理状况与其乳腺癌的发生具有紧密联系。导致该情况出现的原因主要是由于抑郁情绪会导致机体的内环境失衡，降低患者的免疫功能，并使巨噬细胞及淋巴细胞等对体内突变细胞的吞噬及监控能力明显降低，进而导致癌肿情况的发生。

同时，乳腺癌的发病情况与体重也存在一定的相关性，尤其是在绝经后肥胖者。与非肥胖者比较肥胖者乳腺癌的发生率是前者的 3.5 倍，主要是由于脂肪的过多堆积，促使雌激素生产情况增加，多余的雌激素在其酯化后能够在脂肪组织内进行储存，并向机体血液中不断释放，从而对乳腺组织产生一定的刺激，随着时间的增加，进而导致乳腺癌的发生。对于绝经后的妇女而言，脂肪是其生物活性雌激素的重要来源，妇女在绝经后随着其年龄的增加暴露在雌激素下的时间相对较长，因此致使其乳腺癌的患病概率增加。此外有研究显示，妇女的不良生活习惯，如熬夜、烧烤食品的食用等均能够增加乳腺癌的患病风险。有研究表明，2 型糖尿病会促使妇女乳腺癌的发病及死亡风险增加，同时合并存在糖尿病的乳腺癌患者其临床生物学特征也相对特殊，并能够对乳腺癌患者的预后情况产生严重影响。经研究显示，电离辐射也是乳腺癌患者重要的致癌因素，且其危险性与暴露剂量及患者年龄有关。对于霍奇金淋巴瘤患者而言，在对其进行放射治疗后经过进行病例的对照研究显示，与小于 5Gy 剂量比较，辐射剂量 ≥5Gy 治疗的女性其乳腺癌的患病风险将会增加 2.7 倍。

第二节 乳腺癌的预防

一、常规预防

近年来，随着人们经济及生活水平的提升，对于蛋白质及脂肪的摄入显著增加，从而致使乳腺癌的发病率明显升高。脂肪细胞能够促进雌激素的有效生长，进而促使乳腺上皮细胞生长及分裂等情况增加，诱发乳腺癌的发生。因此，在日常生活中建议肥胖者进行体重的合理控制，多食用富含维生素及谷纤维素的水果、蔬菜等，少食动物蛋白及脂肪相对较高的食物，促使乳腺癌的发生风险显著降低。经研究显示，豆制品、绿色蔬菜、绿茶、鲜鱼及新鲜水果等均能够有效降低乳腺癌的发生。同时提倡女性保持健康的生活方式，远离或者减少射线照射次数，倡导优生优育，并倡导母乳喂养等均能够促使乳腺癌的发生风险显著降低。此外，部分资料显示，上班及业余时间活动量相对较大的女性，其患乳腺癌的风险也相对较低。经过有关研究显示，已经确诊的乳腺癌患者其血液中维生素 D 水平较高者，其长期预后情况显著较好。维生素 D 在是机体内重要的营养物质的同时，还在乳腺癌中发挥着至关重要的作用。

二、化学预防

随着芳香化酶抑制剂（AI）以及雌激素受体调节剂（SERM）在乳腺癌患者中辅助治疗的广泛应用，使其逐渐成为预防乳腺癌的有效药物。相关专家建议，在目前应用于乳腺癌预防的药物主要包含雷洛昔芬、依西美坦、阿那曲唑以及他莫昔芬。其中，雷洛昔芬及他莫昔芬是经由国家药品监督管理局批准的应用于乳腺癌预防的药物。雷洛昔芬主要适用于绝经后的乳腺癌高危女性，而他莫昔芬在对绝经前后的高危女性均可适用，而高危女性主要是指：30 岁前接受过胸部放疗或者曾有小叶原位癌史，且预期寿命≥10 年的女性；修改后 Gail 5 年预测值≥1. 7% 以及预期寿命≥10 年的女性。通过进行如下的对比试验显示：选取患者为 35 ~ 59 岁患有冠心病的 160 例绝经妇女为研究对象，随机分为两组，研究组采用 60mg 的雷洛昔芬进行治疗，对照组采用安慰剂治疗，经过 2 年的随访显示，研究组患者浸润性乳腺癌患病的风险比例降低 44%；将 180 名 30 ~ 70 岁经子宫切除后健康女性随机分为两组，研究组采用20mg的他莫昔芬治疗，对照组仍然采用安慰剂，经过5年的随访发现，前者浸润性乳腺癌的发病风险降低80%。需注意的是上述两种药物在应用期间存在一定的禁忌证：曾有脑栓塞疾病史、深静脉血栓史、短暂性脑缺血发作以及肺栓塞疾病史等。因此，采用上述药物对乳腺癌高危女性进行预防治疗期间，应对患者的具体情况进行详细了解，尽量降低药物不良反应对患者机体的损伤，进而获取最大利益。

三、预防性手术

对于存在乳腺癌高危风险的妇女，可通过进行遗传学相关方面的评估，选取合理的乳腺癌减危手术，从而促使乳腺癌的发生风险明显降低。妇女在进行预防性手术之前，应首先针对整形外科、身心医学科、乳腺外科以及遗传学科等进行相关咨询，对自身乳腺癌患病风险的大小以及手术获益等具体情况进行详细了解。此外，应进行必要的双侧乳房X射线照射、彩超及乳腺体检等相关检查，对自身状况进行详细了解。依据乳腺癌防治专家组的建议，对乳腺癌高危妇女实行预防性乳房切除，仅限于以下情况：①存在较强的卵巢癌及乳腺癌家族史者；②存在BRCA1/2等相关乳腺癌基因突变的携带者；③患有乳腺小叶原位癌并且存在乳腺癌疾病家族史者；④在30岁之前曾接受过胸部放射治疗者。在目前的临床治疗中，具有多种常规的乳腺癌减危手术方法，其中双侧卵巢-输卵管减危切除术以及双侧乳腺减危切除术是较为常见的手术类型，而双侧乳腺减危切除术则又包含皮下乳腺切除及全乳房切除两种。卵巢切除术当前仅限于高度怀疑或者已知存在BRCA1/2基因突变的患者。皮下乳腺切除主要是在乳房下褶皱做一切口，在将乳腺实质移去的同时使乳头-乳晕复合体得到有效保留。与皮下乳腺切除不同的是，全乳切除术是将乳头-乳晕复合体的皮瓣及整个乳腺进行完整切除，促使乳腺组织残留的可能性显著降低。对患者进行手术的关键在于将其乳腺组织进行彻底切除，因此在手术中应保证胸肌筋膜及整个乳腺尾叶均能够有效切除，但术中应注意对其肋间神经的保护。在进行手术过程中，可将存在可疑的边界进行有效的快速冰冻切片检测，从而保证乳腺组织能够被完整切除。在当前的临床应用中，在进行双侧乳腺减危切除术中主要主张进行标准的全乳切除，之后立即进行相应的乳房重建（腹直肌皮瓣移植重建术以及胸肌下假体植入术）。经相关研究表明，通过采用乳腺癌减危手术能够使携带BRCA1/2基因突变及中高危妇女的乳腺癌患病风险降低90%，但在术后大多会导致精神后遗症及其他并发症等情况出现。乳房切除后的妇女在其术后极易出现恐惧、回避、紧张、自责以及易怒等不良情绪，部分患者甚至会出现歇斯底里或者焦虑、抑郁等情况，不利于其身体健康及日常生活。此外，进行输卵管及卵巢切除后的患者极易导致骨质疏松及绝经综合征等情况出现。对于高危妇女而言，乳腺癌减危术仅仅是对乳腺癌进行预防的一种方式，手术之前应对患者的具体情况进行多学科咨询，对手术获益情况进行综合考虑，进而利于预防方案的准确选择。

综上所述，对乳腺癌进行预防的重点在于促使其危险因素显著减少，生活中保持良好的生活方式以及饮食习惯，能够显著降低或者避免乳腺癌的发生。对于存在的不可变因素，可通过对其风险性大小进行有效评估，进而采取合理、有效的干预性治疗措施。在预防性药物选取时应对其不良反应进行充分考虑。对于存在严重不良反应以及不具有良好效果的药物则应谨慎使用。对存在高危性风险妇女在预防性乳房切除前，应对存在的风险或者收益情况进行有效评估，同时需充分考虑患者是否会有乳房切除后心理创伤情况存在。在之后的临床研究中，应加大对于不良反应较少药物的研究，进而有效预防乳腺癌风险事件的发生，确保患者身体健康。

第二章　乳腺癌的筛查

第一节　乳腺癌影像学筛查现状

乳腺癌是危害女性健康最为严重的恶性肿瘤之一，近年来其发病率在全球范围内呈上升趋势。虽然我国属乳腺癌相对低发区，但在大城市中的发病率和发病年龄正呈逐年上升和年轻化趋势。据全国肿瘤登记中心报告数据显示，我国女性乳腺癌发病率到2015年上升为30.4万/年，位居女性恶性肿瘤发病率第1位，其中城市发病率比农村高1.6倍。虽然乳腺癌发病率呈逐年升高趋势，但同期死亡率的变化趋势并不明显，这一方面得益于乳腺癌治疗手段的改善，另一关键因素则在于乳腺癌的早期发现、早期诊断使肿瘤临床分期前移，提高了治愈率。因此，对乳腺癌进行有效的预防极为重要。

对恶性肿瘤的预防一般分为三级。一级预防，即病因预防，但目前由于多数肿瘤发生的病因学不完全清楚，尚无明确和肯定的良策来有效预防乳腺癌的发生。二级预防，即临床前期预防，亦称为“三早”，即早期发现、早期诊断和早期治疗，采取“三早”措施，及早发现早期肿瘤（亚临床型）患者并使之得到及时合理的有效治疗，尽可能地将恶性肿瘤控制在0期或Ⅰ期，阻止或减缓疾病的发展。乳腺癌筛查是二级预防中最主要的手段，而在乳腺癌的早期检出和早期诊断中，影像学检查发挥着举足轻重的作用。三级预防，即临床期预防，主要是对进展期癌症患者选择合理、最佳的诊疗方案，改善预后，提高患者生活质量，但治愈率低。因此，在乳腺癌的“三级预防”中，“二级预防”是目前降低乳腺癌死亡率的关键环节，对提高乳腺癌的治疗疗效和改善预后具有极其重要的意义。乳腺癌的早期诊断可使临床肿瘤分期前移，不仅治愈率高，术后各种辅助治疗也可减少，由此带来乳腺癌患者生存率提高和生活质量改善已获证实，而且早诊、早治可以节省医疗资源和费用，使有限的社会资源得到更有效的利用。

目前欧美国家已经制订了适合其国家体制和人群特点的筛查方案，其中包括政策法规、筛查方法、适用人群以及相应的规范等，建立了相对完善的乳腺癌筛查体系，并从中受益较大。大规模的循证医学研究已表明，在各种恶性肿瘤中，乳腺癌可以通过系统、规范的筛查使其得以早期检出，有效降低其死亡率。

我国自20世纪70年代开始进行乳腺癌筛查的探索工作，开展较早的是北京、上海和天津，目前部分省市仍在继续开展乳腺癌筛查项目，近些年覆盖面较大的项目有2008~2009年卫生部中央财政转移支付乳腺癌筛查项目，该项目在全国30个省（市、区）的53个项目点开展了以城市妇女为主的乳腺癌筛查工作，其目的在于探索适合我国城市妇女乳腺癌筛查的最佳方案。2009~2011年国家又加大资金投入，将“农村妇女两癌筛查项目”纳入国家重大公共卫生项目，三年间为我国120万名35~59岁农村妇女进行了乳腺癌筛查。2012年开始启动了“城市癌症筛查项目”，但总体而言，项目所选取的筛查模式不统一，部分地区借鉴欧美国家的筛查模式，以乳腺X线检查作为基本筛查手段，不同程度地结合临床触诊和超声检查，而大部分筛查模式的制定是依据了筛查经费和医疗水平及医疗设施条件，如选择临床触诊或超声检查等，整体尚未形成一套成熟的、适合我国国情和人群特点、效价比最佳的乳腺癌筛查方案。

第二节 乳腺癌筛查方案

乳腺癌筛查是指通过有效、简便、经济的乳腺检查措施，在无症状妇女中识别和发现具有进展潜能的癌前病变患者以及早期浸润性癌患者，以期早期发现、早期诊断及早期治疗，其最终目的是降低人群乳腺癌的死亡率。

乳腺癌筛查分为群体筛查（mass screening）和机会性筛查（opportunistic screening）。群体筛查是指在辖区或机构有组织、有计划地组织适龄妇女进行筛查；机会性筛查是指医疗保健机构结合门诊常规工作提供乳腺癌筛查服务。高危人群的筛查即为机会性筛查，其收益高于一般人群。

高危人群符合以下三个条件：①有明显的乳腺癌遗传倾向者（BRCA－1或BRCA－2突变基因携带者），或一级亲属患乳腺癌，特别是发生于双侧或绝经前亲属的乳腺癌家族史；②既往有乳腺导管或小叶不典型增生或小叶原位癌的患者；③既往行大剂量胸部放疗史。

妇女参加乳腺癌筛查的起始年龄：机会性筛查一般建议40岁开始，但对于乳腺癌高危人群可将筛查起始年龄提前到40岁以前。群体筛查国内暂无推荐年龄，国际上推荐 40 至 50 岁开始，目前国内开展的群体筛查采用的年龄均属于研究或探索性质，缺乏严格随机对照研究的不同年龄成本效益分析数据。

一、一般风险人群妇女乳腺癌筛查策略

1. 20～39 岁

（1）每月 1 次乳腺自我检查。

（2）每 1～3 年 1 次临床检查。

2. 40～69 岁

（1）适合机会性筛查和群体性筛查。

（2）每 1～2 年 1 次乳腺 X 线摄影（条件不具备时，可选择乳腺超声检查）。

（3）对致密型乳腺（腺体为 c 型或 d 型）推荐与超声检查联合。

（4）每月 1 次乳腺自我检查。

（5）每年 1 次临床检查。

3. 70 岁以上

（1）机会性筛查（有症状或可疑体征时进行影像学检查）。

（2）每月 1 次乳腺自我检查。

（3）每年 1 次临床检查。

二、高危人群乳腺癌筛查策略

建议对乳腺癌高危人群提前进行筛查（小于40 岁），筛查间期推荐每年1次，筛查手段除了应用一般人群乳腺 X 线检查之外，与超声检查联合应用可提高乳腺癌的检出率，对高危人群的筛查具有潜在价值，还可以应用 MRI 等影像学手段。

乳腺癌筛查是一项涉及广大群体的预防性医疗活动，必须权衡利弊得失。欧、美等国家相对成熟的筛查模式可能并不完全适合中国女性，从卫生经济学的角度出发，针对中国地域、经济和人群特点开展规范、合理、科学的循证医学研究，建立起真正适合中国国情和人群特点、最具效价比的乳腺癌筛查方案。BI－RADS 是国际乳腺影像专业领域广泛使用的标准化语言，可使乳腺影像报告标准化，减少影像分析过程中出现的混淆，并有利于医疗机构对诊断结果进行监测。但由于在众多基层医院真正理解并能够灵活使用该系统

的医师较少，同时临床医生对此也缺乏相应认识，以致对疾病处理不当。因此，临床和影像医师均需加强对 BI－RADS 的熟悉和认识，同时乳腺影像检查质量控制的专业化培训和继续教育，建立适合我国国情的针对乳腺癌早期诊断的各种影像学检查技术、诊断规范和质量控制标准以及联合应用各种影像技术的最优化检查方案，在对不同人群选择恰当的筛查方法的基础上，执行规范的检查技术和诊断标准，以提高乳腺癌影像学诊断的准确性，提高乳腺癌筛查的成本－效益比。同时需有审查机构对筛查项目进行评审，以保障筛查项目的质量，使大规模人群的乳腺癌筛查成为可能。

第三章　乳腺癌的辅助检查

第一节　乳腺肿瘤血清标记物

肿瘤标志物（Tumor Marker）是指在肿瘤发生、发展、转移等过程中由肿瘤细胞所产生或分泌并释放到血液、细胞、体液中，反映肿瘤存在和生长的一类物质。1978 年美国国立研究所在召开的“人类免疫及肿瘤免疫诊断”会上提出这一概念，此后肿瘤标志物得到了极大的发展，目前肿瘤标志物已有 100 余种，常用于临床诊断与监测的有 20 余种。这些标志物按其化学性质分为蛋白质、激素、酶和多胺以及癌基因等多类产物，能够通过化学、免疫分析及分子生物学等方法实现定量检测。从诞生之日开始，肿瘤标志物为临床医师诊断和治疗疾病提供了巨大的帮助。

与乳腺肿瘤临床诊断与预后监测相关的血清学标志物已发现了多种，比如血清学标志物糖类抗原 CA15－3、癌胚抗原（CEA）、糖类抗原 CA125、Her－2 等。这些血清学标志物对于早期的乳腺癌（Ⅰ期、Ⅱ期）尚不能起到明确而显著的预警作用（早期乳腺癌目前尚未发现敏感特异的良好指标），但是对于乳腺癌的治疗效果监测及复发监测具有很好的临床价值。

医生在参考患者血清学肿瘤标志物结果时需要明确以下几个方面。

（1）目前所能检测的肿瘤标志物不是在所有的乳腺癌患者中一定会出现改变，需要结合影像学和临床表现。

（2）该类标志物对发生转移的乳腺癌敏感，对局部出现复发的病例诊断不一定很有价值。

（3）肿瘤标志物的水平与疾病的程度不一定明确相关；多种标志物联合检测可以提高检测的敏感性，对疾病诊断与鉴别诊断具有积极的意义。

（4）部分良性疾病也存在标志物升高的现象，比如炎症。

（5）患者在化疗初始期因肿瘤细胞的坏死、凋亡可能出现标志物升高。

医生务必将肿瘤标志物结果与临床表现与影像学结果相结合，对患者疾病做出客观的评价。

由于用于乳腺癌诊疗与预后监测的标志物有 10 余种，但很多在临床检测中并不常用，这里我们简要介绍临床常用的几种肿瘤标志物。这些肿瘤标志物联合应用对于乳腺癌的诊断具有提高检出敏感性的作用，临床医生可以根据实际需要为患者开具相应的针对性检测。

一、糖类抗原 CA15－3

CA15－3 在腺体类上皮细胞腔面进行表达，恶性肿瘤细胞中出现过度表达并进入循环系统。乳腺癌患者 CA15－3 水平增高明显，尤其是在那些病程高于Ⅱ期及出现转移的患者，其检出阳性率可达 60%～80%，所以一度血清中的 CA15－3 被认为是乳腺癌的特异性标志物。但需要重视的是其他肿瘤中尤其是腺体类肿瘤 CA15－3 也可能会出现升高，比如结肠癌、肺癌、卵巢癌、胰腺癌等。甚至部分非肿瘤疾病也存在升高的现象，但升高的程度相对较低，比如慢性肝炎、肝硬化、结节病、肺结核、系统性红斑狼疮等。虽然存在其他非特异性升高的现象，但 CA15－3 对于乳腺癌的诊断与治疗预后监测依然具有很好的参考价值，被列为乳腺癌诊断的辅助指标。

早期乳腺癌 CA15－3 阳性检出率比较低，常低于 50%，所以对于临床筛查来说不是一个非常好的理想指标，更建议进行影像学筛查为宜。但是若早期乳腺癌患者出现 CA15－3 水平升高通常预后较差。

对于中、晚期乳腺癌患者，其 CA15－3 阳性检出率可达 80%，尤其是转移性乳腺癌患者 CA15－3 水平升高明显，有研究认为 CA15－3 水平高于 100U/ml 表明患者出现了转移。

CA15－3 水平检测是治疗效果观察、复发和转移判断的重要参考指标。对于病理分期高于Ⅱ期患者，术后监测 CA15－3 水平有利于早期发现复发和转移。术后随访中 CA15－3 目前被列为重点监测指标。需要注意的是在患者初期化疗中，CA15－3 水平会出现一定程度忽然升高，之后会出现下降，若 CA15－3 水平降低至正常水平一段时间后再次升高则可能出现了复发或者转移，需要医生结合临床表现与影像学仔细判断。

目前部分研究支持认为 CA15－3 水平与临床分期、肿瘤大小、分型、转移有关，但尚缺乏明确详细的数据支持，需要医生根据临床实际判定。

欧洲肿瘤标志物协会（EGTM）推荐乳腺癌患者术前检测 CA15－3，并联合其他预后因素进行整体预后评估；建议利用 CA15－3 进行术后随访，便于早期发现复发；进展期患者可以利用 CA15－3 监测疗效；美国临床肿瘤协会（ASCO）指出 CA15－3 的水平在治疗过程中升高往往意味着失败，其检测结果应与其他如成像、病史和临床发现结合才能更好地起到监测作用；美国国家临床生化研究所（NACB）指南指出 CA15－3 对于无法评估的患者意义最大，如果连续两次监测 CA15－3 持续升高超过 30% 往往意味着治疗失败，需要及时更换或者纠正治疗方案。

多项研究提出 CA15－3 与 CEA 联合检测对于提高乳腺癌具有明显的提高灵敏度的作用。徐龙、孙迪文、Song Zhao 等在各自的研究中发现对于多种乳腺肿瘤标志物 CA15－3 与 CEA 联合检测对提高诊断效率比其他的组合更具有明显的提高意义。

二、癌胚抗原

癌胚抗原（CEA）为细胞表面的糖蛋白，胎儿发育过程中出现表达，出生后血液中浓度降低至正常水平。多种肿瘤患者其表达水平升高，尤其是结、直肠癌，另外乳腺癌、胰腺癌、肺癌、胃癌、肝癌、甲状腺癌、卵巢癌等 CEA 表达都会出现升高。吸烟人群 CEA 轻度升高（＜10ng/ml），部分非肿瘤患者 CEA 表达水平也会出现升高，比如胰腺炎、肝脏疾患、肠道炎症等。CEA 水平高于 10ng/ml 需要引起注意，应进行其他检查排除。

对于乳腺癌患者早期若出现 CEA 水平升高提示预后不良。CEA 在乳腺癌的阳性检出率不高，约为 40%，但是Shifu Tang 在 Breast Cancer 上发表的回顾性研究认为其检出率可以达到 58%，特异性达到 87%，认为 CEA 是一个乳腺癌良好的补充指标。CEA 在术后出现增高则往往预示着出现复发和转移的可能，所以其在乳腺癌的辅助诊断及预后监测有重要价值。

CEA 水平检测因为存在其他部位肿瘤分泌干扰或者非肿瘤因素的影响（如吸烟导致的升高），不可单独用于乳腺癌的筛查及诊断、预后判断、转移判定，需要结合 CA15－3 及影像学检查和临床特征。也存在部分乳腺癌患者 CA15－3 水平正常而 CEA 水平升高的现象，所以可以将两者结合起来用于乳腺癌的预后及术后监测。

CEA 对于判断肿瘤分型与大小存在争论，有研究认为 CEA 在单纯癌、浸润性导管癌、硬癌等癌组织中阳性率及表达水平高于乳头状癌、髓样癌，但这些数据尚无明确的大数据支撑。

三、糖类抗原 CA125

CA125 来源于胚胎发育期体腔上皮，增高常见于上皮性卵巢肿瘤如浆液性卵巢癌，也可在盆腔炎症、卵巢囊肿、盆腔结核、结核性腹膜炎、胰腺炎、肝炎等良性病变时增高。CA125 被认为是卵巢癌的特异性标志物，但是其特异性并不十分理想，在输卵管癌、宫颈癌、胰腺癌、肠癌、肺癌、乳腺癌也会出现增高。在乳腺癌其阳性检出率为 40% 左右。

由于 CA125 对乳腺癌的特异性并不好，单一 CA125 改变无法说明病变位置，所以不宜用于乳腺癌的筛查。乳腺癌术后出现 CA125 升高往往表明有复发与转移迹象，所以 CA125 用于乳腺癌的术后监测更具有意义。将其与 CA15－3、CEA 联合应用于乳腺癌的诊断和预后监测可以提高检出率，以便更早发现病情变化。

四、糖类抗原 CA19－9

CA19－9 为消化道肿瘤标志物，尤其是胰腺癌，在胃癌、结肠癌、直肠癌、肝癌也可升高，胰腺炎症时升高非常明显，可出现高于 1000U/ml 的现象，但是随着炎症恢复，CA19－9 水平很快降低至正常，但是恶性疾病 CA19－9 水平不会短期内下降，甚至会进一步增高。在乳腺癌患者也可出现 CA19－9 水平升高的现象，检出水平比较低（<30%），可与 CA15－3、CEA、CA125 等用于联合检测，以提高检出率和敏感性。在乳腺癌的晚期发生转移时 CA19－9 水平升高，其动态变化对于监测病情进展及预测治疗效果或复发、转移有一定参考价值。

五、人绒毛膜促性腺激素

人绒毛膜促性腺激素（β－HCG）为一种糖蛋白激素，部分肿瘤会分泌该物质。β－HCG 也是一个较好的标志物，对妇科肿瘤具有较高的特异性诊断价值，如宫颈癌、子宫内膜癌和卵巢癌。β－HCG 还会在乳腺癌、睾丸癌、卵巢癌中高表达。研究发现 β－HCG 水平与乳腺肿瘤分期无显著相关性，而乳腺癌患者在复发或病情进展时，其值会出现显著性升高，提示 β－HCG 可用于乳腺癌的疾病进展和复发监测。

六、人表皮生长因子受体 2

人表皮生长因子受体 2（Her－2）是 Her－2 或 neu 癌基因编码中具备络氨酸激酶活性的跨膜糖蛋白，大量临床研究也表明，乳腺癌发生、转移过程中，Her－2 的作用不可忽视，是乳腺癌预后的一个独立指标。Chen M Y 等在发表的研究中就 Her－2 的作用作了非常充分的论述，认为其在乳腺癌的诊断、治疗及疗效监测中具有不可替代的作用，对乳腺癌的分类、分型和临床用药具有良好的指导意义。Her－2 以往常被用于病理组织学检测分析，目前已有定量检测分析试剂盒问世，检测血清中可溶性 Her－2 胞外区蛋白含量水平变化。其阳性表示多药耐药的可能，对预后分析和临床用药指导具有重要意义。Her－2阳性多意味着预后不良，患者可采用以其为靶点的药物，如拉帕替尼。Her－2 阳性也可见于多种癌症，如卵巢癌、胃癌、肺癌、胆管癌、前列腺癌、结直肠癌等，但在乳腺癌预后及用药分析上应用最为广泛。

七、骨桥蛋白

骨桥蛋白（OPN）为近年来发现的另一个可用于乳腺癌等多种肿瘤筛选和诊断的血清标志物，其在乳腺癌、结肠癌、直肠癌、前列腺癌、肺癌等肿瘤患者血清中出现升高。OPN 用于乳腺癌的特异性不理想，但可以用于联合检测以提高肿瘤检出的敏感性。该标志物在乳腺癌接受治疗后，会随着肿瘤负荷的降低其血清水平也会显著下降；当肿瘤出现复发和转移时出现增高。OPN 可作为乳腺癌诊断和监控疗效的一个指标，但不具备靶向特异性。医生在应用这一指标时需要注意它的适用性。

目前还有一些其他可能会在乳腺癌患者出现变化的血清肿瘤标志物，如铁蛋白、糖类抗原 CA724、降钙素等，但就其针对乳腺癌敏感性、特异性来说都不理想，可以作为联合检测的补充，但无法提供明确的针对性信息。因这类标志物作用有限这里不加赘述。

乳腺癌的肿瘤标志物种类较多，但是目前具有代表意义的就是 CA153 与 CEA 的联合应用，其他肿瘤标志物联合加入也可以提高检出的敏感度，对于诊疗与预后监测具有一定的积极作用，临床医师需要根据病情及实际情况综合考虑这类指标合理的使用方法和产生的效果。

第二节　乳腺影像学检查

乳腺 X 线检查操作简单，价格相对便宜，诊断比较准确，对乳腺内微小钙化检出率高，能够对乳腺癌做出早期诊断。乳腺 X 线检查已被证实是目前唯一可以有效降低乳腺癌死亡率的影像学筛查方法，并被作为 40 岁以上妇女乳腺癌筛查的手段。乳腺密度是影响乳腺 X 线诊断敏感性的独立因素，是造成乳腺癌X线检查漏诊的常见原因，我国女性乳腺癌高发年龄较西方国家约前移10年，致密型乳腺相对较多，乳房相对偏小，这在一定程度上影响了乳腺X线筛查的敏感性和诊断准确性，而高危人群中乳腺癌的发病年龄往往较早，因此X线检查对高危人群的筛查价值不容乐观。另一方面，我国医疗资源配置不均衡，乳腺X线检查尚未广泛普及。

相对于乳腺X线检查而言，超声检查具有的优势在于：①对致密型乳腺内病变的检出明显优于X线检查，不受乳腺腺体致密程度的影响，弥补了乳腺X线检查对致密型乳腺检出率低的局限性，已将作为致密型乳腺筛查的辅助手段或应用于有乳腺癌高危因素且MRI检查存在禁忌证的妇女；②超声检查对于小乳房检查更加便利，相对于大乳房而言省时省力，减少了漏诊的潜在可能性，而X线检查过程中由于需要对乳房进行压迫，故对小乳房投照较为困难；超声检查无射线辐射，较少受短时间多次检查的限制；③超声设备价格较全数字化乳腺X线检查设备低廉，大部分地区乳腺超声检查的费用低于乳腺X线检查，目前我国的超声检查应用更为普及，在我国绝大多数医疗单位的超声检查由诊断医师操作，这在一定程度上节省了人力、物力资源。但超声检查的局限性在于诊断准确性很大程度上仍存在对设备及检查医师技术、经验、诊断水平等主观因素的依赖性，这在一定程度上又限制了超声作为筛查手段的应用。近年来自动化乳腺全容积成像（automated breast volume scanning，ABVS）技术将超声成像和传统乳腺X线检查的工作模式相结合，采用了相对统一的冠状面扫查，矢状面和横轴面重建，在某种意义上实现了标准化、规范化和全面化的乳腺超声检查方法，克服了超声检查对操作者依赖性问题，更加适应了乳腺癌筛查的需要。

MRI具有较高的软组织分辨率和多参数、多方位成像等优势，能较敏感地检出乳腺X线和超声上均不易被发现的亚临床病灶，并能及时发现致密型乳腺和假体植入术后、保乳术后乳腺内的癌灶，研究报道MRI检出乳腺癌的总体敏感性可达85%～100%。因此，2007年美国癌症协会（ACS）乳腺癌筛查指南建议乳腺癌高危人群每年进行一次乳腺MRI检查。

总之，依据中国妇女乳房生物学特性和我国医疗资源的配置特点以及现有的医疗模式，从卫生经济学角度出发可以充分发挥乳腺X线摄影和超声检查的优势互补，在现阶段乳腺癌筛查工作中是否可将超声检查作为乳腺癌筛查选择的手段之一，以筛查人群的乳腺纤维腺体组织构成类型作为选择筛查方法（X线或超声）的依据，值得相关专家讨论商榷，并有必要由多学科专家组成的协作组牵头开展多中心研究。

一、乳腺 X 线摄影

传统的乳腺 X 线摄影是乳腺疾病的最基本检查方法，在检出钙化方面具有其他影像学方法无可替代的优势，但对致密型乳腺、近胸壁肿块的显示不佳，且有电离辐射，对 40 岁以下、无明确高危因素或临床触诊未见异常的妇女，不建议首先进行乳腺 X 线摄影。妊娠期女性通常不进行乳腺 X 线摄影。

乳腺 X 线摄影常规体位包括双侧内外斜位（MLO）及头尾位（CC），摄影过程中对乳腺进行适当的压迫。对常规体位显示不佳或未包全乳腺实质者，可根据病灶位置，选择补充特殊体位，如侧位、切线位、夸大头尾位等。为使病灶显示效果更佳，必要时可开展一些特殊摄影技术，如点压摄影、放大摄影或点压放大摄影等。

乳腺 X 线摄影适用于筛查性人群及诊断性患者的乳腺检查，适应证：①无症状人群的筛查；②适龄女性筛查或其他相关检查发现乳腺异常改变；③有乳腺肿块、局部增厚、异常乳头溢液、乳腺皮肤异常、局部疼痛或肿胀症状；④良性病变的短期随诊；⑤乳腺癌保乳术后的随诊；⑥乳房修复重建术后；⑦引导定位及活检。

为解决致密型乳腺显示不佳等问题，数字乳腺三维断层摄影（DBT）及对比增强数字乳腺摄影（CESM）等新技术陆续推出。DBT 能提高乳腺病变检出率，并降低召回率。CESM 能提供更多信息并提高乳腺病变的检出率。

数字乳腺三维断层摄影（DBT）通过不同角度扫描获取一系列的低剂量影像，再通过三维重建技术，获取 1mm 层厚的断层影像，能够显著减少或者消除致密类乳腺的组织重叠效应，提高乳腺病变诊断的敏感性及特异性。同时能提供乳腺的三维空间信息。

对比增强数字乳腺摄影（CESM）通过静脉注射对比剂进行高低能曝光，经过后处理获得低能图和减影图，不但能提供病变的血供情况，而且减影图去除正常组织重叠，病变的形态学信息更加明确。对致密类乳腺病变的检出及良、恶性判断具有一定的意义。CESM 适应证：①致密类乳腺；②高危患者筛查与临床诊断；③明确病灶，判断范围，指导治疗；④治疗后评估，判断残留与复发；⑤排除假阳性。

二、乳腺超声

超声检查因其简便易行、灵活直观、无创无辐射等特点，适用于所有疑诊乳腺病变的人群，可同时进行乳腺和腋窝淋巴结的检查。乳腺超声扫描体位常规取仰卧位，扫描范围自腋窝顶部至双乳下界，包括全乳及腋窝。

常规超声检查可以敏感地检出早期乳腺内可疑病变，通过对病变形态、内部结构及周围组织改变等特征的观察，结合彩色多普勒血流成像观察病变内血流情况，确定病变性质。超声造影可以显示病灶内微血管分布、走形、血流动力学差异以及病灶与周围正常组织的关系，对于良、恶性病灶的鉴别具有一定的意义。弹性成像可以评价组织硬度，对于部分乳腺病变的良、恶性判断有一定的辅助价值。

适应证：①有乳腺相关症状者，触诊发现乳腺肿物、乳头溢液、乳头内陷、局部皮肤改变等；②无症状的乳腺癌高危人群乳腺检查；③作为乳腺 X 线筛查的补充检查；④乳腺良性病变的随访，乳腺癌术后随访，绝经后激素替代治疗随访等；⑤介入性超声，超声引导细针或空芯针穿刺活检及术前定位等。

三、乳腺核磁共振成像（MRI）

乳腺 MRI 检查的优势在于敏感性高，能显示多病灶、多中心或双侧乳腺癌病灶，并能同时显示肿瘤与胸壁的关系、腋窝淋巴结转移情况等，为制订手术方案提供更可靠的依据。缺点在于特异性中等，假阳性率高，对微小钙化性病变显示不满意，此外检查时间长、有相对较多的禁忌证、费用昂贵，因此不作为首选检查方法。

建议使用高场强（1.5T 以上）MR 设备及乳腺专用相控阵线圈，扫描体位为俯卧位，双侧乳腺同时成像。乳腺实质强化程度取决于月经周期，为了减少激素的影响，乳腺动态增强检查最好选在月经周期的第 7 ~ 14 天进行。扫描序列包括 T1WI 序列（包括不抑脂序列，以及与增强序列相同的抑脂序列）、T2WI（加抑脂序列）、增强扫描序列（包括横断位动态增强扫描及矢状位扫描）。采用三维快速梯度回波成像尽可能满足高空间分辨率和高时间分辨率的要求。

适应证：①乳腺 X 线摄影和超声对病变检出或确诊困难者；②乳腺癌术前分期及筛查对侧乳腺肿瘤；③评价新辅助化疗疗效；④寻找腋窝淋巴结转

移患者的原发灶；⑤乳腺癌术后鉴别治疗后瘢痕与肿瘤复发；⑥评估肿块切除术后切缘阳性患者的残留病灶；⑦乳腺假体植入术后评价；⑧高危人群的乳腺癌筛查；⑨引导乳腺病灶的定位及活检。

禁忌证：①体内有起搏器、外科金属夹等铁磁性物质及其他不得接近强磁场者；②具有对任何钆螯合物过敏史者；③幽闭恐惧症患者；④妊娠期妇女。

四、正电子发射计算机断层成像（PET-CT）

适应证：①临床局部晚期、分子分型预后差或有症状可疑存在远处转移的患者（尤其是常规影像检查对是否存在远处转移难以判断或存在争议时）；②术后患者随访过程中可疑出现局部复发或转移，包括查体或常规影像检查出现异常、肿瘤标志物升高等（对于鉴别复发和放射性纤维化，PET-CT 较其他常规影像检查具有优势）。关于 PET-CT 在乳腺癌骨转移方面的应用，虽有临床研究提示，其具有与骨显像相似的灵敏度，更高的特异度，对乳腺癌骨转移治疗后病情的跟踪优于骨显像，但目前尚未获得各个指南的常规推荐。

相对禁忌证：①妊娠和哺乳期妇女；②严重心、肝、肾功能衰竭及对含碘对比剂过敏者不能行增强 PET/CT 检查；③病情危重难以配合、不能平卧 15 分钟、尿便失禁或有幽闭恐惧症的患者；④颅脑转移颅内压增高患者。

第三节　乳腺影像学诊断报告基本规范

一、乳腺 X 线摄影

乳腺 X 线摄影报告内容包括以下五个方面：检查适应证、乳腺组织构成分类的简要描述、重要征象的清晰描述、与既往片比较、评估分类及处理。

（一）检查适应证

无症状筛查；筛查召回；临床有症状；良性病变或乳腺癌保乳术后的随访；假体植入。

（二）乳腺组织构成分类的简要描述

乳腺组织主要根据乳腺构成的纤维腺体组织密度高低和分布范围分为四种类型，即脂肪型、散在纤维腺体型、不均匀致密型和极度致密型（图 3-1）。

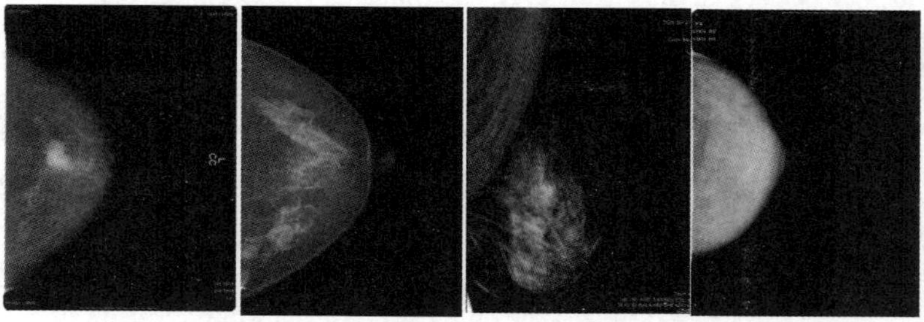

脂肪型　散在纤维腺体型　不均匀致密型　极度致密型

图 3－1　乳腺组织构成分类

（三）重要征象的清晰描述

采用乳腺 X 线专业词汇对病灶进行描述。

1. 肿块

（1）大小

（2）形态：卵圆形、圆形、不规则形。

（3）边缘：清晰、遮蔽状、微分叶、模糊、毛刺状。

（4）密度：高密度、等密度、低密度、含脂肪密度。

2. 钙化　钙化形态分为典型的良性钙化和可疑恶性形态的钙化。

（1）典型良性钙化：皮肤钙化、血管钙化、粗大钙化或“爆米花”样钙化、大杆状钙化、圆形钙化、边缘型钙化、营养不良性钙化、钙乳钙化、缝线钙化。

（2）可疑形态：无定形钙化、粗糙不均质钙化、细小多形性钙化、细线形或细小分支状钙化。

（3）分布（图 3－2）：弥漫分布、区域性分布、成簇分布、线样分布、段样分布。

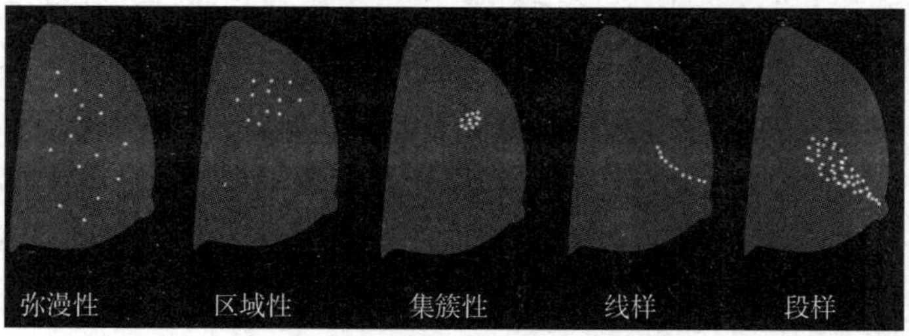

图 3－2　钙化的分布

3. 结构扭曲

4. 不对称致密

5. 其他少见的重要征象 乳房内淋巴结，皮肤病变，孤立性扩张导管。

6. 伴随征象 皮肤回缩，乳头回缩，皮肤增厚，小梁结构增厚，腋窝淋巴结增大，结构扭曲，钙化。

7. 病灶的位置 左侧或右侧；象限和钟面；深度；距乳头的距离。

（四）与既往片比较

需要结合既往史，对比既往片，包括相关的 X 线摄影、MRI 等影像检查。

（五）评估分类及处理建议

1. 评估是不完全的

0 类：现有影像未能完成评估，需要结合既往片或其他影像检查，对比或进一步行其他影像检查评价。特别适合于筛查性的 X 线摄影和临床初次检查的诊断性的乳腺 X 线摄影。

2. 最终类别

1 类：阴性，乳腺 X 线摄片无异常发现，恶性可能性 0%，建议常规随诊。

2 类：良性发现，存在明确的良性改变，无恶性征象，恶性可能性 0%，建议常规随诊。包括钙化的纤维腺瘤、皮肤钙化、多发的分泌性钙化、含脂肪的病变（脂性囊肿、脂肪瘤及混合密度的错构瘤）、乳腺内淋巴结、血管钙化、植入体、有手术史的结构扭曲等。

3 类：良性可能大，恶性可能性 0% ~2%，建议短期随访。期望此病变在短期（小于 1 年，一般为 6 个月）随访中稳定或缩小来证实判断。触诊阴性的无钙化边界清晰的肿块、局灶性的不对称、簇状圆形和（或）点状钙化这三种征象被归于此类。建议 6 个月后对病灶侧乳腺进行 X 线摄影复查，第 12 个月与 24 个月时对双侧乳腺进行 X 线摄影复查，如果病灶保持稳定 2 ~3 年，则将原先的 3 类判读为 2 类；若病灶有进展，应考虑活检。

4 类：可疑异常，但不具备典型的恶性征象，恶性可能性 2% ~95%，应考虑活检。这一类包括了一大类需临床干预的病变，缺乏特征性的乳腺癌形态学改变，但有恶性的可能性。再继续分成 4A、4B、4C，临床医生和患者可根据其不同的恶性可能性对病变的处理做出最后决定。

4A：恶性可能性 2% ~10%。对活检或细胞学检查为良性的结果比较可以信赖，可以常规随访或 6 个月后随访。可扪及的部分边缘清晰的实性肿块，

CMSTP

如超声提示的纤维腺瘤、可扪及的复杂囊肿或脓肿均归于此类。

4B：恶性可能性10%~50%。需要对病理结果和影像表现严格对照，良性病理结果的决策取决于影像和病理的一致性。对边界部分清晰、部分浸润的肿块穿刺为纤维腺瘤或脂肪坏死的可以接受，并予随访。而对穿刺结果为乳头状瘤或不典型增生的则需要进一步切取活检。

4C：恶性可能性50%~95%。形态不规则、边缘浸润的实性肿块或新出现的簇状分布的细小多形性钙化可归于此类。

5类：高度怀疑恶性，恶性可能性大于等于95%。有典型乳腺癌的影像学特征，临床应采取适当措施。形态不规则、毛刺状边缘的高密度肿块、段或线样分布的细线状和分支状钙化、不规则带毛刺的肿块伴多形性钙化均归于此类。

6类：已活检证实为恶性，临床应采取积极的治疗措施。这一分类用于活检已证实为恶性但还未进行治疗的影像评价。主要是评价活检后的影像改变，或监测术前治疗的影像改变。

二、超声部分

超声部分包括：临床病史、检查指征；是否有相关的既往超声进行比较；超声扫查范围及检查技术；病变描述等内容。

1. 临床病史、检查指征

2. 是否有相关的既往超声进行比较

3. 超声扫查范围及检查技术

4. 病变描述

（1）简要描述扫描范围乳腺组织类型。

（2）病灶大小测量（至少测量2个径线），小的单纯性囊肿不必全部测量。

（3）病灶位置（采用钟面描述，还需描述病灶距离乳头的深度）。

（4）采用超声专业词汇对病灶进行简要描述。

5. 结合相关的临床体检、X线摄影、MRI或其他影像检查

6. 总体评估及处理建议 乳腺病灶的超声评估分类参照BI-RADS（Breast imaging reporting and data system）分类标准。

（1）评估不完全

0类：现有影像未能完成评估，需要其他影像检查进一步评估或与既往检查比较。

（2）评估完全

1类：阴性，无异常所见，如有发现乳内、腋前正常形态淋巴结，亦属于1类，建议常规体检（每年一次）。

2类：良性病变，包括单纯性囊肿、积乳囊肿；乳房内移植物；稳定的术后改变；随访后无变化的纤维腺瘤。建议定期随访（每6个月至1年一次）。

3类：良性可能大，包括边缘光整、呈圆形或椭圆形、横径大于纵径的实性肿块，很可能是纤维腺瘤；还包括触诊阴性的复杂囊肿和簇状微囊肿。建议短期随访（每3~6个月一次），2年随访无变化者可降为2类。

4类：可疑恶性。

4A：低度可疑恶性（3%~10%）。病理报告结果一般为非恶性，在获得良性的活检或细胞学检查结果后应进行6个月或常规的随访。例如可扪及的、局部界限清楚的实质性肿块，超声特征提示为纤维腺瘤；可扪及的复杂囊肿或可能的脓肿。

4B：中度可能恶性的病灶（10%~50%）。需综合影像学检查与病理学结果。部分界限清楚、部分界限不清的纤维腺瘤或脂肪坏死可进行随访，但乳头状瘤则可能需要切除活检。

4C：恶性可能较大（50%~94%），但不像5级那样典型的恶性。例如边界不清的不规则实质性肿块或新出现的簇状细小多形性钙化。该级病灶很可能会是恶性的结果，建议行病理学检查，如细针抽吸细胞学检查、空芯针穿刺活检、手术活检以明确诊断。

5类：高度可疑恶性，临床应采取适当措施（几乎肯定的恶性）。超声有特征性的异常征象，恶性的危险性大于95%，应开始进行确定性治疗。考虑前哨淋巴结显像和新辅助化疗时，宜进行影像导引下空芯针穿刺活检，以取得组织学诊断。

6类：已行活检证实为恶性，临床应采取适当措施。这一分类用于活检已证实为恶性但还未进行治疗的影像评价上。主要是评价活检后的影像改变，或监测手术前新辅助化疗的影像改变。

三、乳腺MR部分

报告内容包括：检查适应证、扫描技术、乳腺构成成分的简要描述、征象的描述、与既往检查片对比、评估分类和处理建议六方面内容。

（一）检查适应证

1. 检查指征 如筛查、新辅助化疗疗效评估、术前分期等。

2. 临床病史 患者的症状、体征、月经史及月经周期、有无激素替代治疗或抗激素治疗史、有无胸部放疗史、乳腺手术史及病理结果。

（二）扫描技术

除了只进行假体植入物的评价外，乳腺 MRI 检查均需进行增强扫描。扫描序列至少包括：①增强扫描序列：增强前的蒙片，注入造影剂后至少连续扫描 6 次，时间上至少达到 8 分钟以上。成像参数：扫描层厚小于等于 3mm，层面内的分辨率小于 1.5mm，单次扫描时间不应超过 2 分钟。②T2WI 序列（加抑脂序列）。③DWI 序列。图像后处理包括绘制时间 - 信号强度增强曲线，ADC 值测量，图像减影和三维重组。

（三）乳腺构成成分的简要描述

1. 乳腺的纤维腺体构成 有四种类型，分别为脂肪型、散在纤维腺体型、不均匀致密型、极度致密型。

2. 乳腺背景实质强化 有四种类型，分别为几乎无背景强化、轻度背景强化、中度背景强化和明显背景强化。

（四）征象的描述

采用乳腺 MRI 专业词汇对病灶进行描述。

（1）点状强化。

（2）肿块 形态、边缘、内部强化特征。

（3）非肿块样强化 分布、内部强化特征。

（4）乳腺内淋巴结。

（5）皮肤病变。

（6）无强化病变 囊肿、术后血肿、治疗后皮肤增厚。

（7）相关征象 乳头回缩、皮肤回缩，腋窝淋巴结增大。

（8）时间 - 信号强度曲线 分为两部分，早期强化和延迟强化。早期强化指注入对比剂后最初 2 分钟或曲线开始变化时的强化率，分为缓慢强化（强化率小于 50%）、中等强化（50% ~ 100%）和快速强化（大于 100%）。曲线后面部分称为延迟强化，分为持续上升型、平台型和廓清型。

(9) 植入物。

(10) 病灶的位置 左侧或右侧；象限和钟面；距乳头的距离。

(五) 与既往片比较(略)

(六) 评估分类及处理建议

1. 评估是不完全的

0类：现有影像未能完成评估，需要结合既往片或其他影像检查。一般MR检查后较少用这个分类。

2. 最终类别

1类：阴性，恶性可能性0%，建议常规随诊。

2类：良性发现，恶性可能性0%，建议常规随诊。包括无强化的纤维腺瘤、囊肿、无强化的陈旧瘢痕、乳腺假体、含脂肪的病变(脂性囊肿、脂肪瘤及错构瘤)等。

3类：可能是良性的病变，恶性可能性小于2%，建议短期随访。需通过随访确定其稳定性。较可疑者可3个月后随访，一般6个月后复查。

4类：可疑异常，但不具备典型的恶性征象，恶性可能性2%～95%，应考虑活检。此类病变无特征性的乳腺癌形态学改变，但有恶性的可能性。

5类：高度怀疑恶性，恶性可能性≥95%，临床应采取适当措施。

6类：已活检证实为恶性，临床应采取积极的治疗措施。

第四节　乳腺癌的X线表现

一、概述

乳腺癌的X线表现一般可分主要征象、继发征象和间接征象三类。主要征象包括肿块和钙化；继发征象包括皮肤增厚、皮肤凹陷或酒窝征、乳头内陷及腋窝淋巴结肿大；间接征象是指进行性局限致密、乳腺结构扭曲、不对称及单导管扩张。多数乳腺癌在X线上凭借不规则肿块伴边缘模糊或毛刺以及恶性钙化等主要征象而做出诊断。凡是具有两个或两个以上主要征象，或一个主要征象加上两个以上次要征象，即可确定乳腺癌的诊断。但当X线片上表现为典型恶性钙化时，无须其他恶性征象亦可确立乳腺癌的诊断。

1. 肿块（mass） 肿块是乳腺癌的最常见、最基本的X线征象（图3－3）。约70%的乳腺癌在X线上可清晰显示肿块影，导管原位癌、小叶原位癌、炎性乳腺癌等常不见肿块。肿块形状多为不规则形、类圆形或分叶状，边缘多见毛刺或浸润。30%肿块可伴有恶性钙化。

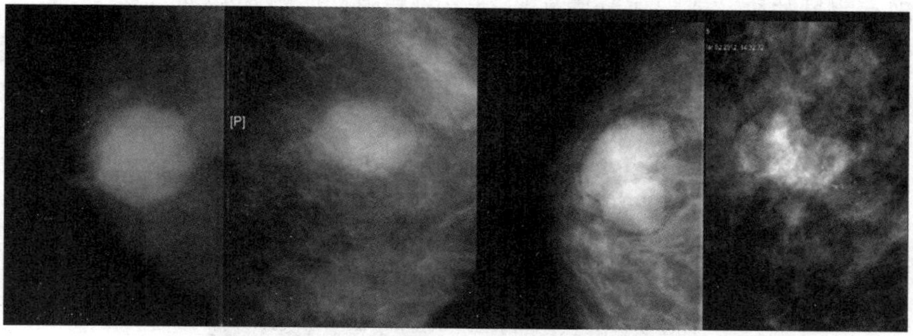

图3－3 乳腺肿块

2. 钙化（calcifications） 钙化在乳腺癌的诊断中占据特别重要的地位，作为乳腺癌的主要X线征象，可帮助乳腺癌的确诊。4%～10%的病例中钙化是诊断乳腺癌的唯一阳性依据。所谓临床阴性的乳腺癌中，至少有50%～60%的是单独凭借钙化而做出诊断，且其中约30%是原位癌，70%是微浸润癌或管内癌。X线上多表现为段样或线样分布的细小多形性钙化（图3－4）。

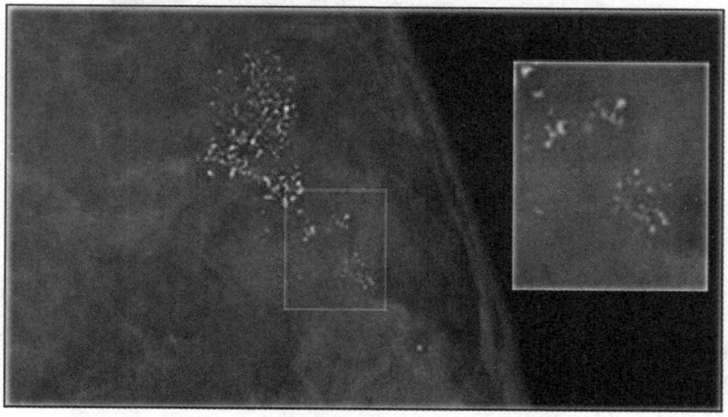

图3－4 细线样及分支样钙化

3. 结构扭曲（localized architectural distortion） 局灶性乳腺结构扭曲是由于宿主组织对恶性肿瘤的反应性纤维组织增生所致，它导致乳腺实质结构（包括导管、腺泡周围纤维组织和韧带等）失去正常走行方向，局部发生扭曲、走行紊乱；或表现为毛刺状阴影，从某一点向四周放射，但在中心点未发现有明显肿块；或形成乳腺实质边缘的局限性收缩或扭曲（图 3 –5）。局部结构紊乱可以是乳腺癌的最早征象。在致密类乳腺中，因肿块可被遮盖，结构扭曲成为诊断乳腺癌的唯一征象。局部点压放大摄影或三维断层摄影对确认结构扭曲有帮助。

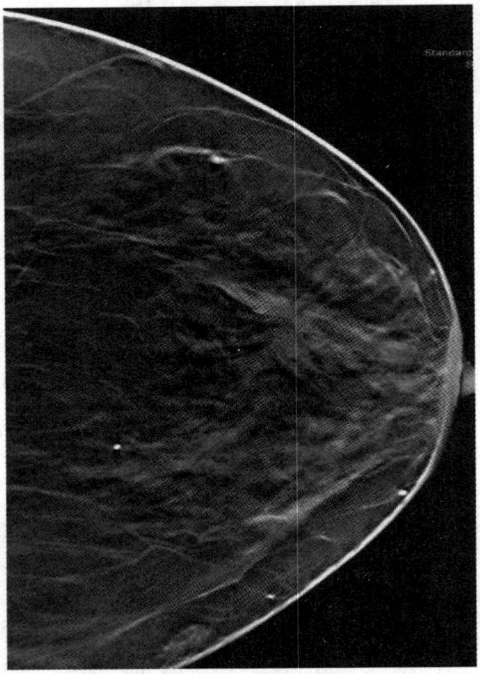

图 3 –5 结构扭曲

4. 不对称致密（asymmetrical density） 与对侧乳腺相同部位对比，若发现有纤维腺体组织体积增多，即为不对称致密，它可能是乳腺癌的一个间接征象（图 3 –6）。不对称致密中，约 2/3 是由于正常变异、增生或慢性炎症所致，约 1/3 系癌瘤造成，特别是小叶癌。局部加压点片、三维断层摄影、B 超和 MRI 对进一步判断不对称致密的良、恶性可有所帮助。

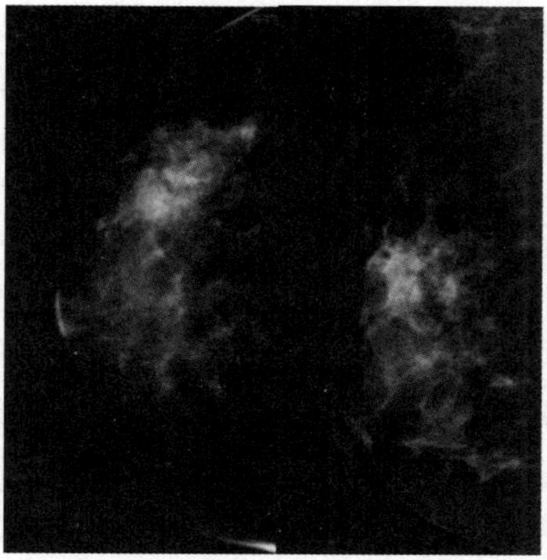

图 3 –6　不对称致密

二、常见类型乳腺癌 X 线征象

1. 导管原位癌（DCIS）　大多数导管原位癌是通过 X 线检查被发现的（图 3 –7），72% 病例仅见钙化，12% 表现为钙化伴有软组织异常，10% 仅见软组织异常，6% 在 X 线片上可无阳性发现。

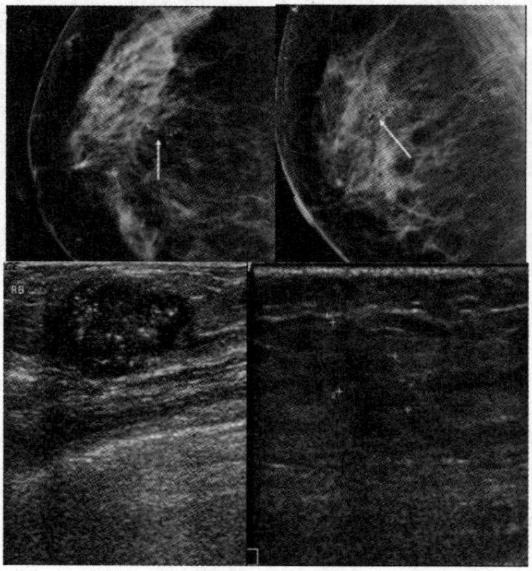

图 3 –7　导管原位癌

→：微小钙化，也称泥沙样钙化

导管原位癌的钙化典型的表现为细小、线样、不连续的及直径小于0.5mm的分支状钙化，提示这些钙化是在被肿瘤不规则侵蚀的导管内或为导管系统铸形（casting）钙化。导管原位癌的钙化可呈现为颗粒状、模糊的、不定性或不明显的小颗粒状，特征为大小不等、形状不同。导管原位癌钙化的另一特点是其分布，它们通常呈线性、分支形或段性分布。如累及大乳导管，则表现为钙化沿乳管向乳头方向延伸分布；如累及较小导管系统，则呈小叶间或小叶内小导管分支形分布。导管原位癌中软组织的异常包括由病变导管周围的肿瘤细胞或伴有炎症、水肿及纤维化形成的实性肿块，不对称致密，扩张的乳晕后导管，边缘模糊的圆形肿物、结构扭曲，以及进行性致密等（图3－8）。

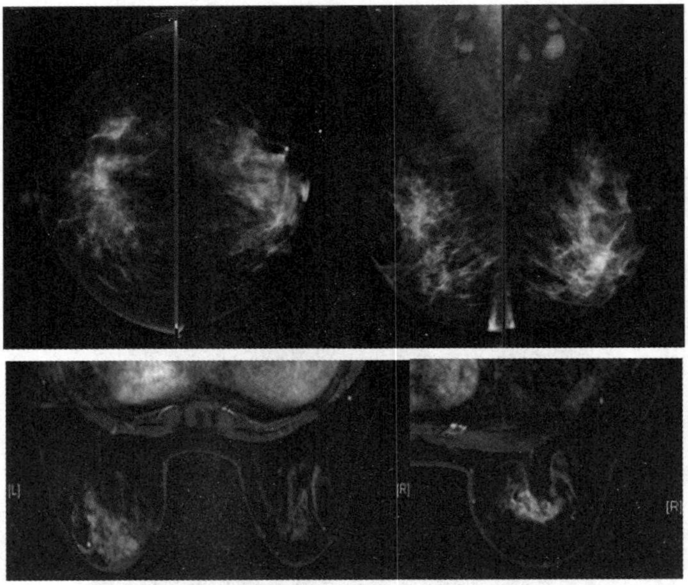

图3－8　双侧导管原位癌

2. 浸润性小叶癌　大多数浸润性小叶癌在X线上可有阳性发现，所见异常表现包括不对称致密、结构扭曲、肿块及钙化等。但约有20%病例X线片上呈阴性，特别是早期，由于肿瘤的密度较低而被纤维腺体组织掩盖，或病灶呈浸润性生长而不形成肿块致被误认为正常腺体结构。此外，应特别注意，浸润性小叶癌中有20%～59%为双侧乳腺发病，42%～70%为多中心性，故在疑为浸润性小叶癌时，应仔细观察对侧乳腺并搜索有无第二个癌灶。

（1）不对称致密：部分ILC癌灶呈浸润性生长而不形成肿块，造成局部高密度区，密度略高于邻近组织，双乳对比下呈现为不对称致密区。此高密度区以中央的密度略高，向四周逐渐变淡，无明确的病变境界。乳导管造影可发现邻近的导管分支向致密区牵拉移位，或在高密度边缘的导管显影中断。

（2）钙化：钙化的发生率在24%～29%，某些病例钙化可为它的唯一阳性表现，钙化多呈圆形多形性微小点状或细小线样状，较密集。放大摄影可清晰观察到一些微小钙化，在标本切片的X线片上可见钙化的范围和数目均明显增大和增多。

（3）结构扭曲：可为浸润性小叶癌的早期或仅有的表现之一，发生率约为20%，多由导管扭曲、变形所致。导管造影可清晰显示结构扭曲处扭曲、变形的导管相，可见导管有的扩张、拉直，有的扭曲变细，有的被牵拉移位。顺导管被牵拉方向，可判断隐性癌灶的位置。

（4）肿块：X线上表现有肿块的ILC并不多见，仅有23%左右。多数肿块呈星芒状，带有毛刺，少数表现为圆形肿块。

浸润性小叶癌是X线片上诊断最为困难的一种，特别是在早期。虽然它少数可表现为带毛刺的肿块，但多数表现为在致密乳腺组织区域的进行性致密，既无肿块形成，亦无结构扭曲或钙化，历经1～2年临床出现明显症状和体征后，X线片上才呈现出阳性表现。导管造影可较早发现导管中断和分支导管被牵拉，帮助确定病变的位置。B超对ILC亦无特征性表现，病变处常显示为一低回声区，边界不清，形态不规则，无明显包膜，内部回声不均匀，肿块后方有声影。MRI示病变在T1WI上呈较低信号，T2WI上呈较高信号，边界不清，动态增强后病变呈明显不均匀强化，在DWI上呈高信号，ADC值减低。MRI在评估病变范围上要优于临床及X线。

3. 小叶原位癌 近半数病例因病灶小、密度较低，影像学上很难清晰显示而无任何阳性发现，大多数小叶原位癌是因其他原因做乳腺活检时被意外发现的。X线可指导活检部位，另半数在X线片上可能见到如下改变。

（1）钙化：钙化是小叶原位癌中最常见的阳性X线征象，多数为簇状微小钙化和线样分支样钙化，这些钙化的直径通常小于0.5mm，亦可出现在未被累及的相邻小叶内。放大摄影有助于发现及观察微小钙化的形态分布。

（2）肿块：小叶原位癌可形成肿块，但通常肿块较小，呈圆形或卵圆形，境界不清，密度较淡，常被纤维腺体组织遮盖而无法显示。

（3）局限性致密：癌灶周围与小叶间纤维组织增生以及癌灶造成的小叶

体积增大，可在X线上形成轮廓模糊的局限致密影，常合并有钙化或结构扭曲。

4. 髓样癌 髓样癌在X线上表现为一圆形、卵圆形或分叶状肿块，边界清楚、锐利，尤其较小肿块，可有假性包膜，易被误诊为良性腺纤维瘤，少数肿块的部分边缘可显示模糊，甚至出现细小毛刺。肿块的密度一般较高。小肿块的密度均匀；肿块较大时，因常有瘤内的灶性出血和坏死，使其密度不均，中央区密度常低于周边区。坏死灶中可出现钙化，但比较少见，钙化颗粒常比较粗大；若钙化发生在癌细胞中，则表现为微小多形性钙化。较大肿块可推挤周围乳腺小梁移位及表面皮肤隆起，但无皮肤侵犯，仅少数可造成皮肤增厚和粘连固着。

超声检查多表现为一低回声肿块，边界清楚，但不规则，内部回声不均。

MRI上显示肿块在T1WI上呈低信号，T2WI上呈较高信号，内部信号比较均匀，无明显低信号分割征象，肿物边界清楚。在DWI上肿物呈明显高信号，ADC值减低。

5. 黏液腺癌 X线上表现为一圆形或分叶状境界清楚的肿块，近似一良性肿瘤，但用放大摄影或局部加压点片摄影，常可显出部分边缘模糊不清，少数肿块边缘可见有毛刺（图3－9）。因肿瘤含大量黏液，故肿块密度常等于或低于正常的乳腺纤维腺体组织密度，若有腺体重叠，肿块常被掩盖而无

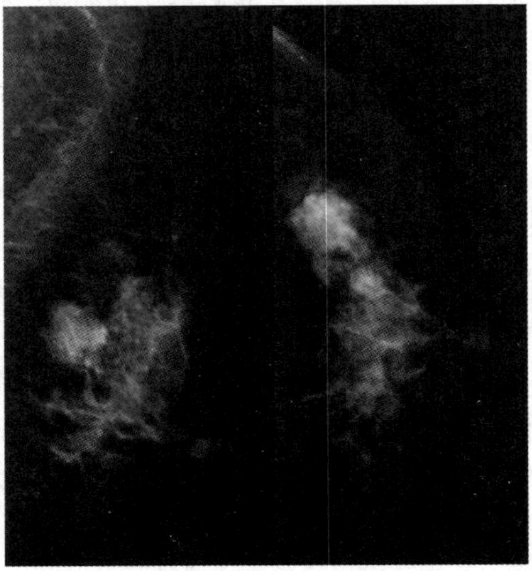

图3－9 黏液腺癌

法显出。若瘤内有出血，则密度可增高。黏液癌的黏液间质内可发生钙化，钙化的颗粒比较粗大，形态不规则，形似良性钙化。少数呈多形性微小钙化。

超声检查显示为一边界清楚的低回声肿物，包膜欠清楚，内部回声不均匀。超声检查的价值在于除外囊肿的可能。黏液癌在 MRI 平扫的 T2WI 和 DWI 上具有一定的特征性表现。在 T2WI 上呈明显高信号，在 DWI 上亦呈明显高信号，但 ADC 值不减低，且稍高于正常腺体的 ADC 值。

6. 炎性乳腺癌 X 线检查示乳腺肿大，普遍密度增高。皮肤弥漫增厚。皮下脂肪层浑浊，其中可见粗糙条索影，为癌性淋巴管炎所致，悬吊韧带增粗、增密。乳腺小梁显示增多、增密。约多数病例可以见到肿块影，呈不规则星芒状或者边界清晰的结节状。钙化较少见，多呈簇状微小钙化，偶见呈分支样钙化。

B 超显示为皮肤增厚，皮下组织回声增强，可见大片状不规则低回声区，边界不清，呈浸润性改变，内部回声不均匀。MRI 上可见患乳增大，皮肤增厚，皮下脂肪层浑浊，乳腺内部结构紊乱，呈较弥漫长 T1 及长 T2 信号，DWI 示斑片状高信号，ADC 值减低。强化可有大片状及斑点状明显不均匀强化。

7. 乳头 Paget 病 乳头 Paget 病的诊断主要依赖临床和病理所见，影像学表现不典型。

（1）乳头、乳晕改变：本病起始表现为乳头、乳晕水肿，癌细胞的浸润和淋巴管的扩张可导致乳头、乳晕区皮肤增厚，但一般不太明显且不侵犯皮肤深部组织，病变发展缓慢。待乳头发生糜烂，X 线上可见乳头增厚、增密，严重者显示乳头部分或完全缺失，乳晕后导管显示扩张，形成致密三角形带，乳头底部内陷，形似漏斗。

（2）乳晕后导管相增强和结构紊乱：因乳头 Paget 病的原发癌灶多发生在乳晕后的导管内，沿导管向乳头扩展蔓延，故可引起导管的扩张、管周纤维组织增生、管壁增厚，加之管腔内充满癌细胞，故可形成乳晕后导管相增粗、增密。导管造影时可见导管僵直，内壁不平。有时管内癌细胞向导管分支蔓延或已向管外浸润，但仍未形成肿块，X 线上可仅显示为增生纤维组织牵拉而形成的结构扭曲。

（3）乳腺肿块：肿块多位于乳晕下或稍远处，表现为肿块者病理上常伴浸润性导管癌，少数为导管原位癌。凡 X 线上未能发现明显肿块或恶性钙化的 Paget 病，术后病理检查多数合并有导管原位癌或小叶原位癌。乳导管造影时常可清楚看到乳头处导管扩张和癌灶导致的充盈缺损。多数肿块在其内或旁可见微小钙化。

(4) 钙化：乳头 Paget 病易发生钙化。钙化可出现在乳头、乳晕、肿块内和（或）其附近、受累导管内或癌灶周围的乳腺实质内。有时在 X 线上仅见钙化而无其他异常。乳头、乳晕钙化并沿乳晕后大导管走行分布为本病的特征。钙化通常呈细砂粒状，成簇或区域性分布。

8. 导管内乳头状癌 导管内乳头状癌最常见的 X 线征象是单发或多发簇状微小钙化。钙化可发生在扩张的乳导管内或单独发生。钙化的形态可为线样、分支状、粗糙、圆形、点彩状或多形性。如肿瘤发生在乳晕后大导管内时，X 线上可见乳晕后圆形肿块影，边界不清，乳晕和肿块之间可见增粗的大导管影。乳导管造影显示病变导管呈囊状扩张，造影剂进入囊内的瘤组织间隙后形成不规则充盈缺损，似泡沫状。

囊内乳头状癌在 X 线片上常可见到肿块影，大小为 1 ~ 14cm，境界清楚，有些病例部分边缘可不规则或略显模糊，为局部炎性反应所致。偶尔可见卫星小结节或丛状微小钙化。因肿瘤内常有出血及含铁血黄素沉着，故肿块的密度常较一般的单纯囊肿或纤维腺瘤要高。导管造影时造影剂可进入囊腔，在癌灶处形成充盈缺损，邻近分支导管受压移位。囊内注气造影可显示囊壁和癌灶形态，可见囊腔内壁粗糙不平，癌灶呈结节状、球形或菜花状突向囊腔，根部囊壁增厚，有的癌灶根部囊壁向外隆起，但未穿破囊壁。超声检查显示为实性或囊实性肿物，并有轻至中度后方回声增强。多普勒超声可见肿瘤内血流或有较大血管进入肿瘤内，MRI 上呈多囊性表现，伴有囊内出血。MRI 强化扫描时，囊、壁分隔及壁结节均有明显强化，这些特征符合于它有丰富血运的支持间质。

浸润性乳头状癌在 X 线上表现为孤立的肿块，有时伴有卫星结节，或表现为乳腺一个象限内的簇状界限清楚的小结节。肿瘤边缘通常锐利，但部分边缘可有模糊或不规则，肿块内可伴有微小钙化。超声上表现为实性或囊实性肿块。

9. 小管癌 因肿瘤生长缓慢，如在 X 线筛查中发现时，肿块多较小，呈星芒状或结节影，密度不均，稍高于腺体密度，形态不规整，边缘多有明显毛刺，颇似非特殊性浸润性导管癌的表现。如为多灶性发病时可见多个大小不等结节堆积在一起，有的相互融合，有的孤立。微小钙化较少见，仅见于 10% ~15% 的病例。小管癌在影像学上虽无特征可言，但如发现一缓慢生长的具有毛刺的小肿块，提示有小管癌的可能。

第五节　乳腺癌的超声表现

一、乳腺非浸润性癌

乳腺非浸润性癌包括腺导管内癌、乳腺小叶癌与乳腺小叶原位癌、乳腺最小癌。

1. 腺导管内癌　导管乳头状瘤的超声特点主要取决于病变的大体情况，扩张的导管内或囊肿内可见实性成分为导管乳头状瘤特征性的超声表现。导管扩张程度不同，从轻微扩张到囊肿样扩张。同样，导管内实性成分大小变化较大，从小到不能显示的微小病变到完全充填在扩张导管或囊腔内的较大肿块。超声上有三个基本类型：①一端肿块伴或不伴导管扩张；②囊内肿块；③实性肿块。CDFI 在实性部分内可检出血流信号，较大的肿块血流显示可以丰富。良、恶性乳头状瘤无论在二维图像还是在 CDFI 血流显示程度上鉴别困难。

（1）病处部位：多在乳房外上显示大小不等肿块。

（2）导管扩张：乳腺局部导管不均匀扩张，走行不规则。扩张管壁不光滑，隆起大小不等的团块，或絮状回声，积液中有高回声点状漂浮物。

（3）病变形态多样：①导管内癌沿着导管壁匍匐生长形成肿块，中、低或等回声结节、团块，无包膜呈蟹足样向外凸出，后方有或无衰减。肿块形态多样，外形似扩大扭曲的导管，边界清楚，低回声的癌组织充塞整个管腔，为实质性导管内癌。②癌组织不同程度侵入管腔，呈粗细不等的树枝状，癌块间有空隙，可能为筛状管内癌。③乳头状管内癌的中低回声呈乳头状，中心有高回声纤维血管束，并有分支。④导管内癌后方有衰减，边界不清与皮肤脂肪粘连，呈囊实混合性不均匀杂乱回声。

（4）彩超显示：结节、团块内有血流信号，血流沿导管壁进入块内微细血管内径 0.4 ~0.6mm。

（5）周围乳腺组织：有结构不良小叶增生表现。

（6）腋窝：可能有淋巴结增大与淋巴系转移。

（7）超声造影：微泡迅速充盈整个肿块，其走向与 2D 血管分布相同。

2. 乳腺小叶癌与乳腺小叶原位癌　超声图像：①乳腺内微小的低回声结

节或小团块，内部不均，边缘不规则，边界不清，有钙化点。术前超声仅发现病灶。②彩色血流较少，多为星点状血流。

3. 乳腺微小癌

（1）病灶回声：小乳腺癌多在乳腺外上象限，呈圆形或椭圆形，低回声结节或多边形，肿块纵横比 <1。导管内癌结缔组织增生，低回声内有条索状中高回声，透声差。部分癌肿中心坏死，或淋巴浸润，后方增强。

（2）病灶边缘：分叶、蟹足、毛刺状，包膜不明显。

（3）微钙化：异常的癌组织钙盐沉着，小乳腺癌病灶内部有钙化的点、颗粒状、明亮的高回声或簇状粗大、分布不等、密度不均的高回声，后方明显衰减。

（4）彩色血流：新生的毛细血管从病灶周边进入肿瘤内部，血流为低速，随肿瘤增大血管数量增加。

二、乳腺浸润性癌

乳腺浸润性癌包括乳腺浸润性导管癌、典型髓样癌、乳腺浸润性小叶癌、乳腺黏液癌、乳腺叶状囊肉瘤、乳腺纤维肉瘤。

1. 乳腺浸润性导管癌

（1）病灶部位：多在乳房外上或中心区乳晕附近。

（2）肿块大小：浸润性导管癌早期瘤体不大，大肿块周围可能有浸润性癌灶呈卫星结节，<10mm 为乳腺小癌。测量上下、左右及前后三径线，纵横比接近或等于 1。

（3）形状不一：因间质纤维增生明显，可能由于癌细胞释放大量溶酶体促使癌细胞周围组织浸润，呈树根样或蟹爪样生长。病灶局部呈不规则圆形、椭圆形或扭曲的长圆形，分叶状，边缘不清，均无完整包膜。形态不规则，或大部向周围组织不规则的浸润，呈蟹爪样、毛刷样或锯齿状回声。

（4）肿块回声：实质性肿块较多，内部不均匀低回声，后方衰减，质偏硬，探头挤压有抵抗力。

（5）钙化点：伴有多少不等、大小不一的钙化点。

（6）彩色血流：乳腺癌病灶血流多少不定，与组织学结构有关。大量纤维组织增生彩色血流少，癌组织成分多血流丰富，瘤体周边及内部血管增多，粗细不等、结构杂乱，动脉流速达 33cm/s，RI 0.64－0.88。

（7）淋巴结：增大的淋巴结呈低回声，单个或多个大小不等。其淋巴门偏心或结构不清。淋巴结血流丰富，动脉流速快，且较乳腺肿瘤病灶的血流易显示。超声常规检查以腋下淋巴结为主，其次为锁骨下淋巴结。

（8）乳腺肿瘤超声造影：造影剂经肘静脉注射后，视频观察及时间强度曲线分析，微泡进入癌肿的表现归纳为以下 4 种：①快进快出。乳腺实质性恶性病灶血流丰富，造影剂微泡充盈密集。动脉血管越多充盈越好，达峰快、强度高。灌注与消退均较快，如分化低的癌肿血管多间质少，或动 - 静脉瘘形成。达峰时间平均（16.23 ±0.33）秒。包膜不完整或应有假包膜使病灶轮廓较清楚。②快进慢出。一些乳腺浸润性导管癌，肿瘤血管成分较多，分化程度低，生长快，而肿瘤血管生长的速度低于肿瘤快速生长发育需要，出现液化坏死区，造影剂灌注不均匀，周边充盈快速，病灶内分布不均，流出慢，癌旁组织微泡充盈散乱，残留微泡在病灶内无规律地乱窜。③慢进慢出。浸润性导管癌的实体性癌（soliacarcinoma）中，硬癌、较小的癌细胞在大量增生的纤维间质中，癌细胞呈不规则的条索、成堆，或单个散在于间质中，血管少，管壁缺乏弹力层。超声造影微泡 27 ~38 秒缓慢进入肿块周边部，仅有少许微泡进入肿块内，为乏血管型。微泡消退开始晚，大部分消失要在 2 分钟以后，故为慢进慢出型。④同进同出。瘤内未形成供养动脉，造影剂灌注血管与周边正常组织相同。

2. 典型髓样癌

（1）病灶位于乳房中心深部或其他部位，球形或结节状较大肿瘤，直径 4 ~6cm。周边较清楚，但无包膜。

（2）肿瘤呈低回声或极低回声区，后方回声增强或无改变。不规则的液化区提示肿瘤有出血坏死，形成囊性髓样癌。少数有钙化内部散在增强的光点。

（3）彩超显示肿瘤内及周边有少许血流信号。

（4）少数髓样癌，肿块质地较软，边界清楚，移动性较好，低回声实质肿块无衰减，其瘤体较小（0.9cm ×0.5cm ~ 1.5cm ×1.0cm），可误为良性病变。

（5）约 1/2 的髓样癌伴腋下淋巴结增大。

3. 乳腺浸润性小叶癌

（1）肿块：多在乳腺外上限，其次在乳晕附近。肿块较小，为 1 ~3cm，大者近 10cm。

（2）肿瘤回声：不均匀实质性低回声，边缘不整。肿瘤病灶内间质成分多，后方衰减。

（3）周边回声：边界不清，可呈蟹足状侵入周围组织。

（4）癌灶钙化：内部钙化有点状高回声，或 <1mm 的沙粒样微钙化灶。癌细胞对矿物质亲和力强，或癌细胞营养不良坏死钙盐沉积。

（5）彩超检查：边缘及内部血流均较少，仅呈星点状。

（6）腋下淋巴结转移：乳腺病灶与皮肤粘连时，同侧腋下可见低回声的淋巴结转移。

（7）超声造影：微泡进入病灶的时间与正常组织接近，最大灌注时呈网状分布。病灶与正常腺体分别取样，做时间强度曲线分析，病灶曲线 18 ~ 21 秒达峰值，28 秒缓慢下降，峰值强度 46dB。正常组织 11 秒进入缓慢上升，32 ~ 36 秒达峰后平稳持续。故呈快进缓慢下降。

4. 乳腺黏液癌

（1）肿块部位：乳腺外上，其次外下或中部。

（2）肿瘤大小：多数为 2.5 ~ 5.5cm，周边小肿块 1.2cm × 0.8cm × 0.8cm。

（3）肿块形态：略呈圆形、椭圆形隆起或不规则，大肿块旁可有相邻的小肿块，边缘清楚，包膜不明显。

（4）肿瘤回声：实质性低回声或等回声，不均匀絮状条索与不规则的可疑液性暗区混合存在，后方回声多增强，并有大的强回声钙化光点。

（5）彩超：肿块内血流信号较少，周边部动脉血流最大速度 40 ~ 74cm/S，RI 0.8 – 0.9。

（6）腋下淋巴结：多数可见数个淋巴结增大，呈低回声边界清晰，淋巴门结构清楚。

5. 乳腺叶状囊肉瘤

（1）肿块部位：可发生于任何象限，其中外上象限最多见。

（2）肿瘤大小：大小不定，一般 5.0cm 以上，大者可达 15cm，活动性尚可。

（3）肿块边缘：清楚，呈结节或分叶状，周边高回声条索进入肿块形成分叶状。与周围组织有明显的界线。

（4）肿瘤回声：实质性不均匀低回声，或等回声后方回声增强。可有散在钙化高回声。脂肪组织坏死、出血呈大小不等、不规则的液性无回声囊腔，或弯曲的裂隙将肿块分割成叶状。

（5）彩超：显示高回声条索内或实质内有动脉、静脉血流，RI 0.85。

（6）超声造影：叶状囊肉瘤造影剂微泡先灌注病灶边缘，后至中央，为向心型。

6. 乳腺纤维肉瘤

(1) 肿块部位：位于乳腺中央，巨大者占据整个乳腺，少数位于乳腺外上。

(2) 肿瘤大小：多在5cm以上，半数在10cm以上，呈圆形、卵圆形，边界清楚，可推动，巨大者与皮肤粘连。

(3) 肿瘤回声：实质性不均匀低回声，后方回声增强，边界清楚。

(4) 坏死、出血：纤维肉瘤组织坏死、出血呈大小不等、不规则的液性暗无回声囊腔，其图像与叶状囊肉瘤无法区别。

三、副乳腺（多乳腺症）

副乳回声：腋下的副乳腺往往没有乳晕和乳头；呈半圆形或不规则状隆起的实质回声，边缘不清，无包膜；略低于正常乳腺组织，或强弱相间，高于脂肪组织，光点增粗，分布不均，可见腺管样结构与深部组织无粘连。

四、乳腺超声新技术（弹性成像、自动乳腺全容积成像）

自动乳腺全容积成像（automated breast volume scanner，ABVS）ABVS诊断标准：①对于有肿块型：冠状面显示边界不清（模糊、微小分叶、成角或毛刺）、非平行生长、微钙化，具备2个或2个以上考虑为恶性，否则为良性；②对于非肿块型病灶：按照病灶内回声改变及分布特点、导管扩张及导管壁不光整、微钙化，具备2个或2个以上考虑为恶性，否则为良性。

自动乳腺超声成像系统冠状面信息的研究：在自动乳腺超声成像系统冠状面上表现为肿块周边向外呈放射状伸展的条索状中等或高回声，肿块周围正常组织呈不规则扭曲、纠集，表现为“汇聚征”，是诊断乳腺癌的重要特征，其病理基础是乳腺纤维组织增生牵拉病灶并向周围组织浸润。郑逢洋等对237个乳腺肿块（良性120个、恶性117个）行自动乳腺全容积冠状面扫查，显示恶性肿块边缘毛刺的检出率（42.7%）大于矢状面（11.1%）和横切面（17.1%），差异有统计学意义，结果表明冠状面较横状面和矢状面有利于观察肿块边缘的毛刺。自动乳腺全容积扫查能提高超声对微钙化灶的检出率，尤其是针对无肿块的微钙化灶；冠状面与乳腺X线的头足位图像相符，能显示钙化点的数目往往多于常规超声，同时冠状面图像亦可直观显示沿导管分布的钙化区。

弹性超声提供的是病变的应变或硬度信息。现有两种超声弹性技术在临床应用：应变（压自式）和剪切波弹性超声成像，实时超声弹性成像是在常规超声诊断仪、在标准的超声探头上完成的，压追式弹性超声产生基础是来自于外部的或患者自身产生的组织位移，它对病变提供定性评价，确定的是组织的相对硬度，应变越大，组织越软。剪切波弹性成像使用了一种特殊的”“推动脉冲”，这个脉冲产生了用速度表示的剪切波，因为通过组织的剪切波速度依赖于组织硬度，所以能够获得组织定量硬度值。早期的临床试验结果表明乳腺超声弹性成像可以明显提高乳腺良、恶性病变的诊断准确性，明显减少了对乳腺良性病变不必要的密切监控或穿刺，提高了超声诊断的特异性。

根据乳腺形态特点，将其分成：典型、导管结构紊乱型、边界清晰型。

1. 典型 大部分浸润性乳腺癌超声表现为此型。肿物形态：不规则、纵横比（肿物前后径：上下径或左右径）≥1。边缘：不清、小分叶（循环周期短的弧线）、边缘成角（锐角）、毛刺（肿物表面突出锋利的线）。边界：高回声晕（高回声过渡带）。回声：弱于乳腺脂肪回声，可见簇状微小钙化点（ <0.5m），后方衰减（增强、不变也常见）。CDFI 血流丰富、杂乱，常有穿入血管，穿入血管为与肿物表面垂直，从外部走向肿物中心区域的直线状血管。压迫弹性超声整体较硬。

2. 导管结构紊乱型 相当数量的导管原位癌和部分浸润性导管癌常有此型超声表现。肿物沿导管走行呈条状或片状低回声区，其内未见正常导管影像或伴导管壁增厚、导管不规则扩张，常伴簇状微小钙化点。CDFI 血流丰富。弹性超声较软或局部偏硬。

3. 边界清晰型 髓样癌、黏液癌和少部分非特殊类型导管癌边界清晰。肿物形态规整或不规整、分叶形，内部回声明显低、低或略高，后方回声多增强。CDFI 符合典型乳腺癌特点或非典型表现。压迫弹性超声多较硬，也可以较软。

第六节　超声引导下乳腺结节穿刺活检术

乳腺实性病变已成为影响女性健康和生活的主要疾病，而乳房实质性肿块的良恶性、恶性肿瘤的分化程度直接关系到外科手术方式的选择，进而影响术后女性的整体美观。因此，术前明确诊断尤为重要。超声引导下的乳房穿刺活检因其定位准确、可动态观察穿刺针与肿块的位置而得到广泛应用。穿刺活检的目的包括对实质性病变进行细胞学检查和组织学检查、鉴别乳房肿块良恶性，为临床确定治疗方案提供依据；同时也可对不可触及的乳腺病变做术前定位。

一、适应证

1. 乳房实质性肿块，临床怀疑恶性，乳腺超声检查 BI RADS 分级为 4 ~ 5 级的结节。

2. 对血流较丰富的肿块尤其适合，可以避开较大血管穿刺活检。

3. 不适宜接触 X 线的患者。

二、禁忌证

1. 绝对禁忌证 有明显出血倾向及凝血功能障碍的患者；有严重高血压、糖尿病的患者；患有精神疾病不能配合诊疗的患者；体质极度虚弱不耐受穿刺者；怀疑为乳房血管瘤的患者。

2. 相对禁忌证 乳房内置有假体；女性月经期间；女性妊娠期间；可疑炎性乳腺癌；局部皮肤感染。

三、术前准备

1. 术前查凝血功能、血常规等。

2. 术前 1 天清洁身体。

3. 术前与患者及家属交代病情，测血压，详细告知术中术后可能出现的并发症和处理方法，签署知情同意书。

4. 备齐急救药品及用物。

5. 穿刺用品包括无菌穿刺包、无菌手套、2% 利多卡因、标本固定液、穿刺针（16G、18G）等。

四、操作方法

1. 嘱患者仰卧位或侧卧位，以患者感觉舒适及肿块位置相对较为固定为宜，充分暴露双侧乳房。

2. 先用探头对肿块及周围进行仔细检查并存图备案；测量肿块大小，观察肿块活动度，检查血流信号，选择穿刺入路（尽量避开血管及重要脏器）。

3. 打开穿刺包，戴无菌手套，常规消毒、铺巾。

4. 于探头处涂抹耦合剂后用无菌隔离套包好探头备用，再次确认穿刺入路。

5. 用2%利多卡因行局部麻醉（注意勿将麻药注射入血管）。

6. 根据肿块大小及进针路径调整针槽长度备用（防止刺入肿瘤外部），操作者一只手固定超声探头，确定避开血管及重要组织结构后，另一只手持穿刺针沿着扫描平面斜行插入，刺入肿瘤、选好位置后，击发穿刺枪、迅速退针，用纱布按压止血，此过程应实时超声观察并记录。

7. 推出针槽内组织，放入甲醛溶液固定液，重复取材2~4条组织，送病理检查。

8. 穿刺结束后，穿刺点消毒、按压止血，观察患者有无不适，加压包扎。

五、注意事项

1. 术中注意事项 严格无菌操作，穿刺部位遵循就近及美观原则。穿刺时活检针尽量呈倾斜状态，避免损伤周围组织；尽量使用同一个进针通道来进行肿块的多方位穿刺，以避免针道播散，可用开皮小刀片对穿刺点先切一小口。取样要包括肿块组织及周围的正常乳房组织，如为多个肿块活检，或者双侧乳房活检，则先穿刺可能性大或者已确诊为良性的，避免随针种植转移（多发乳房肿块活检最好一个肿块使用一根针）。术中随时注意压迫止血。

2. 术后注意事项

（1）压迫止血：穿刺后穿刺点用无菌碘酊烧灼，然后用无菌纱布加压5~10分钟，注意观察伤口有无血性渗出，如有渗出，在无菌条件下及时更换纱布，并加压。

（2）预防感染：由于创伤小，只须在穿刺过程中严格执行无菌操作，一般无须服用抗生素，穿刺后当天忌洗澡，避免穿刺点感染。

（3）一般护理：术后观察患者生命体征30分钟，如无异常，门诊患者回家前留下电话，以便随访，住院患者回病房后继续观察生命体征6小时，术后患者往往感觉穿刺点局部疼痛，一般较轻微，不需要特殊的处理，对痛觉敏感的患者可适当给予止痛药。

六、并发症

1. 早期并发症

（1）疼痛、感染、发热、出血等，尤以出血最常见。

（2）气胸、胸膜反应、呼吸急速、呼吸困难、迷走反射、休克等麻醉意外。

（3）血压波动明显、心率变化、心律失常、心搏骤停。

（4）血管、神经及邻近组织器官损伤。

2. 晚期并发症

（1）伤口愈合延迟或不愈合。

（2）肿瘤针道转移。

（3）肿瘤破裂、内出血等须转外科急诊手术。

（4）乳腺导管损伤，引起乳汁分泌不畅。

第七节　超声引导下乳腺结节微创旋切术

乳腺微创活检及旋切系统是在超声定位引导下，通过计算机控制的真空辅助高速旋切设备，准确切除病灶，对可疑病灶的活检可取得大而连续的标本，因而诊断准确；切口微小，美容效果及安全性好。真空微创活检系统不仅可以作为乳腺疾病的微创诊断手段，而且可以作为良性肿瘤的微创治疗措施，为乳腺外科的微创治疗提供技术支持。

一、适应证

1. 临床不能明确其性质或怀疑为恶性的病灶　高频超声可清晰显示病灶的位置或大致显示病灶的范围；超声可见的病灶或可疑微小钙化；超声可见的钼靶片显示的乳腺结构扭曲；超声可见的病灶过小、过深不适合常规空芯针活检的病灶；超声可见的保乳术后可疑复发病灶；超声考虑恶性而常规空芯针活检良性的病灶；常规空芯针活检或细针穿刺抽吸活检的可疑恶性病灶、可使用旋切术部分取材进行活检后，再决定治疗方案。

2. 良性病灶　临床诊断明确的良性病灶（纤维腺瘤、导管内乳头状瘤等）；病灶长径小于2.5cm，彩色多普勒显示肿块周边无粗大血管或穿支动脉走行，或虽有粗大血管，但术前评估术中可避免对血管的损伤；肿块体积较大时，肿块距皮肤层及乳头有一定距离，且临床评价乳腺微创旋切治疗可获得较传统手术更好的手术效果。

二、禁忌证

1. 有严重全身器质性疾病不能耐受手术者，如心肝肾功能障碍、凝血障碍、未控制的高血压和糖尿病等。

2. 月经期间。

3. 术中不能避免损伤大血管的病灶。

4. 乳腺血管瘤。

5. 病变内存在斑块状或团块状钙化，微创治疗不能有效切除钙化斑块。

6. 良性肿块体积过大，微创治疗不能对病灶一次性切除的病例。

7. 肿块位于乳腺边缘，在可操作的进针方向肿块旁软组织过少，难以避免穿刺方向皮肤破损者。

8. 丰胸术后，术中难以避免假体破损或易于导致假体外渗者。

9. 一般不用于单纯性囊肿的切除。

三、术前准备

1. 操作者应全面了解患者超声、乳腺 X 线摄片等影像学检查资料及病史。

2. 了解患者一般状况，包括血常规、凝血功能和心电图等。

3. 向患者解释手术相关内容、操作过程以及可能引起的不适和可能发生的危险、并发症及意外，签署并保存知情同意书。

4. 器械、针具及药品准备。选择应用乳腺微创旋切系统，根据病灶大小选择 8G、11G 或 14G 旋切刀，真空抽吸泵，控制器及相关软件；备利多卡因、肾上腺素等术中用药。

四、操作方法

1. 患者取仰卧位（可根据肿块所处的位置做适当调节），先用超声探测乳腺病灶所在部位，测量所有病灶大小及肿块距皮肤层距离，确定肿瘤位置，预设最佳穿刺点和进针路径，当有多个肿块时设计穿刺点要兼顾所有肿块，遵循由远及近，由深至浅的基本原则。设计确定穿刺通道，是腺组织进针还是后间隙进针。

2. 切口选择 对于临床不能明确其性质或怀疑为恶性的病灶，在切口选择时应考虑后继手术治疗，选择乳癌改良根治或区段切除术可能切除的位置。微创旋切术在成功治疗良性肿瘤的同时，术后美容是必须要考虑的问题。所以皮肤切口在方便手术治疗的同时，应尽量选择对患者损伤小，切口隐蔽的地方，如乳腺边缘或乳晕周围。多发肿块应尽量一个切口兼顾多个肿块。特别对于瘢痕体质的患者，可尽量选择乳晕周围。肿块位于乳腺边缘，应选择可操作的进针方向、肿块旁具有一定的缓冲区（进针角度及方向，肿块边缘距皮肤的距离），其缓冲区长度大于2cm。

3. 消毒及麻醉 常规消毒铺巾，根据超声探测结果，沿预设的针道对肿块周边局部进行浸润麻醉。对于距皮肤层较近的肿块，可于肿块与皮肤层间注入一定的生理盐水，分离肿瘤与皮肤层，以减少切破皮肤的可能。

4. 穿刺旋切操作

（1）在皮肤上用尖刀片做一个约3mm的小切口，肿块直径小于1.5cm采用11G旋切刀，肿块直径大于1.5cm采用8G旋切刀。经此小切口将微创旋切刀插入皮肤，在超声图像引导下将旋切刀置于病灶的深面，通过控制面板打开旋切窗使其旋切刀外鞘凹槽完全对准病灶。

（2）启动控制手柄上的前进按钮，将旋切刀内芯推进，切割突入旋切刀外鞘凹槽内的病变组织，当超声显示凹槽完全被内芯覆盖时，完成一次切割。

（3）启动真空吸引按钮，旋切刀内芯退出外鞘，切割下的组织条块同时被吸出体外，如此反复切割，旋切刀外鞘凹槽可根据需要变换方向做扇形旋转，较大肿块可沿“之”字形路径进行旋切，直到病灶被完全切除。

（4）行超声检查确定无明显肿块图像时停止旋切。操作完成后局部压迫10分钟，穿刺点用免缝胶布或止血贴粘合，随后用弹力绷带胸部加压包扎24小时。

五、并发症及其预防与处理

1. 术中出血 术中出血的原因是穿刺或切割时损伤血管。由于穿刺针的刀尖部具有锐利的刀锋，穿刺过程尽量保持刀头在直立位，这样可以尽可能减少对血管的损伤机会。由于麦默通刀头上有负压吸引装置，少量出血不会影响手术的正常进行。如果遇到出血较多已影响手术时要及时暂停，局部压迫止血10～15分钟，止血后可以继续手术。

2. 皮肤破损 病灶过于表浅时，有可能切破皮肤层，造成损伤。在皮肤与病灶之间注入少量麻醉药，病灶距皮肤层距离小于2mm时，可在实际操作中再注入少量生理盐水，不但能减轻疼痛，而且能在皮肤与病灶之间增大间隙，避免损伤皮肤。

3. 感染 由于麦默通的刀头结构较为复杂，普通清洗、消毒难以达到无菌要求，因此应严格执行相关要求，杜绝重复使用刀头，术中严格执行无菌操作，减少感染的发生。如术中存在感染可能的，可在术后服用一定量抗生素预防感染的发生。

4. 术后血肿 多发生在术后弹性绷带压迫不牢或移位，患者较肥胖、术后活动过大也可造成弹性绷带滑落，对手术区失去压迫作用。绷带压迫要确实、可靠，向患者解释清楚压迫的重要性，争取患者的配合。

5. 气胸 进针方向要尽量平行胸壁，以预防气胸发生。

6. 组织损伤 在超声监控下可明确针的部位，减少穿刺次数和将针放置在最佳位置，防止位置过深而损伤胸大肌甚至更深的组织，导致不易控制的出血。

7. 针道转移 肿物考虑为恶性肿瘤时，肿瘤细胞可能沾染针道，微创术的针道应设计在乳腺癌根治术的术区范围内。如果同一把旋切刀连续切除数个肿物，应先切良性肿块，最后切可疑恶性肿块。一把旋切刀只能施行一侧乳房的肿物切除。

第八节 乳腺癌新辅助化疗的影像学评估

近年来，乳腺癌发病率逐渐增高并呈现年轻化的趋势，严重危害女性健康。乳腺癌的综合治疗中，新辅助化疗（Neoadjuvant chemotherapy，NAC）有不可替代的作用，不但可使原发灶及淋巴结转移灶缩小、肿瘤降期、提高保乳概率，还可杀灭微转移灶，观察肿瘤对化疗的敏感性，间接提供预后信息。现广泛应用于早期可手术的乳腺癌，并成为局部晚期乳腺癌综合治疗的重要组成部分。

早期评估预测哪些患者将在治疗后能够达到pCR具有重要意义，不仅可为治疗提供备选方案，也可降低无反应患者的不必要毒性。通过影像学评估监测肿瘤对于NAC的反应至关重要。传统的成像方式主要依靠肿块大小或形态特征的变化来评估肿瘤反应，功能性成像技术能够评估肿瘤细胞的血管、代谢、生化和分子变化等。这些变化发生在形态学变化之前，能够早期评估肿瘤对 NAC 的反应。

一、乳腺 X 线摄影

乳腺 X 线摄影是目前乳腺癌诊断和 NAC 随访中最常用的成像方式之一。肿瘤的最初形态可影响乳腺 X 线摄影在预测残留肿瘤大小方面的准确性。基线期 X 线片上边界清楚的肿瘤，治疗后乳腺 X 线摄影的评估准确性较高，而边缘模糊的肿块评估准确性较低。

二、超声成像

乳腺超声是目前乳腺癌 NAC 随访中最常用的成像方式之一，超声在估算残留肿瘤方面比乳腺 X 线摄影具有更高的准确度。然而，乳腺 X 线摄影和乳腺超声在预测 pCR 的能力上没有差异。当乳腺 X 线摄影和超声检查均无残余肿块时，pCR 的可能性为 80%。联合使用两种成像方式可以更好地预测 pCR 的实现。

乳腺弹性成像除了通过超声评估肿瘤的形态特征和血管分布之外，还可客观地评估肿瘤的硬度。低弹性肿瘤的 pCR 率统计学上显著高于高弹性肿瘤，这表明弹性成像能够预测 NAC 反应。且化疗有效组在 NAC 两周期后，肿瘤硬度显著降低，而无效组其硬度变化无差异。超声造影能检测到常规超声检查不可见的肿瘤无液化中心坏死区，并在 NAC 中定量评估肿瘤血流变化情况，血液灌注变化与 NAC 疗效之间高度相关。超声造影预测 NAC 后 pCR 的灵敏度、特异度、PPV 和 NPV 分别为 80%、98%、88.9% 和 96%。超声造影成本较低，可行床旁检查，不良反应很少，没有放射线暴露及肾毒性的风险。

定量超声是一种能够检测组织反向射频的超声射频信号的组织表征技术，可通过监测治疗早期肿瘤细胞的凋亡来反映 NAC 的有效性。漫射光谱成像技术是一种基于组织的血流动力学可视化状态下的一种近红外光学成像技术，能够反映组织微血管的状态，NAC 期间，该技术测量水和脂质含量的变化已被证实与化疗有效相关。定量超声和漫射光谱成像都是无创检查，高性价比，并且可提供关于代谢、生理特征和生物活性等相关功能信息，但其应用于 NAC 疗效的预测及监测仍需要进一步研究。

三、MRI 成像

磁共振动态增强成像（DCE - MRI）能够检测肿瘤的血管生成情况、微环境的变化及造影剂的摄取。DCE - MRI 评估残余肿瘤的灵敏度、特异度和准确度均高于传统成像，MRI 评估 NAC 后的残余肿瘤具有高敏感性。DCE - MRI 是通过半定量的方式依据肿瘤大小、体积及强化方式分析 NAC 反应。测量肿瘤体积在预测肿瘤早期治疗反应方面具有很大优势，功能性 MRI 成像测量的肿瘤体积是预测无复发生存率的重要指标。通过动态对比测量肿瘤体积预测早期病理反应的敏感性和特异性最高，相比仅在一维或二维层面测量肿瘤大小的敏感性及特异性最低。

纹理分析是将肿瘤异质性量化的分析过程，通过描绘肿瘤内不同区域表型的变异来反映不同的生物过程。纹理特征的变化可对 T2 加权图像及增强图像进行评估，DCE - MRI 图像中快速廓清的瘤内异质性子区域能够预测肿瘤对 NAC 的病理反应，T2 图像异质性的变化与 NAC 的反应有关。

DWI 及表观扩散系数（ADC）可通过水分子的扩散程度、肿瘤细胞结构和细胞膜完整性来早期检测治疗反应。NAC 前，缓解组 ADC 值明显低于无效组；治疗后，缓解组 ADC 值平均增长率高于无效组，但是 DWI 序列有一定的局限性，空间分辨率低、ROI 划定存在差异，不同分子亚型灵敏度不同等。对比 DWI 单指数模型，体素不相干运动模型（Intra voxel incoherent motion，IVIM）是一种通过多 b 值运算得出的多指数模型。ADC 值包含了组织的血管灌注和水分子弥散两种效应，而 IVIM 的相关参数能够将微循环灌注与单纯水分子扩散分开定量，灌注不相关扩散系数 D 值较 ADC 值在反映肿瘤内部真实弥散及灌注信息方面具有优势，D 值、f 值在 NAC 前以及 NAC 早期疗效评价方面有潜在价值。但 IVIM 模型扫描及图像后处理时间较长，D 值及 f 值能否在 NAC 前推测恶性肿瘤治疗疗效，学术界尚有争议，IVIM 模型能否常规应用于临床还需进一步验证。

四、PET 成像

18F - ^{FDG}PET 成像可在 NAC 期间形态学发生变化前显示肿瘤代谢变化。NAC 后，pCR 组标准摄取值（SUV）的相对变化显著高于无效组。^{FDG}PET 在早期检测中的综合敏感性和特异性，阳性预测值（PPV）和阴性预测值（NPV）分别为 84% 和 66%，50% 和 91%。^{FDG}PET/CT 的局限性主要是由于其较低的空间分辨率，无法可靠地检测亚厘米级的乳腺病变，假阴性率较高。通过 SUV 值的变化率预测 NAC 反应的临界值存在差异，范围从 25% ~70% 不等，SUV 值变化率在 55% ~65% 间时与病理结果相关性最高。不同组织学亚型及分子亚型的肿瘤对于 FDG 摄取存在差异，浸润性导管癌、三阴性肿瘤和 Her－2 阴性肿瘤比浸润性小叶癌显示更高的基线期摄取。最大标准摄入值（SUVmax）和总病变糖酵解（TLG）的变化率是用于评价三阴性和 ER 受体阳性、Her－2 阴性乳腺癌的最佳定量指标，NAC 两周期后的 SUV_{max} 是评估 Her－2阳性乳腺癌的最佳指标。

五、分子成像

^{99m}Tc－MIBI 扫描是另一种用于乳腺癌诊断和评估新辅化疗反应的功能成像模式。乳腺癌患者肿瘤血管的生成及癌细胞线粒体浓度的增高会导致^{99m}Tc－MIBI 的蓄积。^{99m}Tc－MIBI 扫描对乳腺癌诊断总体的灵敏度和特异度为 83% 和 85%，对于可触及肿块的敏感性和特异性为 87% 和 86%，对于不可触及肿块的灵敏度及特异度分别为 59% 和 89%。但核素显像空间分辨率较差，无法可靠地检测小于 25px 的病变，限制了其广泛的临床应用。配置第一代单头闪烁检测器的乳腺核素成像系统被称为乳腺专用伽马显像（BSGI），配有第二代双头直接转换半导体检测器的被称为乳腺分子成像。核素显像预测 NAC 反应的灵敏度与特异度为 86% 和 69%，预测 pCR 的灵敏度和特异度分别为 86% 和 67%，使用 BSGI 可提高其诊断效能，对比传统成像方式，乳腺分子成像预估 NAC 后残余肿瘤大小与病理结果具有良好相关性，这种成像方式用于评估 NAC 反应的效能仍需要前瞻性研究来验证。

六、小结与展望

影像学逐渐由解剖成像转变成功能成像，基于细胞、分子及代谢水平分析的功能成像已成为发展趋势。虽然乳腺 X 线摄影、超声检查等常规乳腺成像方式仍然是接受 NAC 患者随访的标准。DCE－MRI 对预测治疗反应和评估残留疾病具有优越性。较新的 MRI 序列，如使用单 b 值及多 b 值的 DWI 序列以及使用纹理分析和定量动态对比度测量等方法，在预测化疗反应方面比较有前途。乳腺分子成像是另一种成本较低的功能成像模式，其显示出与 MRI 相似的灵敏度，并且可能具有优异的特异性。

第四章　乳腺癌的病理学检查

第一节　乳腺标本的取材

一、标本的固定

乳腺肿瘤的有效临床治疗来源于正确的病理诊断，正确的病理诊断包括组织学诊断与内分泌及靶向治疗标记物的确定。要达到这个目的，必须规范地进行标本的固定。因此，组织处理过程的标准化已成为做好乳腺病理的关键。固定不好的乳腺标本很难切出质量满意的切片供镜检，导致病理医生难以判断一些交界性病变（如非典型导管增生）的性质，也使免疫组化分析肿瘤生物学行为的可靠性降低，如 Ki－67 细胞增殖指数分析、ER 和 PR 着色的强弱和数量等。ER、PR 和 Her－2 的检测出现假阴性或假阳性如同 HE 诊断错误一样，同样会影响患者的治疗效果和预后的判断。

标本固定的关键点：①离体标本应尽快固定，最好在半小时内（不得超过 1 小时）；②固定液使用 10% 的缓冲甲醛溶液，固定液为标本的 4～10 倍；③切除标本及粗针穿刺标本需要至少固定 6 小时；④ER 及 PR 需固定 6～72 小时。

如果标本需要在取材前固定，需沿纵轴书页式切开整个乳腺，切为约 1cm 厚的薄片，再浸入 10% 甲醛溶液中。这样甲醛可以穿透整个组织。甲醛 1 小时仅能穿透组织 1mm，如果放入甲醛溶液前没有切成片状，大部分组织，特别是中间部位的组织将不被固定。

二、标本的检查和取材

1. 粗针穿刺活检标本的检查和取材　记录穿刺标本的组织数量、大小和色泽，所有标本全部取材。如活检是因可疑的钙化而做，镜下可看到钙化，或在 HE 染色切片上有组织划痕，如未见钙化需在不同水平复切切片。如复切没有看到钙化，需将组织块做 X 线照相，观察是否存在钙化。5 条穿刺组织可以使其诊断的准确性达 99%。

2. 肿块切除标本的检查和取材

（1）大体所见为良性的可扪及的肿块切除标本：这类标本应测量、着墨，并从包块最靠近切缘的部位垂直连续切取组织块。检查切面并记录病变的大小和与切缘之间的距离。按顺序送检，最多可达10个蜡块。注意所取组织块要包含病变的切缘和周围的乳腺组织（对区别乳腺纤维腺瘤和叶状肿瘤特别重要），而且要从病变到切缘垂直切取。如果切缘做了标记，注意要从六个切缘的每个垂直方向切取。为减少费用，Schnitt等建议第一次送检不超过10个组织块，因为癌和非典型增生不大可能仅出现在周围的脂肪组织中。为了提高诊断的准确性，如果巨检没有见到肿块性病灶，应将整个标本切取检查。

（2）大体可确定的恶性肿瘤包块切除术：大体能确定的恶性肿瘤活检标本送来时常有外科医生做出的方位标记。通常用短缝线标记上切缘，用一长缝线标记外侧切缘，标记好方位后，测量、着墨，从六个切缘每个方位垂直切取1~2个组织块（上、下、内、外、表浅、深部）。以2~3mm间隔连续切开，记录肿瘤的大小以及到各切缘的距离，肿瘤组织切取2~3个组织块。如果标本上有皮肤，也要取材做组织学检查。如果切除的肿块不大，将组织块全部送检。当切除的肿块较大，不能在20个蜡块内包埋时，选择代表性组织送检。

（3）另送的切缘：有时外科医生会分别送检肿物的一个或全部六个包块表面，这些组织常常为条索状，一侧附着一根针代表切缘，另一侧面对肿块，包含新鲜血液，并非真正切缘，将带针的一面着墨，垂直于墨水连续切片，将所有切片送检。

（4）二次包块切除的切缘：二次包块切除往往是因初次检查阳性而进行。因此，应当注意上次切除空腔中的残余病变，注意检查新切缘的状态，确保肿瘤切除干净。如果再切取的组织能在10个蜡块内包埋，将组织全部送检。如活检空腔看起来是良性的，从组织块的最大直径算，每厘米取两个组织块差不多就足够了。

3. 全乳腺切除标本的检查和取材 首先，要确定方位和乳腺的四个象限，利用腋窝的成分、乳腺左右侧以及手术医生的肿瘤部位描述可确定。称重并测量标本，描述皮肤、乳头及其他活检情况。腋窝尾可以切掉放在后面检查。下一步，用点时间摸查标本。定位活检瘢痕、活检残腔以及任何肿物。检查标本的内表面所附着的骨骼肌组织，着墨标记，以便垂直切取组织内面切缘。将椭圆形皮肤外侧的组织切缘也用墨汁标记（最好用不同颜色的墨）。

各组织切缘，除了皮肤和腋窝尾以外，都应着墨标记。

标本的大体描述应包括：①标本为哪一侧（左或右）及乳腺切除术的类型，列出标本所包含的结构（如皮肤、乳头、乳腺、胸大肌和胸小肌、筋膜、腋窝组织、胸壁结构）；②标本的大小和重量（皮肤的最大长度和垂直长度）；③皮肤形状和颜色，是否有活检瘢痕、活检残腔以及与乳头的关系；④乳头和乳晕的外观，是否有乳头糜烂、溃疡、回缩、内陷，乳头周围皮肤有无下陷和溃疡；⑤标本内表面是否有肌肉附着；⑥切面观察肿瘤的大小、外观，以及所在的象限，与乳头的距离、在皮下的深度、大小、形状、质地、颜色、有无坏死等；⑦肿瘤距标本前后切缘的距离；⑧无肿块区域有无囊肿及扩张导管（大小、数量、部位、内容物）；⑨如有淋巴结，描述每组淋巴结的数目，每组淋巴结中最大的淋巴结的大小，以及大体含有明显肿瘤的淋巴结的大小和部位。

标本的取材应包括：①乳腺：肿瘤取 3 ~5 块，大体或 X 线可见的所有病变都要取材；每个象限随机各取两个组织块送检。另外，所有可疑病变组织全部取材。还要切取一个乳头的组织块和一个上次活检部位皮肤的组织块。②胸大肌（根治性乳腺切除标本）：从任何大体异常的区域取 1 块，如果没有异常发现，则从最靠近肿瘤的部位取 1 块。③淋巴结：找到的所有淋巴结都应做组织学检查。小淋巴结完全包埋；直径大于 0. 5cm 的淋巴结应切开。如果大体上可见腋窝脂肪受累，则取有代表性的部位。④胸肌间淋巴结：如果没有发现淋巴结，则从这个部位取脂肪组织。⑤触摸标本：如有异常也要加以描述并取 1 ~2 块。

随着年龄的增大，患乳腺癌的概率有所增加，所以对老年人的标本应适当多切几个组织块做组织病理检查。有作者建议，30 岁以下的患者，送检 3 个组织块；50 岁以上的患者，送检 5 个组织块。

最后，由于癌或非典型增生更易在纤维性乳腺组织中发现，所以取材时应多取纤维性组织，而少取脂肪组织。如果在这些初始送检的组织中发现不典型病变或癌变，应回头再取更多的标本送检。

4. 单纯性乳腺切除标本的检查和取材 首先确定标本的方位，皮面向上，以乳头为中心标记四个象限。观察乳头、皮肤有无异常，触摸乳腺发现肿块，用长利刀通过乳头和肿块中央切开乳腺，然后做多个平行切面进行固定、检查。

注意点：①测量乳腺的体积（必要时称重）、覆盖的皮肤面积；②记述标本的外观特征（皮肤有无突起、瘢痕、新近外科切口、红斑、水肿、溃疡、橘皮样变）；③乳头及乳晕有无糜烂、溃疡、内陷；④观察脂肪与乳腺组织的比例，触之硬度是否均匀一致；⑤乳腺内病变所在象限，离乳头的距离；其大小、形状、生长方式、质地、颜色，有无坏死、出血、钙化。其余乳腺组织有无囊肿、结节等。

5. 腋窝淋巴结及前哨淋巴结的检查与取材

（1）腋窝淋巴结检查与取材：检查与取材时用手指仔细触摸全部淋巴结，记录淋巴结的部位、大小、数目、硬度、切面颜色、有无融合、有无与周围组织粘连，并分组标记，全部取材制片。注意不要将大小悬殊的淋巴结放置在同一个包埋盒中，根据淋巴结的体积决定每个包埋盒中的淋巴结数，最好不要超过6个/盒。根治术标本至少应取材 10～15 个淋巴结/例。提倡越多越好。

（2）前哨淋巴结检查与取材：使用蓝色染料以确定乳腺淋巴引流模式，最先出现蓝色的第一个淋巴结或第一组淋巴结，即被定义为前哨淋巴结（SLN）。淋巴结状态是乳腺癌最重要的预后因子，前哨淋巴结活检对腋窝淋巴结状态的预测价值超过 90%，与腋窝淋巴结切除比较，前哨淋巴结活检带来的副作用非常小，因此，SLN 活检被医疗机构和患者迅速接受。

SLN 的取材经过三个步骤：①在肿瘤内部、周围或乳晕周围注射蓝色染料；②由训练有素的外科医生确认和切除 SLN，在老年患者中，SLN 的检出率会受到影响；③病理医生评价 SLN 的病理变化，术中单张或间断连续数张切片确定有无转移癌，术后对于前哨淋巴结应测量和包埋每一个送检的淋巴结，对直径 >3mm 的淋巴结应对半切开包埋，对直径 >6mm 的淋巴结应切成 2～3mm 切片全部取材包埋。

6. 乳腺病变手术中快速冷冻切片检查与取材

（1）乳腺肿物切除和区段切除标本的快速冷冻切片检查：核对标本与申请单，有条件时将标本摄像，测量标本及肿物的体积，按“肿物切除标本”中的要求进行肿物描述，选取典型的病变区取材 1～2 块。肉眼为良性的肿瘤取材也要包括包膜以助诊断。遇到呈粉刺样改变的肿物或病变时，要寻找非粉刺样改变的质硬区取材，以免漏掉浸润性癌成分。对整块标本 X 线检查见微小沙砾样钙化并做定位标记者，按 X 线片所示和标记的位置将标本切开检查，如能找到针头大小的灰白色散在微小钙化灶，将这些区域多块取材制片。

（2）术中快速冷冻切片检查与取材的注意事项：术中冷冻切片诊断技术

具备诊断所需时间短、准确率较高、能及时地为临床医生提供送检病变的良恶性质并确定手术切除范围等优点，多年来一直被作为重要的诊断方法在临床病理学科使用。国外一些学者提出由于冷冻切片的局限性和风险性，不能将其作为唯一首选方法，应在其他活检方法失败的情况下考虑采用。而在我国，随着乳腺癌发生率的明显提高及冷冻切片技术的广泛普及以及外科医生的观念问题，仍以冷冻切片作为乳腺病变主要的诊断手段。乳腺手术中送检快速冷冻切片诊断是各个医院病理科工作中经常面临的大问题。送检病例中，大部分病变较典型，易于诊断；但有时或是因为病变疑难，或是被假象迷惑而误入歧途，使病理医师承担很大的风险。因此，有必要对乳腺手术中快速冷冻切片诊断中可能出现的各种情况加以重视。

1）接受标本时要求必须有患者签好的知情同意书，告知患者或家属术中快速冷冻检查有一定数量的假阳性和假阴性。接收的申请单必要项目应填全，包括患者的年龄、肿块大小、部位、质地、固定还是活动，与皮肤有无粘连、手术史、化疗史、乳头及表面皮肤情况、腋窝淋巴结有无增大及影像学改变等，这在乳腺疾病冷冻诊断中具有很重要的参考价值。

2）重视大体标本的观察，力求取材和描述准确，便于与镜下所见相对照。

3）具备高质量的冷冻切片，冷冻切片薄、平、全，染色得当，是提高术中快速诊断水平，减少误诊、漏诊的一个重要前提。

4）及时与临床医生沟通情况。当临床诊断与冷冻切片诊断不符合时，病理医生要及时与主管的手术医生互通情况，了解病史、术中所见，必要时要求再次取材送检。

（3）保乳术中快速冷冻切片检查：为了确定手术标本切缘有无癌组织累及，对术中快速冷冻或术前经穿刺已确立乳腺癌的标本，国内部分乳腺专科医院采取全周连续取材、制片，镜下观察诊断，以保证周边切缘断端癌阴性。

注意点：①明确切除标本在患者身体的位置；②取材应直上直下、完整、连续；③制成切片的面必须是标本周端的切离面；④切忌选择性的取材检查，因为癌的导管内传播部分单凭肉眼很难发现，只有严格的全周取材检查才能保证断端的准确诊断；⑤检查结果如断端癌阳性，应在取材简图上标记清楚阳性的部位，组织学类型、范围等情况，连同病理诊断报告一同送给手术医生，以决定下一步的手术方案。

在临床实践中，由于国内乳腺癌快速病理数量较多，每一例标本均行全周取材，工作量甚大，在我国现实情况下难以施行。建议每例标本纵横两个切面，除前方（皮肤面）不取外，上、下、左、右及后侧（远离皮肤面）各一块，至少取五块，根据肉眼观察，可适当增加。另外，病理医生与手术医生沟通，送检的肿块做冷冻切片主要确定病变性质，另外让手术医生在切除肿块后瘤床切缘可能有残存癌的区域取材，病理医生逐一标号，全部取材，以确定切缘是否有癌存在。如断端癌阳性，病理报告中应标记清楚阳性的部位、组织学类型、范围等情况。

第二节 浸润前病变

一、导管内增生性病变

导管内增生性病变是一组细胞学形态和组织学结构多样的增生性病变，主要发生于终末－导管小叶单位（TDLU），局限于乳腺导管小叶系统。它们与浸润癌发生的危险性增加有关，尽管相关程度有所不同。其中一些病变应该说是浸润性乳腺癌的危险因素，而另外一些病变则是浸润性乳腺癌真正的前驱病变。

（一）普通型导管增生

此类病变是一种上皮呈实性或筛状增生的病变，增生上皮特别是中央部分常表现为流水样分布。虽然大多数普通型导管增生（UDH）不被认为是一种癌前病变，但长期随访提示它们有轻度发生浸润癌的危险。

（1）临床特点：UDH 并不表现为肿块的形成或乳腺 X 线照相可见的病变，除了极少数伴有微小钙化的病例。

（2）大体检查：因 UDH 而行手术切除的病例不多，肉眼检查时多无特异的大体特征。

（3）组织病理学：UDH 表现为增生的良性上皮分布紊乱但排列紧密。特征性表现是二级管腔或筛孔状结构的形成。管腔常分布于周边，往往呈裂隙状，与 ADH 和低级别导管原位癌（DCIS）中圆形、凿孔状的管腔不同。有些病例可实性增生，没有明显的二级管腔。病变细胞排列不规则，界限不清，细胞核大、小不一，常见核沟及核内包涵体。增生的细胞常呈流水样或合体样排列，特别是病变中央。与低级别非典型增生中僵硬的上皮桥不同，UDH

中上皮桥薄而伸展，细胞核分布不均匀而出现的微乳头结构具有宽大的基底、小而狭窄的尖端，细胞核深染、浓缩。围绕二级管腔的上皮细胞核往往平行排列而不是垂直于管腔。UDH 常见上皮细胞、肌上皮细胞甚至是化生的大汗腺细胞混杂在一起。有时还可见到泡沫状组织细胞、钙化及罕见的灶状坏死灶。偶尔见到的核分裂象并不影响 UDH 的诊断。

（4）免疫组化：UDH 常显示 CK5/6 弥漫阳性，或 CK5/6 +、CK5/6 − 细胞马赛克式分布。

（二）平坦型上皮非典型增生

一种发生于终末导管小叶单位（TDLU）的肿瘤性病变，其特征是原有上皮细胞被单层或多层低级别（形态单一）的非典型细胞所替代。

（1）临床特点：由于乳腺 X 线照相普查能检测到微钙化灶的存在，因此目前临床上已发现越来越多此类病变，它们可能是偶然出现的组织学改变。

（2）大体检查：平坦型上皮非典型增生（FEA）为镜下病灶，大体检查无法发现。

（3）组织病理学：FEA 的特征是 TDLU 原有的上皮细胞被单层或多层缺乏极向的肿瘤细胞所替代。病变细胞核呈圆形，形态一致，核仁不明显，与典型的低级别导管原位癌（DCIS）的细胞形态非常相似。细胞为立方形或柱状，常有顶浆分泌。偶尔出现微小细胞簇或突起，但没有明显的拱形、上皮桥和微乳头结构。受累 TDLU 的腺泡不同程度扩张，结构尚规则，可含有分泌物或絮状物，通常伴有微小钙化。某些病例间质内可见淋巴细胞浸润。

（4）免疫组化：呈 ER 弥漫性高表达，CK5/6 −，CK8 +。

（三）非典型导管增生

非典型导管增生（ADH）是一种累及终末导管小叶单位的、以分布均匀的单一形态上皮细胞增生为特点的病变，发生乳腺癌的危险性增加。

（1）临床特点：ADH 是乳腺导管内的上皮增生，病变范围可以相当小，所以一般不能触及肿块。多发性微小钙化是 ADH 最常见的表现，在因 X 线照相发现钙化而进行活检或穿刺标本中，ADH 的发现率明显提高。

（2）组织病理学：在组织学上，ADH 的形态介于 UDH 和低级别 DCIS 之间，最显著的特征是病变位于终末导管小叶单位内，增生细胞呈单一性，分布均匀，细胞核为圆形或卵圆形，核质比例轻微增大，有或无核深染，与低级别 DCIS 的细胞形态一致。细胞生长可呈微乳头、丛状、叶状、拱形、桥状、实性和筛状。当病变在 UDH 生长方式的基础上具有了单形性增生的细胞学特点，或者终末导管小叶单位部分地被单形性增生的细胞所占据时，即可诊断 ADH。单形性细胞增生实际上是导管上皮的肿瘤性增生。

目前认为，ADH 在组织学上具有低级别 DCIS 的形态学特征，但达不到诊断 DCIS 的全部标准。诊断低级别 DCIS（针对 ADH）最为常用的量化标准是至少有两个导管完全受累或受累导管合计 >2mm。WHO 工作小组并不认为推荐其中一种标准意味着比另一种标准更为合适，事实上许多专家在他们的临床实践中同时使用两种标准。

（3）免疫表型：ADH 中单一形态肿瘤细胞通常不表达高分子量角蛋白（如 CK5/6），而 ER 弥漫阳性。

（四）导管原位癌

导管原位癌（DCIS）是一种局限于乳腺导管 - 小叶内的肿瘤性病变，其特征是上皮细胞增生，细胞非典型性增生从轻微到明显，有发展为浸润性乳腺癌的倾向，但不是一定会进展为浸润性乳腺癌。

（1）临床特点：DCIS 常见于青春期后的妇女，平均发病年龄为 50 ~ 59 岁，X 线检查中，多数患者有显著的微小钙化。近 10 年的随访资料显示，死亡病例的死因主要为最初诊断 DCIS 时未被发现的浸润性癌、残留的 DCIS 发展成为浸润性癌，或者在乳腺其他部位又发生了浸润性癌。

（2）大体检查：DCIS 肉眼检查可见病变区质地较硬，灰白色，可有灰白、灰黄色颗粒和条纹，与乳腺增生难以区别。当病变为粉刺型 DCIS 时，可见导管增粗，灰白或灰黄色，可挤出土黄色牙膏状黏稠坏死物。

（3）组织病理学

①低核级 DCIS：低核级 DCIS 由小的单一性细胞组成，生长方式有拱形、微乳头状、筛状或实性。细胞核大小一致，染色质均匀，核仁不明显，核分裂象罕见。微钙化常呈沙砾体型。虽然坏死并不常见，如果肿瘤细胞具有典型的形态，局灶的点状或粉刺样坏死并不排除低级别 DCIS 的诊断。与其他亚型相比，全部呈微乳头结构的 DCIS 可能更容易广泛分布，跨越乳腺多个象限。免疫组化染色：ER、PR 弥漫阳性，Ki - 67 低增殖指数，Her - 2、CK5/6 阴性。

②中等核级 DCIS：构成中等细胞核级别 DCIS 的细胞大小、形态和分布呈轻到中等程度改变，染色质粗细不均，核仁明显或不明显。细胞极向并不

像低核极 DCIS 那么明显。可见核分裂象。可出现点状或粉刺样坏死。无定形或片状微钙化的分布与低细胞核级别 DCIS 相似，或同时呈现低级别和高级别 DCIS 两者的特点。免疫组化染色：ER、PR 及 Her－2 不同程度阳性，Ki－67 指数介于中间，CK5/6 阴性。

③高核级 DCIS：高细胞核级别 DCIS 由高度非典型的细胞组成，常形成实性、筛状或微乳头状结构。细胞核明显多形性，极向差，染色质粗大、块状、形状及分布不规则，核仁明显。核分裂象常见，但不是必须存在的。特征性改变为粉刺样坏死，管腔内有大量坏死性碎屑，周围通常是呈实性增生的大而多形性的肿瘤细胞。但是，粉刺样坏死并不是必须存在的。即使管腔内只被覆单层附壁样生长的高度非典型细胞也足以诊断为高细胞核级别 DCIS。无定形钙化常见。高细胞核级别 DCIS 大小通常 >5mm，但即使是单个导管，只要具有典型的形态特点就足以诊断。免疫组化染色：ER、PR 常阴性，也可阳性，Ki－67 高增殖指数，Her－2 常阳性，CK5/6 可阳性。

二、小叶性肿瘤

小叶性肿瘤（LN）又称小叶上皮内瘤变，包括传统的不典型小叶增生及小叶原位癌，是指终末导管小叶单位腺小叶型肿瘤性增生的系统性病变，增生细胞常以经典小叶型细胞为特征（细胞小而黏附性差），有或无终末导管的 Paget 样累及。这种意见的优点是把“癌”字从原位性病变中剔除，为了去避免临床的过度治疗。也避免了病理医生从形态学上区分不典型小叶增生和小叶原位癌（两者常难以区分），从而减少了风险。但也有人认为，这种意见的主要缺点是把不同患癌风险的两组病变合并成一种病变类型，因此，区分两者仍具有临床意义。

（一）不典型小叶增生

不典型小叶增生（ALH）是一种小叶内的肿瘤性增生，往往只是单个小叶单位受累，有小叶原位癌的某些形态特点，但又不具备足以诊断小叶原位癌的全部标准。有人认为，小叶原位癌样改变达不到 1 个小叶的 50% ~75% 时诊断为不典型小叶增生。或累及 1 个小叶的所有腺泡，但腺泡无明显膨大时诊断为不典型小叶增生。

组织病理学

①早期：结构改变不明显，小叶单位没有明显膨大，许多腺泡的腺腔仍

存在。随着病变的发展，某些增生腺泡的上皮被类似于小叶原位癌的异常细胞所替代。

②晚期：腺泡膨胀扩大，呈圆－卵圆形。腺泡内充满一致的圆－多边形细胞，细胞界限不清，核温和，胞质少。腺泡及小叶内导管的界限不清。

（二）小叶原位癌

小叶原位癌与不典型小叶增生均为小叶型肿瘤性增生，但累及终末导管小叶单位的范围及程度不同。

（1）临床特点：最常发生在绝经前的妇女。30%为多灶性（一个以上小叶原位癌发生于同一象限），70%～80%为多中心性（一个以上小叶原位癌发生于不同象限），30%～67%有双侧乳腺受累。患者多无自觉症状，常缺乏阳性体征和影像学表现。

（2）组织病理学

①经典型小叶原位癌：病变位于1个或多个终末导管小叶单位内；小叶结构存在或大致保存；腺泡有不同程度扩张，增生的细胞均匀分布，充塞管腔；可伴有终末导管的Paget样浸润；肌上皮层通常保存，坏死罕见。

②多形性小叶原位癌：多形性小叶原位癌通常并发浸润性小叶癌，瘤细胞有明显多形性、异型性（类似于高级别导管原位癌）。可见瘤细胞坏死，钙化少见。

③小叶原位癌伴粉刺样坏死：此类肿瘤由经典型小叶原位癌细胞组成，即细胞小而一致，但有时细胞较大，核级别2－3，有胞质内空泡和无黏附性生长方式，特征是有中央粉刺样坏死灶伴或不伴钙化。

④混合型导管小叶癌：导管原位癌及小叶原位癌见于同一个终末导管小叶单位内。

（3）免疫组化：ER、PR阳性；P120胞质阳性，Ki－67低增殖指数，E－cad、CK5/6（极少数阳性）、Her－2和P53通常阴性。多形型Ki－67增殖指数高，Her－2和P53常阳性。

三、乳头状肿瘤

（一）导管内乳头状癌

导管内乳头状癌是一种恶性、非浸润性、肿瘤性上皮增生，具有乳头状结构特征，发生于导管－小叶系统管腔中。

（1）临床特点：可表现为清亮或血性乳头溢液，位于外周的病变可表现为包块。除此以外，其他特征与普通导管原位癌相同，乳腺影像学最常见的改变是出现微钙化。

（2）组织病理学：导管和（或）终末导管小叶单位充满纤细、分枝状纤维血管轴心，被覆单一型肿瘤性上皮细胞。瘤细胞呈单层或复层柱状细胞，有序覆盖于纤维血管轴上，形态温和；也可呈复层梭形细胞形态。肿瘤细胞也可形成微乳头、筛状及实性结构，掩盖了乳头之间的空隙。肿瘤细胞通常显示低－中级核特征。乳头间和上皮增生灶内缺少肌上皮细胞。导管周围存在肌上皮细胞层。个别导管内乳头状癌病例有时会出现双相细胞，第二种细胞群的胞质较丰富，染色较浅，位于上皮基底部。不应把这些细胞同肌上皮细胞混淆。

（3）免疫表型：乳头分支内细胞不表达肌上皮标记物，而周围导管表达肌上皮标记物。肿瘤性上皮细胞不表达高分子量角蛋白，强烈表达雌激素和孕激素受体。

（二）包裹性乳头状癌

此病变是乳头状癌的变异型，其特征是：由低－中核级肿瘤上皮细胞被覆的纤维血管细乳头完全包裹在纤维被膜内。乳头内或病变周围缺少肌上皮细胞层。

（1）临床特点：多见于老年妇女，平均65岁（范围：34～92岁）。包裹性乳头状癌常表现为界限清楚的圆形包块，伴或不伴乳头溢液。这些特征与良性乳头状病变不能区分。临床和影像学特征不能特异性区分包裹性乳头状癌与其他乳头状病变。然而，包裹性乳头状癌通常较大。

（2）大体检查：表现为一个位于囊腔内的质脆和有圆形突起的肿瘤。囊内聚集的液体使囊腔扩张显得肿瘤向囊腔突出。

（3）组织病理学：低倍镜可见明显的纤维性厚包膜。包裹的结节由纤维血管细乳头构成，乳头表面衬覆低－中核级的单一型肿瘤性上皮细胞。上皮细胞通常排列成实性或筛状结构。包裹性乳头状癌的纤维血管乳头内或病变周围缺少肌上皮细胞层，提示包裹性乳头状癌可能是一种最低限度的浸润癌，而不是原位性病变。显著浸润癌的诊断，需要肿瘤性上皮成分侵犯到纤维性包膜外。

（4）免疫表型：肌上皮标记物可以证实包裹性乳头状癌受累管腔的周围不存在肌上皮细胞，同样，在乳头状结构中肌上皮染色也是阴性的。肿瘤上皮细胞一般不表达高分子量角蛋白。

（三）实性乳头状癌

实性乳头状癌是一种特殊类型的乳头状癌，以致密排列、膨胀性生长、富于细胞的结节为特征。结节内纤维血管轴纤细、不明显，低倍镜下看似实性结构。常有神经内分泌分化。可以出现浸润癌，常伴有黏液和（或）神经内分泌特征。

（1）临床特点：常见于60岁以上女性（70～80岁），根据肿瘤大小，可表现为影像学异常或可触及的包块。临床可表现为乳头血性溢液。

（2）大体检查：表现为灰白或棕黄色界限清楚的结节，质韧或软。大小从数毫米至数厘米。

（3）组织病理学：低倍镜下，肿瘤由多个界限清楚的富于细胞的结节构成，细胞排列紧密，膨胀性生长，形成实性圆形导管样结构。瘤细胞呈实性增生，其中有纤维血管轴心网（呈实性乳头状结构），其周围细胞常呈栅栏状排列或呈假菊形团。细胞较温和，呈卵圆形、梭形或印戒样，胞质呈嗜酸性颗粒状、淡染或有黏液，核低－中级别，染色质细腻，可见小核仁。细胞外黏液多少不等。

尽管细胞巢边缘形似非浸润性，周围通常缺少肌上皮层，可经免疫组化染色证实。细胞巢周围存在肌上皮层包绕者，应视为导管原位癌的一种亚型。精确区分原位与浸润性乳头状癌是困难的。如果浸润不明确，应视为原位癌。然而，如果呈现地图状、锯齿状边缘，并且缺乏肌上皮，将其视为浸润性疾病。

（4）免疫组化：一般不表达高分子量角蛋白（C5/6）。嗜铬素、突触素免疫组化染色在具有神经内分泌分化的细胞中为阳性。肿瘤细胞雌激素受体弥漫阳性且Her－2阴性。

（四）浸润性乳头状癌

浸润性乳头状癌是一种浸润性成分主要（>90%）呈乳头形态的浸润性腺癌。与包裹性乳头状癌和实性乳头状癌相关的不应归入浸润性乳头状癌，而应当依据各自的浸润性成分进行归类。因此，真正的浸润性乳头状癌很少见。应当在鉴别诊断中考虑原发于其他部位的转移性乳头状癌。

（五）浸润性微乳头状癌

一种由小团、中空、桑葚样肿瘤细胞团构成的癌，细胞与间质之间存在透明间隙。肿瘤细胞极向反转，细胞顶端朝向间质而非腺腔面。

（1）临床特点：这类癌相对少见，尤其是纯微乳头状癌，只占所有浸润性癌的0.9%～1.7%，但它可并存于约7.6%的其他型浸润性癌，多为非特殊型浸润性癌。常见于老年女性，临床可表现为可触及的肿块。淋巴结转移常见，患者常在就诊时就已有淋巴结转移。

（2）组织病理学：大多数浸润性微乳头状癌为中度或低度分化，肿瘤细胞簇呈微乳头状，缺乏纤维血管轴心，周围环绕间质空隙，类似于淋巴管侵犯。微乳头中的细胞呈特殊的“极性倒置”的排列方式，即细胞极性颠倒，顶端向外的细胞排列方式。MUC1 和 EMA 染色会显示这一特征。浸润性微乳头状癌可以伴有非特殊型浸润性癌或其他类型浸润性癌，如黏液癌。

（3）免疫组化：大约 75% 的浸润性微乳头状癌 ER 表达阳性，45% 的 PR 表达阳性，1/3 具有 Her－2 蛋白过度表达和基因扩增。

第三节　微小浸润癌

微小浸润癌以乳腺间质中出现单个或多个独立的显微镜下浸润灶为特征，每个病灶大小均不超过 1mm，最常见于高级别导管原位癌。

（1）临床特点：微小浸润癌缺乏特异性临床和影像学特点，表现类似于 DCIS。其平均发病年龄为 55～61 岁，临床表现主要是乳腺肿块或乳头溢液。微小浸润癌病灶往往较大，较单纯的 DCIS 更易触及包块。

（2）组织病理学：微小浸润癌最常伴发于广泛的高级别导管原位癌，伴有明显的导管周围慢性炎症反应。恶性细胞见于间质中，常形成带角的小团块，其次是呈单细胞浸润。没有肌上皮包绕。恶性细胞通常为非特殊型浸润性癌。当与高级别导管原位癌伴发时，浸润细胞也呈高核级。与微小浸润灶伴发的其他组织学特征包括：间质水肿、结缔组织增生和慢性炎症细胞。对于范围广泛的导管原位癌要广泛取材，避免漏诊微小浸润（或明显浸润）。

（3）免疫组化：肌上皮标记物浸润癌阴性，应常规检测 ER、PR、Her－2 和 Ki－67。如果标记切片上找不到微小浸润灶，应报告原位癌的染色结果（其可反映出微小浸润灶的免疫表型）。

第四节　非特殊型浸润性癌

非特殊型浸润性癌（NST）通常被认为是非特殊型导管癌，是浸润性乳腺癌中最大的一组。是一组异质性浸润性癌，没有达到归入特殊组织类型癌的足够特征。临床上乳腺内可触及肿块，外形不规则，质硬韧，常不同程度地固定于周围组织。

（1）大体检查：非特殊型浸润性癌没有特殊的大体特征。肿瘤大小差异显著，从小于1cm到大于10cm，病变可呈不规则星芒状或结节状。边界不清，没有包膜，通常为实性。质硬，刀切时可有沙砾感，切面灰白色伴黄色条纹。

（2）组织病理学：①有不同的结构：排列呈索状、梁状、团块状、腺管状、实性片状等；②有不同的细胞形态：细胞通常比较大，呈不同形状，黏附性强，常有丰富的嗜酸性胞质；③有不同的核级：从规则到有明显多形性，核仁常明显，可有多个核仁，核分裂象多少不等，偶有巨核和（或）多核癌巨细胞；④有不同的间质成分：包括（肌）成纤维细胞、胶原纤维（透明变）、弹力纤维、浸润的淋巴浆细胞、坏死和钙化等；⑤有不同的浸润方式和程度：浸润脂肪、肌组织，累及脉管（或）神经等；⑥80%的病例伴有灶性导管原位癌。通常与浸润性癌的核级相同。

（3）组织学亚型

1）混合型癌：非特殊型浸润性癌和特殊类型癌混合，非特殊类型癌的成分应>10%，若特殊类型占肿瘤10%～90%，诊断为浸润性癌（NST）+特殊类型的混合癌，建议报告每种成分所占的比例、组织学分级和标志物检测情况；若特殊类型所占比例<10%，则诊断为浸润性癌（NST），可在报告中备注存在的特殊类型。若特殊类型所占比例>90%，则直接诊断为特殊类型。

2）嗜酸细胞癌：嗜酸细胞癌是指主要（>70%）由嗜酸细胞组成的浸润性乳腺癌，嗜酸细胞是由于胞浆内含有大量线粒体而形成的。临床特点与非特殊型浸润性癌相似。44%的病例在初诊时即有淋巴结转移。嗜酸细胞癌显示实性生长方式，边界呈推挤性，肿瘤细胞显示丰富的颗粒状强嗜酸性胞浆，具有清晰的细胞膜，细胞核呈单形性或多形性，核仁显著。免疫组化：抗线粒体抗体弥漫强阳性，GCDFP－15和CgA阴性。ER可阳性。

3）富于脂质的癌：富脂癌是指>90%的肿瘤细胞富含胞浆内中性脂滴的浸润性乳腺癌。肿瘤常排列成片状或条索状。癌细胞大，胞质丰富，呈透明、空泡或泡沫状（为脂质，缺乏黏液）。常有高级别核，细胞核深染，也可有明显核仁。可有导管或小叶原位癌。特染及免疫表型：胞质苏丹Ⅲ或油红O染色阳性，多数病例ER、PR阴性。Actin、S－100及GCDFP－15阴性。大部分病例Her－2过表达。

4）富于糖原的透明细胞癌：富于糖原透明细胞癌是一种 >90% 的肿瘤细胞胞质透明，含有丰富糖原的浸润性癌。肿瘤细胞边界清晰、多角形。透明或细颗粒状胞浆含有 PAS 阳性糖原，并易被淀粉酶消化。核染色质丰富、团块状，核仁显著。特染及免疫表型：糖原染色弥漫阳性，AB、黏液卡红、油红 O 均阴性。近一半病例 ER 阳性，PR 通常阴性。肌上皮标记物阴性，GCD-FP－15 可阳性。

5）皮脂腺癌：肿瘤罕见。皮脂腺癌是指超过 50% 的肿瘤细胞出现皮脂腺分化的乳腺癌。应当排除起源于皮肤皮脂腺的可能性。肿瘤直径 2～20cm，通常边界清晰，切面亮黄色。肿瘤表现为巢状结构。皮脂腺样细胞含有丰富而细腻的空泡，其间穿插着胞浆嗜酸性的卵圆形或梭形小细胞，没有任何胞浆内空泡。两种细胞的核均为圆形，最多可以有两个核仁，核分裂像可以很多，局灶可见鳞状桑葚样小体。免疫组化：AE1/AE3 阳性，ER、PR 通常阳性。Vimentin、S－100、CEA、GCDFP－15 阴性。

6）伴髓样特征的浸润性癌：伴髓样特征的癌包括髓样癌、不典型髓样癌及一些非特殊型浸润性癌。这些肿瘤具有下列全部或部分特征：边界清楚或具有推挤性边界；合体细胞样生长方式；具有高级别细胞核；显著地淋巴组织浸润。临床和影像显示肿瘤边界清楚。这组肿瘤通常边界清楚，质软到质中。常有灶性坏死或出血，部分病例甚至有囊性变。中位大小为 2～2.9cm。通常下列标准用来诊断髓样癌：合体细胞结构在肿瘤组织中 >75%；组织学上边界清楚或具有推挤性边缘；没有管状分化；伴有显著、弥漫的淋巴浆细胞间质浸润；肿瘤细胞圆形，胞浆丰富，具有高级别多形性泡状核，含一个或多个核仁。有大量核分裂像，有时可见异型巨细胞。“不典型髓样癌”和“伴髓样特征的癌”曾用来诊断不能全部满足上述标准的肿瘤。实际应用这些诊断标准存在困难，导致不同观察者间诊断的重复性差。因此将经典型髓样癌、不典型髓样癌和伴髓样特征的非特殊型浸润性癌笼统划为一组肿瘤，称为伴髓样特征的癌。免疫组化：这种肿瘤通常 ER、PR 及 Her－2 阴性。

7）伴神经内分泌分化的浸润性癌：10%～30% 的非特殊类型浸润性癌中存在一定程度神经内分泌分化；这些乳腺癌通常 ER、PR 阳性，Her－2 阴性；需要与乳腺神经内分泌肿瘤鉴别，其区别在于神经内分泌分化的程度和范围。

8）多形性癌：指在腺癌或者腺癌伴有梭形和鳞状细胞分化背景中，多形性和瘤巨细胞占 50% 以上者。是一种罕见的高级别 IBC－NST，50% 的患者有腋窝淋巴结转移。ER、PR 通常阴性，部分病例过表达 Her－2。

9）伴破骨细胞样巨细胞的癌：浸润性癌间质中有破骨细胞样巨细胞，最常见于高－中分化的非特殊型浸润性癌。巨细胞胞核温和，缺少非典型性，患者预后与肿瘤中癌的成分有关。巨细胞表达 CD68，不表达 S100、CK、EMA、ER 和 PR。

10）伴有绒癌特征的癌：非特殊型浸润性癌中有明显绒癌分化，β－HCG 可阳性。血清 β－HCG 亦可升高。

11）伴黑色素细胞特征的癌：非特殊型浸润性癌中有明显恶性黑色素瘤分化，具有癌和黑色素瘤双重免疫组化表型。肿瘤细胞克隆性同源，都在同一个染色体有杂合性丢失。

（4）乳腺癌的组织学分级：目前绝大多数病理和临床医师选用 Bloom－Richardson 系统的 Nottingham 改良方案，也称为 Elston－Ellis 分级方案。该方案通过腺管形成，核的多形性和核分裂数定量计分确定组织学级别（表 4－1，表 4－2）。腺管的多少以浸润成分的总体面积为基数，核的多形性、异型性以肿瘤内异型性最明显区为检测部位，核分裂象计数在肿瘤核分裂最活跃区进行，而且要根据高倍视野的直径确定数值。本系统可用于所有浸润性乳腺癌。

（5）免疫组化标记：乳腺癌最常用和最重要的免疫组化标记是 ER、PR、Her－2 和 Ki－67，这四项免疫组化是预测预后、指导治疗最有用的判断指标。60%～70% 的浸润性癌 ER 呈阳性。PR 的阳性率稍低于 ER，但在预测内分泌治疗反应和患者预后方面也十分重要。对于指导临床治疗最有用的报告方式是同时报告 ER、PR 的阳性率（%）和阳性强度（弱阳性、中等阳性、强阳性）。

表 4－1 乳腺癌组织学分级

特征	计分
腺管形成	
>75%	1 分
10%～75%	2 分
<10%	3 分
核多形性、异型性	
核大小与正常导管上皮相似，规则，一致	1 分
核为正常导管上皮的 1.5～2 倍，中度多形性和异型性	2 分
核为正常导管上皮的 2 倍以上，明显多形性和异型性	3 分

续表

特征	计分
核分裂计数	
根据显微镜视野	1～3 分（见表 4－2）
组织学分级	
1 级，高分化	3～5 分
2 级，中分化	6～7 分
3 级，低分化	8～9 分

表 4－2　核分裂计数的评分阈值

视野直径（mm）	核分裂计数（得分）		
	1	2	3
0.40	≤4	5～9	≥10
0.41	≤4	5～9	≥10
0.42	≤5	6～10	≥11
0.43	≤5	6～10	≥11
0.44	≤5	6～11	≥12
0.45	≤5	6～11	≥12
0.46	≤6	7～12	≥13
0.47	≤6	7～12	≥13
0.48	≤6	7～13	≥14
0.49	≤6	7～13	≥14
0.50	≤7	8～14	≥15
0.51	≤7	8～14	≥15
0.52	≤7	8～15	≥16
0.53	≤8	9～16	≥17
0.54	≤8	9～16	≥17
0.55	≤8	9～17	≥18
0.56	≤8	9～17	≥18
0.57	≤9	10～18	≥19
0.58	≤9	10～19	≥20
0.59	≤9	10～19	≥20
0.60	≤10	11～20	≥21

续表

视野直径（mm）	核分裂计数（得分）		
	1	2	3
0.61	≤10	11～21	≥22
0.62	≤11	12～22	≥23
0.63	≤11	12～22	≥23
0.64	≤11	12～23	≥24
0.65	≤12	13～24	≥25
0.66	≤12	13～34	≥25
0.67	≤12	13～25	≥26
0.68	≤13	14～26	≥27
0.69	≤13	14～27	≥28

第五节 特殊亚型

一、浸润性小叶癌

浸润性小叶癌（ILC）是一种常伴有小叶原位癌、细胞缺乏黏附性、散布在纤维性间质内或呈单列线样浸润的癌。免疫组化染色癌细胞 E－cad 阴性，p120 胞质阳性。分子遗传学常显示位于 16q22.1 上的 E－cadherin 基因缺失。占浸润性乳腺癌的 5%～15%。

（1）临床特点：大多数女性可触之界限不清的肿块，可累及乳腺任何部位。乳腺 X 线检查最常表现为毛刺状包块或结构变形，钙化少见。与非特殊型浸润性癌相比，乳腺 X 线检测 ILC 的敏感性低（57%～89%），假阴性率可高达 19%。超声检查虽然可能会低估肿瘤的大小，但其敏感性较高（78%～95%）。MRI 对诊断 ILC 更有用，特别是诊断多灶性病变，但这项技术会导致假阳性和高估肿瘤大小。

（2）大体检查：肿物常为不规则形，没有明显的界线。切面多呈灰色或白色。部分病例无明显肉眼改变。

（3）组织病理学：ILC 的经典形态，以缺乏黏附性的小细胞增生为特征，表现为单个散在的小细胞分布于纤维结缔组织中，或呈单行条索状排列浸润间质。浸润性条索常围绕正常导管呈向心性分布。肿瘤缺乏宿主反应，背景结构保存。常伴有小叶原位癌。

（4）组织学亚型：表现为只有细胞形态或者生长方式与经典型 ILC 相同，但是均缺乏细胞间黏附。①腺泡型：通常为 20 个以上的细胞呈球状聚集。②实性型：癌细胞呈弥漫片状或实性巢状分布，细胞缺乏黏附性，小到中等大小，一致，也可有明显的多形性和较多的核分裂象。间质成分少。③多形性小叶癌：保持明显的小叶癌的生长方式，但是细胞的异型性、多形性更明显且核分裂更多见。④小管小叶亚型：由小管状生长方式和单形性线性分布的小细胞混合构成。⑤混合型：由经典型与上述一个或多个亚型混合构成。

（5）免疫组化：E－cad 通常阴性，p120 及 34βE12 胞质阳性。ER（75%～95%）和 PR（60%～70%）阳性，多形性者阳性率低。Her－2、P53 多阴性，多形性者可阳性。Ki－67 指数较低，多形性者较高。

二、小管癌

小管癌是预后非常好的一种特殊型乳腺癌，由分化好、开放性、内衬单层上皮的小管构成的浸润性癌。

（1）临床特点：没有特殊的临床特点能够将小管癌同更常见的非特殊型浸润性癌或其他类型区分开来。10%～20%的小管癌为多灶性。

（2）大体检查：肿块直径 0.2～2cm，大多数≤1.5cm，境界不清，呈灰白色，为质实或质硬的包块。

（3）组织病理学：特征为存在开放性小管，即由单层上皮细胞围绕形成清楚的管腔。小管周围无肌上皮环绕。这些小管结构应占肿瘤成分的 90%以上。卵圆形、圆形或有角管腔混合存在，排列杂乱。细胞小－中等大、规则、核仁不明显、缺少核分裂象。出现复层核、细胞异型性明显或核分裂象高则不能诊断小管癌。

（4）免疫组化：小管癌几乎总是表达 ER、PR，增殖指数低，Her－2、EGFR、P53 和高分子量 CK 通常阴性。

三、筛状癌

浸润性筛状癌（ICC）是一种生长方式类似于导管内筛状癌的浸润性癌，预后极佳。可混有小管癌成分。患者平均年龄 53～58 岁。

（1）组织病理学：单纯的 ICC 由 90%以上的浸润性筛状成分构成。癌细胞巢呈不规则岛状，具有典型的筛孔状结构，管腔内可见嗜伊红分泌物；癌细胞小而形态单一，胞质较少，可有顶浆分泌胞突，核小而圆、轻 - 中度多形性；核分裂象罕见；常见显著地纤维母细胞间质，少数可出现破骨细胞样巨细胞。80% 的病例伴有低级别筛状导管内癌。14.3% 的病例发生腋窝淋巴结转移。若浸润性癌有明显的筛状排列，同时伴有 <50% 的小管成分，应划为经典型 ICC。若伴有 10% ~49% 的其他形态成分（小管癌除外），应归为混合型。

（2）免疫组化：ER 阳性、PR 多数阳性、Her - 2 阴性，Ki - 67 指数低，肌上皮标记阴性。

四、化生性癌

化生性癌包括一组肿瘤，其特征为肿瘤性上皮向鳞状细胞和（或）间叶成分分化，包括但不局限于梭形细胞、软骨细胞、骨细胞和横纹肌细胞。肿瘤可完全由化生的成分构成，也可由癌和化生的区域混合构成。

1. 组织病理学 化生性癌由一组异质性肿瘤构成。

（1）低级别腺鳞癌：低级别腺鳞癌表现为在梭形细胞背景中，分化明确的腺体和管状结构与鳞状细胞实性巢密切混合。癌性成分的特征为具有小腺管结构，腺管轮廓为圆形，上皮细胞实性条索含有鳞状细胞、鳞状角化珠或鳞状囊肿。典型的浸润性肿瘤成分呈细长形延伸并浸润至正常乳腺结构间。

（2）纤维瘤病样化生性癌：乳腺的纤维瘤病样化生性癌以温和的梭形细胞嵌入间质中为特征，间质不同程度胶原化，梭形细胞胞浆淡嗜酸性，胞核长梭形，无异型或轻度异型。梭形细胞常呈波浪状、交错束状或长束状，呈指突状延伸并浸润至周围乳腺实质中。常看到短梭形或上皮样细胞形成的条索或丛状结构。经常见到短梭形细胞向长梭形细胞过渡。几乎所有肿瘤呈 P63 阳性；也表达 CK，有时为灶性表达，多限于短梭形细胞和上皮样细胞。

（3）鳞状细胞癌：鳞状细胞癌通常表现为囊性病变，囊腔衬附具有不同程度核异型和多形性的鳞状细胞。肿瘤细胞呈片状、条索状和巢状浸润至周围间质，并引起明显的间质反应。炎细胞浸润通常显著。化生性鳞状细胞癌可单独存在，也可与非特殊型浸润性癌混合存在。若要诊断乳腺原发性鳞状细胞癌，需除外其他部位的原发性鳞状细胞癌，特别是皮肤。

（4）梭形细胞癌：梭形细胞癌的特征是非典型梭形细胞呈多样性排列，胞浆细长或短粗形，中 - 重度核多形性。常见炎细胞浸润，肿瘤细胞聚集成簇，可见上皮样形态或鳞状分化。化生性梭形细胞癌需与乳腺非典型梭形细胞增生鉴别。只有证明上皮分化存在的任何证据，才能做出化生性梭形细胞癌的诊断。另外，导管原位癌位于外周或与病变混合存在，提示诊断梭形细胞化生性癌。

（5）伴间叶分化的化生性癌：通常由间叶成分及癌性区域混合构成。间叶成分包括软骨、骨、横纹肌甚至是神经胶质分化，癌性区域可见腺管形成、实性丛状或灶性鳞状分化。间质成分既可是异型性轻微的分化区，也可以是明显恶性的肉瘤样区。

（6）混合型化生性癌：经广泛取材，大部分化生性乳腺癌显示不同成分的混合。这样的病例应报告为化生性癌，并且各成分需要在最终的报告中记录。

2. 免疫组化 免疫组化研究显示，>90%的化生性癌 ER、PR 及 Her-2 阴性。需要使用不止一种免疫组化标记物来确认化生性乳腺癌的上皮分化。通常使用的标志物为高分子量角蛋白，特别是 34βE12、CK5/6、CK14、AE1/AE3；低分子量角蛋白通常阴性。CK 的表达不恒定，灶性表达并不少见。超过 90%的化生性乳腺癌表达 P63，是确认这些肿瘤及这些肿瘤向其他梭形和间叶恶性分化的有用的标志物。鉴别化生性乳腺癌和叶状肿瘤中肉瘤样过生长区域有用的标志物包括：CK、P63、CD34 和 BCL-2。CK 和 P63 在叶状肿瘤中阴性，在化生性癌阳性；CD34 和 BCL-2 的表达与之相反。在单纯的梭形细胞病变中，只要出现高分子量角蛋白和（或）P63 阳性区域，都应该诊断化生性癌。特别强调对病变进行足量取材。

五、伴大汗腺分化的癌

显示大汗腺细胞学特征的任何浸润性癌。

（1）组织病理学：大汗腺分化见于非特殊型浸润性癌及一些特殊型癌（包括小管癌、小叶癌、微乳头状癌和髓样癌），也见于小叶原位癌和导管原位癌。构成的细胞核大，有明显核仁，胞浆丰富，颗粒状，嗜酸性，抗淀粉酶 PAS 阳性（A 型细胞）；或胞浆为丰富的泡沫状（B 型细胞）；或两者共同存在。伴大汗腺分化的癌也可见有胞浆内脂质。

（2）免疫组化：伴大汗腺分化的肿瘤区域通常 ER 和 PR 阴性。

六、腺样囊性癌

腺样囊性癌（ACC）是一种具有低度恶性潜能的癌，组织学类似涎腺同名肿瘤。ACC 罕见，占所有乳腺癌的比例 <0.1%。确诊平均年龄为 64 岁，约 50% 的病例发生在乳晕下，可有疼痛，乳腺 X 线和超声影像无特异性。

（1）大体检查：ACC 通常是界限清晰的肿瘤，直径 0.5 ~ 12cm（平均 3cm）。

（2）组织病理学：乳腺 ACC 与涎腺、皮肤和肺发生的同名肿瘤相似，由上皮和肌上皮排列成经典的管状或筛状结构。也可以遇到实性亚型，具有显著地基底样特征。偶见原位性病变，很难与浸润性成分鉴别。ACC 通常不表达 ER、PR 和 Her-2。

七、黏液表皮样癌

黏液表皮样癌是形态和生物学行为与涎腺黏液表皮样癌类似的乳腺浸润性癌。

（1）组织病理学：形态和涎腺的黏液表皮样癌类似。

（2）免疫组化：表皮样细胞和中间型细胞高分子量 CK、P63 阳性。黏液细胞 CK7 阳性，P63、CK20 通常阴性。S-100、ER、PR 也可阳性。肌上皮标记物一般阴性。

八、黏液癌和伴印戒细胞分化的癌

（一）黏液癌

黏液癌又称胶样癌，通常以小而一致的肿瘤细胞团漂浮在大量的细胞黏液中为特征。黏液癌占 90% 以上者称为单纯性黏液癌；含有其他类型癌（主要是非特殊型浸润性癌）的黏液癌称为混合型黏液癌。单纯黏液癌占所有乳腺癌的 2%，通常发生在 55 岁以上的患者。

（1）大体检查：肿块呈圆形或分叶状，境界清楚，切面胶样感。

（2）组织病理学：细胞巢漂浮在黏液湖中，并由纤细的富含毛细血管的纤维分割。细胞团大小和形状各异，有时形成管状结构。经典黏液癌的核异型性通常不明显，但在少数病例可出现显著地异型性和核分裂象。少数出现微乳头或筛状结构。

（3）免疫表型：通常黏液癌 ER 和 PR 阳性，Her－2 阴性。单纯性及混合性黏液癌均可表达 WT－1。

（二）伴印戒细胞分化的癌

伴印戒细胞分化的癌，以含有丰富的细胞内黏液为特征，将细胞核推挤至一侧，产生特征性的印戒细胞形态。显著的印戒细胞分化最常见于浸润性小叶癌，但也可见于非特殊型浸润性癌以及其他特殊类型癌。因此伴印戒细胞分化的癌并非一种独立类型。伴印戒细胞分化的乳腺原发癌需要与转移到乳腺的印戒细胞癌相鉴别，尤其是胃癌。伴印戒细胞分化的癌通常表达 ER、PR 和 GCDFP－15；上述标记均不表达则更倾向于原发性胃癌。

九、炎症型乳腺癌

炎症型乳腺癌是一种少见却极具侵袭性的乳腺癌，有特定的临床和病理学标准。临床上出现炎症症状是由于存在大量真皮内淋巴管癌栓，单独出现淋巴管癌栓称为“隐匿性”炎症型乳腺癌。

（1）临床特点：炎症症状表现为乳腺迅速增大和被覆皮肤的改变（红、肿或“橘皮样”皮肤），通常无可扪及的肿块。乳腺通常弥漫变硬，累及 1/3 以上的乳腺。患侧腋窝通常可扪及质硬的淋巴结。在乳腺癌分期中炎症型乳腺癌属于 T4d 期。

（2）大体检查：通常无临床可扪及的肿块，肿瘤活检需借助于影像学辅助。当广泛的乳腺密度增高为唯一的影像学改变时，随机穿刺活检通常能够诊断。

（3）组织病理学：诊断性病理学特征是乳腺被覆皮肤内存在大量淋巴管癌栓。癌栓导致真皮内淋巴管阻塞并继发水肿，但与炎细胞浸润的显著程度无关。伴发的浸润性癌通常为非特殊型，分级为 3 级。

免疫表型：炎症型乳腺癌的免疫表型反映了这种肿瘤的侵袭性特点：通常不表达激素受体（50% 以上的病例），Her－2 过表达（约 40%），其次是 EGFR，P53 高表达。E－cad 过表达式炎症型乳腺癌的特征，保持了肿瘤形成癌栓的黏附性。

十、双侧乳腺癌和非同时性乳腺癌

当两侧乳腺都发生原发性癌时称为双侧乳腺癌。通常认为在首发肿瘤确诊3个月内出现对侧乳腺癌，则属于同时性双侧乳腺癌，而在超过3个月出现对侧乳腺癌，则认为是异时性乳腺癌。在确立双侧乳腺癌诊断之前，必须先除外对侧乳腺癌转移。

（1）组织病理学：组织学上可以是各种类型的乳腺癌：①两侧乳腺组织中分别找到原位癌成分；②两侧乳腺癌病理组织学类型不同；③两侧乳腺癌病理组织学类型相同，而先发侧无局部复发、淋巴结转移及其他远处转移。

（2）鉴别诊断：区分对侧乳腺癌是原发性还是转移性在临床病理是一个难点。要点在于：①生长部位：原发性乳腺癌多位于乳腺的外上象限，而转移性乳腺癌一般位于内侧象限或近胸正中线的脂肪组织中。②生长方式：原发癌灶经常为单发，浸润性生长，边缘为毛刺状，而转移癌灶常为多发，呈膨胀性生长，周边界限较清楚。③组织学类型：双侧乳腺癌的组织学类型完全不同是原发性乳腺癌的特点。

十一、分泌型癌

分泌型癌是一种罕见的、低级别、染色体易位相关性浸润性癌，具有实性、微囊性和管状结构，可产生细胞内和细胞外分泌物。发病中位年龄为25岁（3～87岁）。

（1）临床特点：分泌型癌为境界清楚的可活动性肿块，位于乳晕周围，尤其是在男性和儿童。

（2）大体检查：肿瘤平均直径3cm（范围：0.5～12cm），切面灰白到黄褐色。

（3）组织病理学

组织结构主要有三种类型：微囊型：细胞内、外有大小不等的微囊，微囊内均有丰富的嗜酸性分泌物，可类似于甲状腺滤泡；实性型：瘤细胞紧密排列呈实性，胞质内可有小泡/微囊；小管型：由大量小管组成，管腔内含有分泌物。

细胞学改变常有两种类型细胞：一种细胞胞质淡染－透明、粉染－无定形，内有大小不等的空泡，空泡可融合成微囊性腔隙，腔隙内充以丰富红染的分泌物，有的细胞核被分泌物挤压成印戒样，也可为泡沫状胞质，这类细胞核圆，小－中等大小，可有小核仁，异型性不明显；另一种比较少见，细胞有丰富嗜酸性颗粒状胞质，圆形核具有明显的核仁。间质多少不等，常见有纤维化和透明变。坏死罕见。可见分泌型或低级别导管内癌。

（4）免疫表型：EMA 和 S－100 通常阳性。ER、PR、Her－2 和 P63 通常阴性。可表达 E－cad、CK8/18、CD117。

十二、腺泡细胞癌

腺泡细胞癌是一种与腮腺腺泡细胞癌相似，呈腺泡细胞（浆液性）分化的浸润性癌。

（1）组织病理学：呈实性巢状、腺泡状，也可呈微腺或微囊状构型。癌细胞通常具有丰富的双嗜性颗粒状胞质，也可为泡沫－空泡或透明状胞质。核圆形或不规则形，常见单个核仁，核分裂象多少不等。间质常有纤维组织增生，可见较多炎细胞浸润。

（2）免疫组化：淀粉酶、溶菌酶、糜蛋白酶、EMA 和 S－100 阳性。Her－2 可阳性。GCDFP－15、ER 和 PR 阴性。

十三、黏液性囊腺癌

（1）临床特征：罕见，好发于绝经后妇女，中位年龄约 61 岁，大多数报告病例预后较好，淋巴结转移少见。

（2）大体检查：肿瘤平均大小约 3cm，常表现为境界清楚的囊实性肿块，囊腔内通常含有胶胨状物质。

（3）组织病理学：常有多个大小不等的囊腔，囊内可含有分支乳头。瘤细胞呈高柱状，细胞核位于基底，形态温和，胞质内富含黏液，囊性区周围缺乏肌上皮细胞。

（4）免疫组化：ER、PR、Her－2 大多呈阴性。

十四、伴有极性翻转的高细胞癌

此肿瘤罕见，生物学行为呈惰性。肿瘤常呈巢状，其中含有纤细的纤维血管轴心，呈实性乳头样结构，瘤细胞呈高柱状或立方状，具有丰富的嗜酸性胞质，细胞核呈圆形或卵圆形，染色质空亮，核膜清晰，可见核沟，部分病例还可见核内包涵体，与高细胞亚型的甲状腺乳头状癌有相似之处。另一特征是细胞核的极性翻转，即细胞核不位于基底，而位于腔面。此肿瘤大部分呈三阴性，CK5/6 弥漫阳性，也可低表达激素受体。

十五、乳腺神经内分泌肿瘤

乳腺神经内分泌肿瘤分为神经内分泌瘤（NET）和神经内分泌癌（NEC）。

（1）NET：形态学具备经典的低或中级别神经内分泌肿瘤的特点，如呈实性巢状、小梁状、乳头状、岛状、腺泡样，细胞呈梭形、浆样，胞质丰富，嗜酸颗粒状，具有神经内分泌颗粒。免疫组化显示瘤细胞弥漫表达突触素和嗜铬素中的1个或2个。如果形态并非典型的神经内分泌肿瘤，仅部分细胞表达神经内分泌标志物，则应诊断为伴有神经内分泌分化的浸润性癌。有些乳腺肿瘤如实性乳头状癌、富于细胞的黏液癌，神经内分泌标志物也可能阳性，但因为其有特殊的组织学形态，故不归为NET。目前建议应用NET的诊断名称时，建议先明确为浸润性癌，仍采用浸润性乳腺癌的Nottingham分级。

（2）NEC：是一种高级别浸润性癌，形态学具备高级别神经内分泌癌的特点，且弥漫均一地表达神经内分泌标志物。其形态与发生于肺的小细胞癌和大细胞癌相似，其诊断也要排除转移性NEC。

第五章　乳腺癌的分期

第一节　AJCC 乳腺癌分期及分子分型

作为高度异质性的肿瘤，乳腺癌的病理特点和生物学行为各有不同，其最佳治疗方法、治疗效果及生存预后也有一定差距。随着精准医学和个体化治疗的发展，正确的肿瘤分型和分期有助于临床工作中更准确的了解肿瘤的诊断、危重程度、侵袭范围，协助医师和患者一起评估病情，并制定最有效的诊疗计划，以期获取最大的治疗收益。

乳腺癌的分期基于原发肿瘤大小、局部淋巴结转移情况和远处转移情况，最广为应用的是美国癌症联合委员会（AJCC）发布的 AJCC 肿瘤分期指南。根据 2018 年 3 月 13 日最新更新的第八版 AJCC 乳腺癌分期指南，乳腺癌可有临床分期、病理学分期和新增的预后分期。

乳腺癌的分期根据原发肿瘤（T）、区域淋巴结（N）和远处转移（M）的分期综合评定（图 5－1），其中临床分期记为 cTNM，病理学分期记为 pT-NM（表 5－1）。

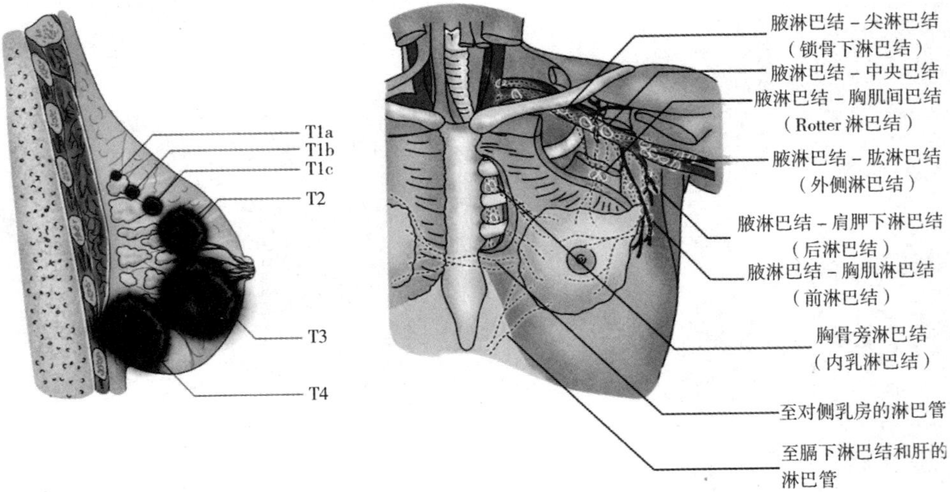

图 5－1　乳腺癌原发肿瘤和区域淋巴结分区示意

表 5-1 AJCC 乳腺癌的原发肿瘤、区域淋巴结和远处转移分期及标准

分级	标准
原发肿瘤（T）	
Tx	原发肿瘤无法确定（或已切除）
T0	原发肿瘤未查出
Tis	原位癌
Tis（DCIS）	导管原位癌
Tis（Paget）	不伴肿块的乳头 Paget 病
T1	肿瘤最大直径≤20mm
T1mic	微小浸润癌，肿瘤最大直径≤1mm
T1a	1mm < 肿瘤最大直径≤5mm
T1b	5mm < 肿瘤最大直径≤10mm
T1c	10mm < 肿瘤最大直径≤20mm
T2	20mm < 肿瘤最大直径≤50mm
T3	肿瘤最大直径 > 50mm
T4	不论肿瘤大小，直接侵犯胸壁（包括肋骨、肋间肌、前锯肌，不包括胸肌）或皮肤。
T4a	侵犯胸壁
T4b	同侧乳房皮肤伴水肿（包括橘皮样变）、破溃或肉眼可见的与肿物不相连的卫星状结节
T4c	T4a 和 T4b 共存
T4d	炎性乳腺癌
区域淋巴结（N）	
cN	
cNx	区域淋巴结无法评估（或已切除）
cN0	无临床证据显示区域淋巴结无转移
cN1	可活动的同侧腋窝淋巴结转移
cN1mi	微小转移灶，0.2mm < 转移灶≤2.0mm 或大约 200 个肿瘤细胞
cN2	同侧转移性淋巴结转移，且融合或固定；或无明显临床证据显示腋窝淋巴结转移，但有明显临床证据显示内乳淋巴结转移
N2a	同侧转移性淋巴结转移，且融合或固定

续表

分级	标准
N2b	无明显临床证据显示腋窝淋巴结转移，但有证据显示内乳淋巴结转移
N3	同侧锁骨下淋巴结转移；或有明显临床证据显示腋窝淋巴结转移伴内乳淋巴结转移；或同侧锁骨上淋巴结转移
N3a	同侧锁骨下淋巴结转移
N3b	腋窝淋巴结转移并内乳淋巴结转移
N3c	同侧锁骨上淋巴结转移
pN	
pNx	区域淋巴结无法评估
pN0	区域淋巴结无组织学转移，或孤立肿瘤细胞转移病灶≤0.2mm
pN0（i+）	区域淋巴结孤立肿瘤细胞转移病灶≤0.2mm
pN0（mo+）	区域淋巴结无组织学转移或孤立肿瘤细胞转移灶，但分子学检测（RT-PCR）法阳性
pN1	1~3个同侧腋窝淋巴结转移；或临床不明显的仅显微镜下可见的内乳前哨淋巴结转移
pN1mi	0.2mm<腋窝淋巴结微转移灶最大径≤2mm，或大约200个肿瘤细胞
pN1a	1~3个同侧腋窝淋巴结转移，且至少一个病灶>2mm
pN1b	临床不明显的显微镜下可见的内乳前哨淋巴结转移（不包括孤立肿瘤细胞转移灶）
pN1c	1~3个同侧腋窝淋巴结转移，伴有临床不明显的仅显微镜下可见的内乳前哨淋巴结转移
pN2	4~9个同侧腋窝淋巴结转移；或临床明显的仅内乳淋巴结转移而同侧腋窝淋巴结无转移。
pN2a	4~9个同侧腋窝淋巴结转移，且至少一个转移灶最大直径>2mm
pN2b	临床明显的内乳淋巴结转移而腋窝淋巴结无转移
pN3	≥10个同侧腋窝淋巴结转移；或锁骨下淋巴结转移；或腋窝淋巴结转移伴临床明显的同侧内乳淋巴结转移；或>3个腋窝淋巴结转移伴临床不明显的仅显微镜下可见的内乳淋巴结转移；或同侧锁骨上淋巴结转移。
pN3a	≥10个同侧淋巴结转移，且至少一个转移灶直径>2mm；或锁骨下淋巴结转移

续表

分级	标准
pN3b	3 个以上腋窝淋巴结转移，伴临床不明显的仅显微镜下可见的内乳前哨淋巴结转移
pN3c	同侧锁骨上淋巴结转移
远处转移（M）	
M0	无远处转移的临床或影像学证据
cM0（i+）	无远处转移的症状和体征，无远处转移的临床或影像学证据，但通过分子检测和镜检，在循环血、骨髓或非区域淋巴结发现≤0.2mm 的病灶
cM1	经典临床或影像学证据显示的远处转移灶
pM1	组织学证实的远处器官转移；或非区域淋巴结 >0.2mm 的转移病灶

需要注意，与之前的版本相比，本次第八版 AJCC 乳腺癌分期指南有以下几点更改：①小叶原位癌（LCIS）归类为良性增生性病变，从分期系统剔除；②最大径 1.0 ~ 1.5mm 的浸润癌应记录为 2.0mm，避免因归类为微小浸润癌（micro invasive carcinomas，T1mic）而导致肿瘤分期低估；③肉眼可见的与原发肿瘤不相连的皮肤结节定义为 T4b，而显微镜下可见的皮肤卫星结节若不伴有皮肤溃疡及皮肤水肿（包括橘皮样改变）症状不再定义为 T4b，而根据原发肿瘤进行肿瘤分级及分期；④新辅助治疗前前哨淋巴结（SLN）微转移灶归入 cN1mi；⑤删除 pN0 目录下 pN0（i-）及 pN0（mol-）。

根据原发肿瘤大小、区域淋巴结和远处转移进行肿瘤分期及归类如表 5-2 所示。

表 5-2 AJCC 乳腺癌分期

TNM 分期		T	N	M
0	0	Tis	N0	M0
Ⅰ	ⅠA	T1	N0	M0
	ⅠB	T0	N1mi	M0
		T1	N1mi	M0
Ⅱ	ⅡA	T0	N1	M0
		T1	N1	M0
		T2	N0	M0
	ⅡB	T2	N1	M0
		T3	N0	M0

续表

TNM 分期		T	N	M
Ⅲ		T0	N2	M0
		T1	N2	M0
	ⅢA	T2	N2	M0
		T3	N1	M0
		T3	N2	M0
		T4	N0	M0
	ⅢB	T4	N1	M0
		T4	N2	M0
	ⅢC	Any T	N3	M0
Ⅳ	Ⅳ	Any T	Any N	M1

第八版乳腺癌分期系统的更新中改革性地增加了预后分期系统。AJCC 肿瘤分期系统的最终目的是为了通过对肿瘤临床及病理信息进行归类，对肿瘤的预后进行初步判断，为临床治疗决策提供科学的依据。在肿瘤分期的系统上，本次 AJCC 肿瘤分期指南首次添加了除病理学分级以外新的分期依据，即在美国国家癌症数据库的信息指导下将肿瘤生物学信息纳入到了分期系统中，对肿瘤分期和临床判断具有重要指导意义和应用价值。

第八版指南推荐：在常规进行生物标志物检测的国家（美国、加拿大等），应将预后分期作为主要分期系统，AJCC 注册机构出具的病理报告中必须使用预后分期，如未进行生物标志物检测则应报为未分期。

目前纳入乳腺癌预后分期的预后因子和证据水平如表 5－3 所示。

表 5－3　乳腺癌预后分期中的组织学预后因子

组织学信息	临床意义	AJCC 证据水平
ER，PR	ER 与 PR 阳性提示内分泌治疗有效，且疗效与表达水平正相关	Ⅰ
Her－2	Her－2 阳性是乳腺癌危险因素，抗 Her－2 靶向治疗可显著改善 Her－2 阳性患者的预后	Ⅰ
组织学分级	组织学分级是独立于肿瘤分期的重要预后因素	Ⅰ
Ki－67	Ki－67 指数可反映细胞增殖水平	Ⅲ

预后分期系统分为临床预后分期和病理预后分期。临床预后分期阶段适用于所有乳腺癌患者的临床分类和分期，根据临床 TNM 信息进行分期。病理预后分期适用手术为初始治疗的乳腺癌患者，根据临床信息、术中情况及术后病理学信息进行分期，并不适用于术前接受新辅助治疗的患者。将病理学分期和预后分期进行对比，可以发现肿瘤生物学信息对原病理学分期进行了进一步的完善、补充和调整，从而提供了更准确的预后判断信息和临床决策依据。AJCC 网站可以查询详细版的预后分期表格，现将临床及病理预后分期及其对应的 TNM 分期概括列举对比如下（表 5－4）。

表 5－4 临床及病理预后分期及对应的 TNM 分期

TNM 分期	组织学分级	Her－2	ER	PR	临床预后分期	病理预后分期
Tis N0 M0	Any	Any	Any	Any	0	0
T1 N0 M0 T0 N1mi M0 T1 N1mi M0	G1	+	+	+	ⅠA	ⅠA
				−	ⅠA	ⅠA
			−	+	ⅠA	ⅠA
				−	ⅠA	ⅠA
		−	+	+	ⅠA	ⅠA
				−	ⅠA	ⅠA
			−	+	ⅠA	ⅠA
				−	ⅠB	ⅠA
	G2	+	+	+	ⅠA	ⅠA
				−	ⅠA	ⅠA
			−	+	ⅠA	ⅠA
				−	ⅠA	ⅠA
		−	+	+	ⅠA	ⅠA
				−	ⅠA	ⅠA
			−	+	ⅠA	ⅠA
				−	ⅠB	ⅠB

续表

TNM 分期	组织学分级	Her - 2	ER	PR	临床预后分期	病理预后分期
T1 N0 M0 T0 N1mi M0 T1 N1mi M0	G3	+	+	+	ⅠA	ⅠA
				-	ⅠA	ⅠA
			-	+	ⅠA	ⅠA
				-	ⅠA	ⅠA
		-	+	+	ⅠA	ⅠA
				-	ⅠB	ⅠA
			-	+	ⅠB	ⅠA
				-	ⅠB	ⅠB
T0 N1 M0 T1 N1 M0 T2 N0 M0	G1	+	+	+	ⅠB	ⅠA
				-	ⅡA	ⅠB
			-	+	ⅡA	ⅠB
				-	ⅡA	ⅡA
		-	+	+	ⅠB	ⅠA
				-	ⅡA	ⅠB
			-	+	ⅡA	ⅠB
				-	ⅡA	ⅡA
	G2	+	+	+	ⅠB	ⅠA
				-	ⅡA	ⅠB
			-	+	ⅡA	ⅠB
				-	ⅡA	ⅡA
		-	+	+	ⅠB	ⅠA
				-	ⅡA	ⅡA
			-	+	ⅡA	ⅡA
				-	ⅡB	ⅡA
	G3	+	+	+	ⅠB	ⅠA
				-	ⅡA	ⅡA
			-	+	ⅡA	ⅡA
				-	ⅡA	ⅡA
		-	+	+	ⅡA	ⅠB
				-	ⅡB	ⅡA
			-	+	ⅡB	ⅡA
				-	ⅡB	ⅡA

续表

TNM 分期	组织学分级	Her－2	ER	PR	临床预后分期	病理预后分期
T2 N1 M0 T3 N0 M0	G1	+	+	+	ⅠB	ⅠA
				－	ⅡA	ⅡB
			－	+	ⅡA	ⅡB
				－	ⅡB	ⅡB
		－	+	+	ⅡA	ⅠA
				－	ⅡB	ⅡB
			－	+	ⅡB	ⅡB
				－	ⅡB	ⅡB
	G2	+	+	+	ⅠB	ⅠB
				－	ⅡA	ⅡB
			－	+	ⅡA	ⅡB
				－	ⅡB	ⅡB
		－	+	+	ⅡA	ⅠB
				－	ⅡB	ⅡB
			－	+	ⅡB	ⅡB
				－	ⅢB	ⅡB
	G3	+	+	+	ⅠB	ⅠB
				－	ⅡB	ⅡB
			－	+	ⅡB	ⅡB
				－	ⅡB	ⅡB
		－	+	+	ⅡB	ⅡA
				－	ⅢA	ⅡB
			－	+	ⅢA	ⅡB
				－	ⅢB	ⅢA
T0 N2 M0 T1 N2 M0 T2 N2 M0 T3 N1 M0 T3 N2 M0	G1	+	+	+	ⅡA	ⅠB
				－	ⅢA	ⅢA
			－	+	ⅢA	ⅢA
				－	ⅢA	ⅢA
		－	+	+	ⅡA	ⅠB
				－	ⅢA	ⅢA
			－	+	ⅢA	ⅢA
				－	ⅢB	ⅢA

续表

TNM 分期	组织学分级	Her-2	ER	PR	临床预后分期	病理预后分期
T0 N2 M0 T1 N2 M0 T2 N2 M0 T3 N1 M0 T3 N2 M0	G2	+	+	+	ⅡA	ⅠB
				−	ⅢA	ⅢA
			−	+	ⅢA	ⅢA
				−	ⅢA	ⅢA
		−	+	+	ⅡA	ⅠB
				−	ⅢA	ⅢA
			−	+	ⅢA	ⅢA
				−	ⅢB	ⅢB
	G3	+	+	+	ⅡB	ⅡA
				−	ⅢA	ⅢA
			−	+	ⅢA	ⅢA
				−	ⅢA	ⅢA
		−	+	+	ⅢA	ⅡB
				−	ⅢB	ⅢA
			−	+	ⅢB	ⅢA
				−	ⅢC	ⅢC
T4 N0 M0 T4 N1 M0 T4 N2 M0 AnyT N3 M0	G1	+	+	+	ⅢA	ⅢA
				−	ⅢB	ⅢB
			−	+	ⅢB	ⅢB
				−	ⅢB	ⅢB
		−	+	+	ⅢB	ⅢA
				−	ⅢB	ⅢB
			−	+	ⅢB	ⅢB
				−	ⅢC	ⅢB
	G2	+	+	+	ⅢA	ⅢA
				−	ⅢB	ⅢB
			−	+	ⅢB	ⅢB
				−	ⅢB	ⅢB
		−	+	+	ⅢB	ⅢA
				−	ⅢB	ⅢB
			−	+	ⅢB	ⅢB
				−	ⅢC	ⅢC

续表

TNM 分期	组织学分级	Her－2	ER	PR	临床预后分期	病理预后分期
T4 N0 M0 T4 N1 M0 T4 N2 M0 AnyT N3 M0	G3	+	+	+	ⅢB	ⅢB
				－	ⅢB	ⅢB
			－	+	ⅢB	ⅢB
				－	ⅢB	ⅢB
		－	+	+	ⅢB	ⅢB
				－	ⅢC	ⅢC
			－	+	ⅢC	ⅢC
				－	ⅢC	ⅢC
AnyT AnyN M1	Any	Any	Any	Any	Ⅳ	Ⅳ

注意，指南中指出：当任何组织学分级、Her－2 阴性且 ER 阳性的 T1N0M0 或 T2N0M0 分期乳腺癌进行了 21 基因分析（Oncotype Dx® test）且评分低于 11 分，其病理预后分期为 IA 期，否则仍按照上表进行分期。

第二节　乳腺癌分子分型

与其他肿瘤一样，乳腺癌不是一种单一的疾病，而是在组织学分级、激素受体和 Her－2 状态方面和分子遗传特点有很大差异。根据基因表达谱定义的乳腺癌内在亚型有四种，即管腔 A 型、管腔 B 型、Her－2 阳性型和基底样型，不同亚型的基因表达、肿瘤进展、转移模式和治疗敏感性都有不同。不过基因检测目前尚未成为广泛应用的首选诊断技术，而基于基因表达的乳腺癌分子亚型分型则被广泛用于预后评估和指导治疗决策。乳腺癌分子亚型以雌激素（ER）、孕激素（PR）和人表皮生长因子受体 2（Her－2）的表达为基础，加上增殖水平指数 Ki67 进行分型判定。

乳腺癌的分子分型概括见表 5－5。

表 5－5　乳腺癌的分子分型

分型	特　征
管腔型	
管腔 A 型	一般预后较好；通常 ER / PR 高表达，Her－2 阴性，增殖率较低（Ki－67 指数低，核分裂象较少）；组织学分级 1 或 2 级较多见

续表

分型	特　征
管腔 B 型	通常 ER / PR 低表达，增殖率高（Ki－67 指数高，核分裂象较多）；组织学分级 3 级较多见
Her－2 阳性型	Her－2 受体阳性，ER、PR 受体阴性；组织学分级一般为 3 级
基底样型	ER，PR 和 Her－2 均为阴性；组织学分级 3 级较多见

管腔 A 型乳腺癌通常为组织学分级较低的浸润性导管癌或特殊类型的乳腺癌，例如小管癌或黏液癌，通常预后较好；该亚型肿瘤对化疗反应一般，但对内分泌治疗却反应良好。管腔 B 型乳腺癌通常分化较差，对内分泌治疗的反应可能性较低而对化疗反应可能性较高。在抗 Her－2 治疗出现之前，Her－2 阳性型（或 Her－2 高表达的）乳腺癌是最具侵袭性的亚型，死亡率最高，生存期最短。目前诊疗中如果进行规范的抗 Her－2 靶向治疗，该亚型预后则可显著提升。基底样乳腺癌具有最高的死亡率，辅助治疗最难。

AJCC 第八版乳腺癌分期系统于 2018 年 1 月 1 日起成为乳腺癌诊治的全球性指南，新增的预后分期充分体现了生物学标记物对于预后分析的重要性，为临床医师的治疗方案选择提供了新的参考。

第六章　乳腺癌的手术治疗

第一节　乳腺癌手术方式的选择

外科手术是治疗乳腺癌的重要手段。随着人们对乳腺癌发展机制的深入认识，手术范围也随之变化。19 世纪末，外科治疗乳腺癌的理论是以解剖学为基础的，认为乳腺癌的转移途径是按照乳腺 - 淋巴结 - 血行转移顺序进行的，因此强调切除乳腺和淋巴结。1894 年 Halsted 创立乳腺癌根治术，切除乳房皮肤、皮下组织、乳腺腺体、胸大肌、胸小肌和腋窝脂肪淋巴组织，将乳腺癌的局部复发率降至 6%，成为之后近百年的经典术式。然而，乳腺癌根治术对生活质量的影响是显而易见的，20 世纪中叶之后，保留胸大、小肌的乳腺癌改良根治术成为主流术式。随着对乳腺癌研究的深入，一些学者提出“乳腺癌是全身性疾病”的概念，认识到大范围的手术并不能进一步提高患者的生存率。相反，在药物治疗和放射治疗的辅助下，缩小手术范围并不会增加复发风险。NSABP B - 06、Millan I 和 EORTC 等前瞻随机对照研究证实了对于Ⅰ、Ⅱ期乳腺癌，保乳手术加放疗的局部复发率并不高于全乳切除。NSABP B - 32 研究证实前哨淋巴结阴性患者免除腋窝淋巴结清扫并不增加复发率。保留乳房和免除腋窝淋巴结清扫极大地提高了乳腺癌患者的生活质量。进入 21 世纪初，ACOSOG Z0011、IBCSG 23 - 01 等试验长期随访结果的公布，使得部分存在腋窝淋巴结转移但肿瘤负荷较轻的患者，在一定条件下也可以免除腋窝淋巴结清扫。近二十年来，全乳切除后的乳房再造和保乳术中的肿瘤整形技术也得到了发展。新辅助系统性治疗后的保乳和前哨淋巴结活检也在进行深入研究，为减小手术创伤建立了新的途径。总之，乳腺外科的发展与肿瘤治疗的发展趋势是一致的，从“最大可耐受治疗”向“最小有效治疗”转变，在保证肿瘤安全性的前提下，努力提高患者的生活质量。

对于肿瘤小于 5cm，腋窝淋巴结临床阴性的患者，手术方式见图 6 - 1。如果按照 ACOSOG Z0011 试验的结果，免除 1 ~ 2 枚前哨淋巴结阳性患者的腋窝淋巴结清扫，应满足 Z0011 试验的入组条件，包括肿瘤小于 5cm、接受保乳手术及术后全乳放疗、前哨淋巴结活检阳性淋巴结数目小于 3 个、接受标准的系统性治疗。如果按照IBCSG 23－01试验的结果，免除前哨淋巴结微转移患者的腋窝淋巴结清扫，应注意IBCSG 23－01试验的入组患者的特征，包括肿瘤小于5cm、91%患者接受保乳手术，其中接受术后全乳放疗占78%、前哨淋巴结活检结果为微转移、97%患者接受标准的系统性治疗。

对于肿瘤小于5cm，腋窝淋巴结临床阴性的患者，如果进行新辅助化疗以达到降期保乳或免除腋窝淋巴结清扫的目的，前哨淋巴结活检可以在新辅助化疗后进行，手术方式见图6－2。Meta分析提示新辅助化疗后前哨淋巴结活检的成功率为94%，假阴性率为7%。法国的一项前瞻性多中心研究－GANEA2研究发现，对于419例cN0患者在新辅助化疗后进行前哨淋巴结活检，经过中位36个月的随访，仅出现1例腋窝淋巴结复发。由于三阴性乳腺癌和Her－2阳性乳腺癌经过新辅助化疗能获得较高的腋窝淋巴结完全缓解率，更能够从这种治疗模式中受益。

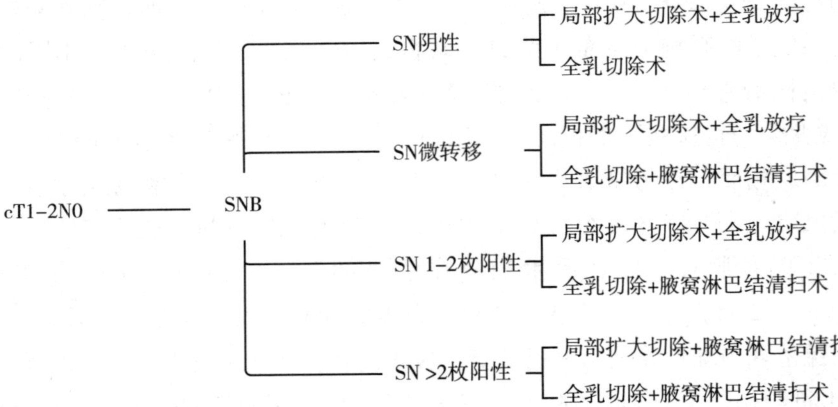

图6－1　cT1－2N0乳腺癌手术方式选择

SNB：前哨淋巴结活检术

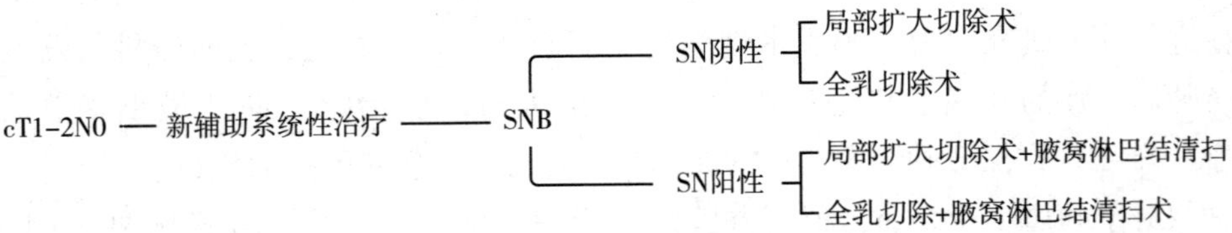

图6－2　cT1－2N0乳腺癌新辅助化疗后手术方式选择

SNB：前哨淋巴结活检术

对于穿刺证实腋窝淋巴结转移的患者，无论是否接受新辅助治疗，无论是否接受保乳治疗，都应进行腋窝淋巴结清扫。目前正在进行研究，寻找合适的方法，如用钛夹标记转移淋巴结，新辅助化疗后对标记淋巴结进行活检，期望能够降低这部分患者的腋窝淋巴结清扫率。

需行全乳切除术的部分患者有恢复乳房外观的要求，可以采用保留皮肤或保留乳头乳晕复合体的全乳切除手术，术中Ⅰ期或术后Ⅱ期重建乳房外观。重建方式包括自体组织重建和假体重建。常用的自体组织皮瓣包括带蒂背阔肌肌皮瓣、带蒂的腹直肌肌皮瓣（TRAM）、游离腹壁下动脉穿支皮瓣（DIEP）等。自体组织重建的优势在于术后乳房外观和手感较为自然，对放疗的耐受较好。需要术者具备一定的整形外科手术技巧，尤其是游离血管穿支皮瓣，需要掌握显微外科手术技巧。重建的时机有三种：即刻重建是指在乳腺切除手术同时完成乳房重建手术；延迟重建是指在乳腺癌术后（一般1年以上）再行乳房重建手术；延迟的即刻重建技术是指在乳房切除时植入扩张器，充分扩张组织间隙后再行自体组织或假体重建，如需放疗可在保留扩张器期间进行，避免放疗对自体组织或假体的影响。但目前对放疗和重建手术的时机存在争议。先进行放疗后行重建手术的近期手术并发症增高，先行假体植入后行放疗的包膜挛缩等并发症增加。自体组织对放疗的耐受性相对较好，可考虑先行自体组织重建再行放疗。

第二节　乳腺癌保乳手术的安全性及质量控制

一、保乳治疗的安全性

早期乳腺癌保乳治疗的安全性由20世纪70～80年代开展的多项前瞻随机对照研究的长期随访结果证实（表6－1）。保乳手术＋放疗与全乳切除相比，总生存率没有差别。术中将肿瘤切除干净和术后接受全乳放疗是降低保乳治疗局部复发最重要的因素。

表 6－1 保乳加放疗与全乳切除的随机对照研究结果

研究	病例数	肿瘤最大径（cm）	随访时间（年）	总生存率（%）		局部复发率（%）	
				保乳＋放疗	全乳切除	保乳＋放疗	全乳切除
NASBP B－06	1217	4	20	46	47	14	10
Insitiut Gustave－Roussy	179	2	15	73	65	9	14
Millan I	701	2	20	42	41	9	2
EROTC	874	5	10	65	66	20	12
Danish	618	5	6	79	82	3	4
NCI	237	5	18	59	58	22	6

二、保乳治疗的质量控制

1. 保乳治疗的适应证和禁忌证

（1）适应证：①患者有保留乳房的意愿；②切除肿瘤后仍可恢复乳房外观；③不同象限的多中心病灶，切除后能分别达到切缘阴性，且能恢复外观；④无手术禁忌证。

（2）绝对禁忌证：①不能获得阴性切缘；②妊娠期内需要接受放疗。

（3）相对禁忌证：①急性结缔组织病变（硬皮病、系统性红斑狼疮）累及皮肤；②既往同侧胸部放射治疗史；③不能接受手术后常规放射治疗。

对于具有遗传倾向的乳腺癌，如 BRAC1/2 基因突变携带者，是否应作为保乳治疗的相对禁忌证，存在争议。不同研究报告的保乳术后同侧乳房复发风险不同。2014 年的一篇系统性分析发现 BRAC1/2 基因突变携带者保乳术后同侧乳房复发并不高于对照组。

对于切除腺体体积较大的情况，可以通过局部整形技术恢复乳房外观，包括周围腺体瓣移位或乳房周围组织瓣替代填充残腔、对侧乳房调整等。

2. 病理切缘检查 手术中应将肿瘤及周围组织整体切除，并标记各方向切缘。手术标本切缘取材可以采用离断切缘取材法或垂直切缘放射状取材法。可以采用术中冰冻病理报告切缘状态，也可采用术后石蜡病理报告。美国肿瘤外科协会和美国肿瘤放射协会推荐采用切缘无肿瘤作为浸润性乳腺癌癌阴性切缘的定义。对于导管原位癌则推荐距离肿瘤大于 2mm 为安全切缘距离。

3. 放射治疗 放射治疗是保乳治疗中的重要组成部分，对于降低局部复发具有重要作用。照射的区域分为乳房和区域淋巴结。其中乳房的照射野包括全乳切线野和瘤床局部照射野。全乳腺的照射剂量为 46 – 50Gy/23 – 25f，瘤床剂量为 10 – 14Gy/5 – 7f。对于前哨淋巴结 1 ~ 2 枚阳性，进行保乳手术且没有清扫腋窝的患者，可以采用高切线野照射。放疗应在术后 12 周内开始，如需术后辅助化疗，建议在化疗后进行。

对于 65 岁以上，肿瘤 <3cm，激素受体阳性，淋巴结阴性的患者，如因身体原因不适于放疗，可以考虑免除术后全乳照射。PRIME Ⅱ研究发现，这部分患者免除术后放疗，与全乳放疗相比，总生存率不受影响，但局部复发风险增高约 5 倍。

对于局部复发风险较低的患者，可以考虑用术中放疗代替术后全乳照射。患者选择标准参考美国放射肿瘤学会或欧洲肿瘤放射治疗学会关于保乳术后部分乳房照射推荐意见。TARGIT – A 临床试验提示：在保乳手术中使用小型直线加速器对瘤床残腔给予 20Gy 的 50KV – X 线照射，与术后全乳照射相比，局部复发和总生存率没有差异。

4. 新辅助治疗后的保乳手术 新辅助化疗或内分泌治疗有助于肿瘤降期，提高保乳成功率。新辅助治疗开始前应标记肿瘤位置，治疗中注意监测肿瘤变化，治疗后重新评估肿瘤范围。2017 年第 15 届 St Gallen 早期乳腺癌专家共识会议上，超过 80% 的专家认为应按照降期之后的肿瘤范围切除肿瘤。对于新辅助化疗后的安全切缘距离，目前尚未达成共识，多数专家同意切缘无肿瘤即为阴性切缘。

5. 保乳整形技术 为获得安全切缘，须切除较大体积腺体组织导致乳腺外形缺陷的保乳手术，均应考虑使用保乳整形技术。这使得一些大肿瘤、多病灶肿瘤和范围较广的导管原位癌也可以进行保乳治疗。对于是否需要采用保乳整形技术应在术前进行预估。目前存在多种评估方式。Cloμgh 通过预估切除腺体体积将保乳整形手术分为两型。Ⅰ型切除体积 <20%，通过简单的容积移位手术方式能够修复乳房外观。Ⅱ型切除体积 20% ~50%，需要较复杂的容积移位技术恢复外观，不同象限的手术采取不同的技术，并可能调整对侧乳房形状；也可以采取容积替代技术（周围组织瓣移植）予以整复。乳腺外科医生应掌握适当的保乳整形技术，必要时可以和整形外科医生合作。

总之，保乳治疗涉及手术、药物治疗、影像、病理、放射治疗和整形等多学科的协作，应对各专业制定操作规范，才能做好质量控制。

第三节　前哨淋巴结活检术的安全性及质量控制

乳腺癌外科治疗的理念已从最大的、可耐受的局部区域治疗向最小的、有效的方向发展。循证医学Ⅰ级证据证实，乳腺癌前哨淋巴结活检术（SLNB）是一项腋窝淋巴结（ALN）分期的微创技术，可准确评估患者 ALN 病理状况，SLNB 替代腋窝淋巴结清扫术（ALND）后腋窝复发率极低、并发症显著降低，其放射安全性已得到肯定，操作也渐趋规范。目前，SLNB 已替代 ALND 成为临床 ALN 阴性早期乳腺癌患者的标准处理模式；对于前哨淋巴结（SLN）1 ~2 枚转移的患者，也可有条件的安全替代 ALND。

1. 前哨淋巴结概念　SLN 从解剖学角度讲是指收纳某器官某区域组织淋巴液的第一站淋巴结，从临床角度讲是某器官的某一具体部位原发肿瘤转移的第一站区域淋巴结，具体到乳腺癌，即为乳腺癌癌细胞转移的第一站淋巴结。该假说首先在动物实验中进行验证，并在一组恶性黑色素瘤患者的临床研究中得到证实。经过不断探索，乳腺癌 SLN 的概念也从最初的“乳腺不同部位淋巴引流至不同的 SLN”转变至目前的“乳腺癌 SLN 不仅是引流原发肿瘤区域，也是引流整个乳腺器官的 SLN”，该理念的转变有助于 SLNB 的推广应用。

目前 SLN 的概念已经被世界各地的研究者广泛认可，并将 SLNB 应用于乳腺癌的临床分期。SLNB 可以确定引流原发肿瘤的第一站淋巴结，该淋巴结最有可能发生转移。国内外学者针对 SLNB 成功率、敏感性、阴性预测值、假阴性率和准确率进行了大量研究，结果表明 SLNB 具有高准确率和低假阴性率，大多数研究 SLN 的中位数目为 1 ~2 枚。

2. 前哨淋巴结活检适应证和禁忌证　随着乳腺癌 SLNB 研究的不断深入，其操作渐趋规范，放射安全性也已得到肯定，越来越多的相对禁忌证已逐渐转化为适应证，具体适应证和禁忌证见表 6 –2。

表 6 –2　SLNB 的适应证和禁忌证

SLNB 适应证	有争议的适应证	SLNB 禁忌证
早期浸润性乳腺癌	预防性乳腺切除	炎性乳腺癌
临床 ALN 阴性	SLNB 或 ALND 手术史	ALN 阳性新辅助治疗后仍然阳性

续表

SLNB 适应证	有争议的适应证	SLNB 禁忌证
单个病灶或多中心病变	导管内癌接受保乳手术	穿刺证实 ALN 阳性
女性或男性	ALN 阳性新辅助治疗后临床 ALN 转阴	
所有年龄段	妊娠	
导管内癌接受乳房切除术 临床 ALN 阴性新辅助治疗后		

3. 前哨淋巴结示踪剂　乳腺癌 SLNB 的示踪剂主要包括染料示踪剂、核素示踪剂、荧光示踪剂、超声造影示踪剂和 MRI 造影示踪剂。首先推荐联合使用蓝染料和核素示踪剂，可以使 SLNB 的成功率提高、假阴性率降低。经过严格的学习曲线和熟练操作后，也可以单用蓝染料或核素示踪剂。荧光示踪剂、超声造影示踪剂和 MRI 造影示踪剂作为示踪剂的价值有待进一步证实，目前不建议其作为临床常规应用，但可在规范的临床试验中予以开展。

（1）染料示踪剂：蓝染料示踪剂，国外多应用专利蓝及异硫蓝，国内多应用亚甲蓝。异硫蓝（第一个被 FDA 批准，国外最常用，分子量 543.6kD）、专利蓝（较常用，分子量 566.7kD）：与蛋白结合力很弱，注射后快速进入淋巴管，较少扩散到周围组织，维持淋巴结蓝染状态的时间短，价格贵，国内较难购得。亚甲蓝（CFDA 唯一批准，分子量 319.9kD）：注射后很快扩散到周围组织，少量进入淋巴管，并在 SLN 内浓集，价格低廉，操作直观，易于推广。三种示踪剂行 SLNB 的成功率和假阴性率相近。蓝染料颗粒小，靶向性差，易将次级淋巴结染色，SLNB 操作时需要仔细解剖，因此，需要更长的学习曲线。

近年来纳米碳作为一种新型染料示踪剂在国内开始广泛研究。纳米碳的颗粒大小约为 21nm，其悬浊液以团粒的形式存在，平均粒径约为 150nm。目前批准的适应证为胃癌区域引流淋巴结的示踪，利于手术中肉眼辨认和清除淋巴结，减少组织损伤、缩短手术时间、增加淋巴结清除数量。纳米碳具有淋巴系统趋向性，注射后迅速进入淋巴管，聚集滞留在淋巴结，使淋巴结染成黑色。但其淋巴管染色性欠佳，同时价格较高，缺乏乳腺癌前瞻性临床研究数据的支持，作为示踪剂的价值有待进一步证实。

（2）核素示踪剂：核素示踪剂通常是将 ^{99m}Tc 标记在各类胶体上。常用的胶体包括硫胶体和白蛋白胶体。国内常用核素载体为硫胶体，由于硫胶体为单体颗粒需要经过煮沸形成多聚体，而对粒径大小的质控是避免次级淋巴结显像的关键。应用核素示踪剂进行 SLNB 需要核医学科的试剂制备、注射及显像，并且硫胶体并没有通过我国药品监督管理局的批准，多种原因限制了核素示踪剂在我国临床工作中的广泛使用。

北京大学肿瘤医院应用^{99m}Tc 标记利妥昔单抗（Rituxim）作为核素靶向型示踪剂进行 SLNB 而受到广泛关注，其特点是利用利妥昔单抗对淋巴结中 B 淋巴细胞膜上 CD20 分子的特异性结合，达到了对 SLN 的靶向标记，该示踪剂具有结合紧密、分子量均一、次级淋巴结显像率低等优势，取得满意的成功率和较低的假阴性率。但是该剂型同样需要核医学科的参与，在临床应用中存在一定限制。

（3）荧光示踪剂：近年来，荧光示踪技术作为新型示踪剂得到了关注，目前国内外常用的荧光示踪剂为吲哚菁绿（ICG）。ICG 为一种绿色粉末，其溶液可通过荧光脉管成像系统的近红外光源（760nm）实时激发后，产生荧光（820 ~ 830nm），利用成像仪可观察到皮下淋巴管的引流途径和 SLN 的显像位置。荧光示踪技术仍然有许多缺点：穿透力有限（1cm），深部的淋巴管及淋巴结不易显像，缺乏靶向性；此外，示踪需要特殊的设备，但是由于设备的硬件和软件的特性不同，可能会影响图像和精度。目前，尽管该示踪剂价格低廉，使用安全，但其靶向性和可视性差、缺乏长期随访数据，对临床应用价值尚待确认。

（4）超声造影示踪剂：目前应用较多的两种超声造影剂包括 SonoVue（声诺维）和 Sonozoid。声诺维是磷脂及聚乙烯二醇外壳包裹的六氟化硫（SF_6）微泡，平均直径 2.5μm，可自由通过血管和淋巴管，在超声声束作用下振动增强背向散射信号，达到显影效果。声诺维的组成部分无碘及蛋白，一般不易出现过敏反应。其粒径大小不等，其中直径在 3 ~ 9μm 的微泡是显影的主要来源。

Sonozoid 为氟碳气体微泡，以脂类聚合物为外膜，平均直径为 2.4 ~ 3.2μm。其外壳成分为带有负电荷且类似细胞膜表面的脂质体，易被单核巨噬细胞吞噬，而声诺维的外壳成分为中性聚乙二醇，不易被单核巨噬细胞吞噬。声诺维从注射造影剂到腋窝淋巴结显影为 15 ~ 45 秒，而 Sonozoid 需要 5 分钟，造影剂滞留时间为 1 ~ 3 分钟。Sonozoid 这一特征，能够对术中超声造影定位 SLN 及取检提供帮助。

超声造影技术安全、经济，可实时动态观察显影淋巴管和淋巴结，并准确定位 SLN。对于部分患者，可通过超声造影精确引导下的 SLN 穿刺活检明确 SLN 转移状态，但对于微转移的 SLN 存在假阴性风险。目前该示踪剂靶向性及可视性均较好，价格低廉，使用安全，但成功率和准确性相对较低，其临床应用也需要更多循证医学证据的支持。

（5）MRI 造影示踪剂：超顺磁性氧化铁颗粒（SPIO）是以 Fe_3O_4 或 $\gamma-Fe_2O_3$ 为核心的纳米颗粒，直径 10～100nm，属于 MRI 阴性造影剂。以其粒径的大小分为：普通型 SPIO（直径 > 50nm）和超小超顺磁 USPIO（直径 < 50nm）。静脉应用 USPIO 可直接进入淋巴结；而 SPIO 因直径较大，需经组织间质给药回流至 SLNB。SPIO 在体内被肝脏、脾脏、淋巴系统及骨髓中的单核－巨噬细胞吞噬，在外部磁场的作用下氧化铁产生磁性，达到示踪作用。在乳腺癌 SLN 的示踪方面可分为术前 MRI 显影示踪和术中手提磁力计检测示踪。术前通过 MRI 显影 SLN，由于转移性淋巴结中 SPIO 未被单核－巨噬细胞吞噬，因此其信号强度相对增强继而定位 SLN，通过 SLN 的强化形态又能对转移情况做出大致判断。

该技术操作方便、安全且可避免医源性核素污染等问题，具有良好的应用前景。但 SPIO 技术并不完善，如在术区检测时需要用塑料牵开器替代金属器械及皮肤色素沉着时间长（约 40% 的患者皮肤染色持续达 12 个月）。目前该示踪剂虽具有较好的靶向性及可视性，使用安全，但价格较高，无法推广应用，且尚需进一步循证医学证据支持。

4. 前哨淋巴结活检操作规范

（1）示踪剂注射：目前国内临床上推荐联合使用 ^{99m}Tc－硫胶体和亚甲蓝示踪剂，在经过严格的学习曲线和熟练操作后，也可以单用蓝染料或亚甲蓝示踪剂。

将 ^{99m}Tc 与硫胶体混合煮沸 5～10 分钟进行标记，标记率 > 90%。是否采用 220nm 滤网过滤标记的硫胶体并不影响 SLNB 的成功率和假阴性率。术前 3～18小时进行核素示踪剂注射，注射剂量为 0.5～1.0mCi 或 0.5～2.0ml。注射核素示踪剂后于术前 30 分钟可行 ECT 淋巴显像，有助于确定腋窝以外的 SLN，但其对于腋窝 SLN 的完全检出并非必须。核素示踪剂对患者及医务人员均是安全的，不需要特别防护。

术中麻醉成功后，于手术开始前 10～15 分钟注射亚甲蓝 4ml（保乳手术注射 2ml），如果已行术前或术中活检，则染料注射于切检残腔壁周围的皮下组织内。

示踪剂的注射部位包括浅表注射（皮内、皮下、乳晕区）和深部注射（瘤周、瘤内和瘤下），其对腋窝 SLNB 均有相似的成功率和假阴性率。如需要进行内乳 SLNB，需采用核素示踪剂并确保其注射于乳晕周围的乳腺腺体层内。

（2）前哨淋巴结确认和检出：染料法要求检出所有蓝染淋巴管进入的第 1 个蓝染淋巴结，于注射染料后 10 ~ 15 分钟，切开皮肤及皮下组织，常规游离皮瓣，自胸大肌外缘平行于胸大肌外缘方向切开脂肪结缔组织，发现蓝染的淋巴管后，循此淋巴管向腋窝解剖至蓝染的淋巴结，标记为 SLN 送检。之后常规完成乳腺癌改良根治术。乳腺癌保留乳房手术患者沿腋窝皮肤皱襞单独切口行 SLNB。仔细检出所有蓝染的淋巴管是避免遗漏 SLN、降低假阴性率的关键。

联合使用^{99m}Tc标记的硫胶体者，切除蓝染的 SLN，使用术中 γ 探测仪检测其放射性强度，之后继续使用术中 γ 探测仪检测并切除腋窝放射性浓集的淋巴结（核素法 SLN 的阈值是超过淋巴结最高计数 10% 以上的所有淋巴结），术中 γ 探测仪探头要缓慢移动，有序检测，贴近计数。

应用染料法和（或）核素法检出 SLN 后，应对腋窝区进行触诊，触诊发现的肿大质硬淋巴结也应作为 SLN 单独送检。

（3）学习曲线：SLNB 的临床应用需要外科医生、病理学家和核医学医生协作获得 SLNB 分期可靠的证据。开展 SLNB 替代 ALND 的医疗单位必须通过资料收集和结果分析，以确保整个团队熟练掌握 SLNB 技术。完整的学习曲线对于提高 SLNB 的成功率、降低 SLNB 的假阴性率非常重要。目前，建议在采用 SLNB 替代 ALND 前，应完成一定数量（如 40 例以上）的 SLNB 和 ALND 一致性的研究病例，使 SLNB 的成功率达到 90% 以上，假阴性率低于 10% 。

5. 前哨淋巴结诊断　准确的术中快速诊断可以有效地避免二次手术，目前推荐使用冰冻快速病理和（或）印片细胞学作为 SLN 术中诊断的检测方法，两者任一阳性均作为 SLN 阳性而进行 ALND 的依据。由于 1 ~ 2 枚 SLN 阳性患者可以有条件地避免 ALND，SLN 的术中诊断的必要性逐渐降低，符合避免 ALND 条件的患者可以不行 SLN 的术中诊断。

SLN 术后病理组织学诊断的金标准是逐层切片病理检测。诊断标准：依据第 8 版美国癌症联合委员会肿瘤分期（AJCC）的病理诊断标准对淋巴结宏转移、微转移和孤立肿瘤细胞的诊断进行定义：淋巴结中存在转移灶 > 2mm 为宏转移；发现转移灶 > 0.2mm 但 ≤ 2.0mm，或者单张病理组织切片中不连续或者接近连续的细胞簇 >200 个细胞，此淋巴结为微转移；存在单个细胞或者最大径≤0.2mm 的小细胞簇，或单张病理组织切片中存在不连续或接近连续的细胞簇≤200 个细胞，此为孤立肿瘤细胞。若常规病理结果与术中组织学检测有差别，则以阳性结果为准。

6. 前哨淋巴结活检后腋淋巴结处理 乳腺癌 SLNB 后 ALN 阳性患者不需要再行腋窝处理。对于 SLN 宏转移患者 ALND 仍是后续腋窝的标准处理模式，特别是通过 ALND 进一步获得的预后资料将改变治疗决策。对于保乳手术患者，如未接受过新辅助治疗的临床 T1 –2 期、临床 ALN 阴性、SLN1 ~2 枚宏转移且会接受后续进一步辅助全乳放疗，则可以免除 ALND。对于接受乳房切除术的 SLN1 ~2 枚宏转移患者，如果 ALND 获得的预后资料不改变治疗决策且患者同意不行 ALND，腋窝放疗可以作为 ALND 的替代治疗。SLN 微转移且后续仅行全乳切除无放疗时，腋窝处理同宏转移患者。ITC 不推荐常规施行 ALND。

对于接受乳腺癌新辅助治疗的患者，如初始临床 ALN 阴性，则推荐行 SLNB（新辅助治疗前后均可），SLN 阴性者可免除后续腋窝处理，SLN 阳性者（宏转移、微转移、ITC）后续则行 ALND；如初始 ALN 阳性新辅助治疗后转为临床阴性，经与患者充分沟通后可以行 SLNB，但需要满足以下条件：cT1 –3N1，染料 + 核素示踪剂显像，检出 SLN 数目≥3，初始阳性 ALN 放置标记夹并于术中检出。

7. 内乳前哨淋巴结活检术 乳腺癌内乳淋巴结（IMLN）是仅次于 ALN 的重要转移途径，既往研究结果证实，ALN 和 IMLN 均阴性时较单一阳性预后好、仅 ALN 或 IMLN 阳性时预后相似、均阳性时预后最差，显示 IMLN 转移在 ALN 阳性和阴性患者中均有独立的预后意义。因此，联合 ALN 和 IMLN 分期可以为乳腺癌的区域分期、评估预后及确定术后化疗、放疗方案提供更可靠的依据。随着乳腺癌 SLNB 的发展，内乳前哨淋巴结活检术（IM – SLNB）可望成为评估 IMLN 状况的微创诊断技术，对 IMLN 进行准确分期，从而指导内乳区的个体化精准治疗。虽然自第 6 版 AJCC 指南开始就已经纳入 IM – SLNB 的概念，但内乳显像率低和临床获益低也一直是限制临床应用的主要原因。山东省肿瘤医院研发的“新型示踪技术”解决了传统核素示踪剂注射技术内乳显像率低的瓶颈，为 IM – SLNB的深入研究和临床应用奠定了基础。IM – SLNB 的适应证不同于腋窝 SLNB，不仅在临床 ALN 阴性的乳腺癌患者中，更应在临床 ALN 阳性患者中实施。

IM－SLNB 在完成乳腺癌改良根治或保乳根治手术后进行。使用术中 γ 探测仪定位 IM－SLN，经肋间行 IM－SLNB：于胸骨旁相应肋间水平打开胸大肌暴露肋间隙（如患者接受保乳手术且肿瘤位于外侧象限，需在此处增加 3cm 皮肤切口），在放射性浓集处平行肋骨切开肋间肌，使用 γ 探测仪寻找、定位 IMSLN，精细解剖避免损伤内乳动、静脉血管，切除后送检常规病理。

IM－SLNB 技术同腋窝 SLNB 一样，在广泛应用于临床前需要大量的临床验证工作，以获得临床认可的准确性或假阴性率，证实前哨淋巴结可以代表区域淋巴结的状况。由于乳腺癌扩大根治术的弃用，目前其准确性数据尚无相关报道。

第四节　围手术期护理

一、护理评估

评估肿块的大小、位置、肿块有无触痛、活动度情况，有无腋窝淋巴结肿大等。评估重要脏器功能状况，有无转移灶的表现及恶病质。乳腺肿块是由患者自我检查发现还是偶然发现。了解患者家族中有无乳腺癌发病者，是否有乳腺良性疾病。了解患者月经初潮或绝经期的具体年龄，妊娠数和生育子女数，生育第一胎年龄，哺乳、激素替代治疗等情况。

二、护理要点及措施

（一）手术前护理

（1）全面评估患者情况：包括生命体征、身体状况、健康史及其相关因素以及神志、精神状态、行动能力等。

（2）术前宣教：护士根据患者理解和接受程度恰当介绍疾病相关知识、手术治疗方案、麻醉及手术过程、术前术后应遵循的注意事项，如疼痛的控制及术后胸部和患肢手臂感觉的改变等知识，通过以上这些干预方式，将患者的注意力集中到治疗与护理活动中来，有助于其消除疑虑和恐惧，积极配合医护人员工作。

（3）心理护理：医护人员应热情、耐心，服务周到，通过交流和沟通，了解患者及其家属情绪和心理变化，鼓励患者表达手术创伤对自己生活的影响。对可能存在明显的抵触情绪且心理压力比较大的患者，必要时可邀请接受过手术治疗且恢复良好的患者现身说法，让患者相信乳腺切除将不影响正常的家庭生活、工作和社交，从而增加患者战胜疾病的信心，以良好的心态面对疾病，更好地配合治疗和护理。

（4）皮肤准备：对切除范围大、考虑植皮的患者，需要做好供皮区的皮肤准备。

（5）饮食：鼓励患者进食高蛋白、高能量、富含维生素的食物，为术后创面早日愈合创造条件。

（二）手术后护理

1. 护理问题　疼痛；患肢活动受限；潜在并发症（出血、感染、皮瓣坏死）；自我形象紊乱；知识缺乏。

2. 护理措施

（1）术后严密观察病情变化

生命体征观察：包括体温、血压、脉搏、呼吸，观察并记录生命体征每4小时一次。

并发症观察预防：术后常见并发症主要有皮下积液、皮瓣坏死、同侧上肢水肿、切口感染。密切观察患者皮瓣颜色、敷料渗血及术侧上肢血液循环情况，发现切口敷料渗血、术侧上肢肿胀及时报告医师。

（2）切口护理：手术部位用弹性绷带加压包扎，使皮瓣贴近胸壁，防止积液，包扎松紧度以能容一手指，不影响患者的呼吸为宜。绷带包扎一般3～5天，包扎期间告知患者不能自行松解绷带，若患侧皮肤呈青紫色伴皮肤温度降低、脉搏不能扪及，提示腋部血管受压，应及时调整绷带的松紧度；若绷带松脱，应及时告知医务人员重新加压包扎。

（3）引流管的护理：乳房切除术后，通常放置引流管引出皮瓣下的渗液和积血，使皮瓣紧贴创面，避免坏死、感染，促进愈合。护理措施包括：①保持引流管通畅，勿使其受压、扭曲、打结或脱出；每小时逆向挤压引流管，保持有效的负压。②观察引流液的颜色和量，发现问题及时处理。引流量每天少于20ml，创面与皮肤紧贴即可考虑拔管，引流管拔除时间一般为术后5～7天。③若发现局部积液、皮瓣不能紧贴胸壁且有波动感时，应及时报告医生，可在严格消毒后抽取积液并局部加压包扎。

（4）疼痛干预：手术结束后，由于切口的因素可出现不同程度的疼痛感，护理人员应根据具体情况可使用自控镇痛泵，继而起到一定缓解作用；与此同时，采用温和的语言向患者介绍镇痛泵的利弊及注意事项，且借助非药物疗法，如听音乐，转移患者的注意力，从而达到缓解疼痛的目的。

（5）预防术侧上肢肿胀：患侧腋窝淋巴结切除术后上肢淋巴液回流不畅、加压包扎、头静脉包扎、腋静脉栓塞、局部积液或感染等因素均可导致患侧上肢肿胀。预防措施包括：①术后勿在患侧上肢测血压、抽血、注射、输液等。②指导患者自我保护患侧上肢，平卧时用两枕抬高患侧上肢，肘关节轻度屈曲，下床活动时用吊带托扶，需他人扶持时只能扶健侧，以防腋窝皮瓣滑动而影响愈合。③按摩患侧上肢或进行握拳，屈、伸肘关节，以促进淋巴回流，如发生轻度或中度淋巴水肿，应抬高手臂休息，沿淋巴走向自下而上轻推以帮助淋巴回流。如发生重度淋巴水肿时，日带夜脱弹力袖套、物理治疗；如手臂变红或异常硬，或水肿严重时应考虑有感染发生，及时通知医师处理。④指导患者上肢功能锻炼，减少或避免术后残疾。术后第一天即可下地活动，进行伸指、握拳、屈腕或屈肘等锻炼手、腕部及肘关节的功能；之后，可进行肩部抬高运动，如手指爬墙运动、自行梳理头发等。但要注意逐渐递增幅度，量力而行。功能锻炼不能超前或滞后，防止过早活动而影响伤口愈合，滞后锻炼影响肘关节功能恢复。

（6）体位护理和饮食：患者术后麻醉清醒生命体征平稳后可改半卧位，有利于呼吸和引流，与此同时，在患侧下垫软枕，继而最大限度地保证手部高于肘部。嘱患者使用腹式呼吸和缩唇呼吸，以减轻胸部压力，改善呼吸状况，必要时可给予持续低流量吸氧。全身麻醉清醒后可正常进食。

（三）健康教育

1. 指导患者进行患侧上肢功能锻炼 术后24小时内可做伸指、握拳、屈腕锻炼；术后1～3天，可用健侧上肢或他人协助患侧上肢进行屈肘、伸臂等动作，并逐渐过渡到肩关节的前屈（小于30°）、后伸（小于15°）。术后4～7天，鼓励患者用患侧手洗脸、刷牙、进食，并用患侧手触摸同侧耳朵和对侧肩部。术后7天以肩部为中心前后摆臂，循序渐进地做抬高患侧上肢、手指爬墙、梳头等锻炼，每日3次或4次，每次20～30分钟。出院后患者可继续进行作业治疗、器械训练、乳腺癌术后康复操。

（1）作业治疗：根据患者实际功能情况对其进行进食、梳洗、穿衣、纺织、套环、拼图等方面的训练。根据乳腺癌手术方式、患肢功能情况，以小型玩具例如“水果切切乐”“形状模型套”“魔方”“彩珠拼图”“十字绣”等为主进行作业治疗。作业治疗为隔天1次，每周共3次。

（2）器械训练：乳腺癌术后器械训练是指通过特制的器械进行术后患肢腕、肩关节及腋窝挛缩瘢痕拉伸的康复锻炼，以最大限度地使其保持独立、防止残疾及维持健康。乳腺癌术后器械分别为：腕屈伸训练器、爬梯训练器、肩部训练器、滑轮吊环训练器，满足术后1~3个月及以后患者的需求。器械训练为隔天1次，每周共3次，由康复护士一对一对术后1~3个月患者进行指导。主要方式为：墙壁挂式图片示范、护士现场示范、手把手教学。

（3）乳腺癌术后康复操：旨在锻炼患者各个关节的功能活动，而制定的一套乳腺癌患者术后专属康复操，分为早期康复操、中期康复操及后期康复操。早期康复操针对术后1个月内患者，以手指、手肘、肩关节循序渐进的训练为主。中期康复操针对术后1~3个月患者，以肩关节训练为主。后期康复操针对术后3个月的患者，以全身训练为主。

避免负重，术后3个月内避免做劳累活动，避免提、推、拉过重的物品，避免从事重体力劳动或较剧烈的体育活动。患者衣着不可过紧，以免影响血液循环。

2. 指导改善自我形象 ①鼓励患者佩戴义乳，佩戴义乳可减少因不相称姿势而导致的颈痛及肩臂疼痛，有利于纠正斜肩、保持平衡、预防颈椎倾斜、恢复良好体态，同时具有保护胸部的作用，并能增强自信心；②选择义乳以及如何佩戴须请专业人员指导，不宜过大或太重，一般在康复1年后佩戴；③对乳腺癌根治术者，术后3个月可行乳房再造术。但有肿瘤转移或乳腺炎者，严禁假体置入；④术后5年应避免妊娠，不需服用避孕药。

3. 定期行乳腺自我检查 包括健侧和患侧（方法同乳房纤维腺瘤自查方法）每年X摄片检查1次，以便早期发现复发征象。乳腺癌患者的姐妹和女儿属发生乳腺癌的高位人群，应加强自查，定期体检。

4. 加强营养、坚持运动、保持乐观情绪 应保持低脂、高蛋白、富含维生素的均衡饮食，保持理想体重。选择一项适合自己并能终生坚持的有氧运动。均衡饮食、有氧运动及乐观情绪可增强人体免疫系统功能、有效减轻精神压力、改善睡眠、缓解由癌症引起的疲劳症状，增强人体的抗病能力。

三、延续护理

1. 基于医院的延续护理

（1）随访：传统随访是在有限时间内，由专科医护人员为患者提供的临床检查及出院前的初级保健护理。有研究显示，以护士为首的随访具有一定的成本效益，可充分利用医疗资源，减少医疗成本，在预防疾病复发、延长患者寿命、提高患者满意度及生活质量方面有较好的效果，并提出随访最短时间间隔应为6个月，除了每年的乳房X线检查外无须额外检查。

电话随访：电话随访是医务人员通过电话定期对患者的病情变化、心理状况及健康相关行为进行指导及监控，是最常见的延续护理方式，适用于低至中度疾病复发风险、行动不便的患者。该方式大多由护士主导，多学科共同协作，一对一的方式进行，时间根据患者病情而定，一般每次随访10～30分钟。研究表明，乳腺癌出院患者对电话随访表现出较高满意度，且焦虑水平低于临床检查及面对面问诊。

基于网络平台的随访：近年来，基于网络平台的延续护理被逐渐推广。医务人员根据乳腺癌出院患者不同的治疗目的制定网络医疗方案，对其实施健康教育，如综合保健支持系统、自助网络技能训练等，通过显示文本、图片、电影等方式为患者提供信息服务、通信服务（讨论组和询问专家服务）和互动式服务，提高患者对乳腺癌疾病的认知水平，同时护士可获取患者的疾病情况，并对健康数据有效整合。有调查结果表明网络平台随访可显著提高患者的生活质量及肌肉强度，缓解其肩部疼痛及疲劳。目前，发达国家数据显示，高达50%的乳腺癌出院患者使用互联网作为信息来源，且教育水平较高的年轻女性使用更频繁，但在发展中国家，重点仍放在医患通信及印刷材料上。

随访突破了空间的限制，使患者能在院外及时获取健康相关信息，同时在一定程度上缓解了患者面对面交流时的紧张、焦虑情绪，患者接受度较高。目前，电话随访实施较为规范，医务人员可实时监测患者的病情并对其不良反应及紧急事件做出相应指导，有效改善患者的患肢功能、躯体症状、自我形象等，提高了患者治疗的依从性。但电话随访的实施成本较高，且不能完全清楚患者的症状并进行准确的监测评估，不适用于病情较重的患者。相对于电话随访，互联网进行的延续护理更廉价，方便快捷，增强了患者获取疾病信息的能力，提高了患者自我管理水平。

（2）成立乳腺癌患者俱乐部：1996年美国癌症研究所建立了癌症患者服务处，为专业人员治疗癌症提供教育和研究支持。其主要由高级实践护士协调，为癌症患者解决难题，以提高其生活质量。我国癌症俱乐部一般由医务人员组织，通过病区宣传栏、发放俱乐部资料、向乳腺癌出院患者宣教或定期组织活动等方式为患者提供延续护理。对乳腺癌出院患者进行团体活动式延续护理干预，使患者了解团体活动的内容、形式、目标及参加团体活动的优势，鼓励患者及时反馈肢体功能锻炼情况，分享应对不良反应的有效经验，通过有效沟通或问卷调查发现患者存在的心理问题，并及时指导患者应用放松训练克服负性情绪，使患者更加坚韧、自强、乐观地面对自己的病情，提升了患者的心理弹性水平。癌症俱乐部为护患、患者之间搭建了交流平台，利于及时发现患者心理问题并通过科普讲座、心理辅导等方式给予疏导、解决，但建立俱乐部需要大量的人力、物力、财力，基础设施较薄弱的医疗单位实施有一定困难。

（3）制定出院计划：出院计划是医院为即将出院的患者制定的延续护理方案，主要适用于老年人、慢性病患者、临终患者等，研究结果表明出院计划服务可显著提高乳腺癌患者功能锻炼的依从性，促进患者的早期康复，提高生活质量。出院计划是相对系统全面的延续护理措施，使患者积极参与治疗，减少潜在的医疗费用，同时出院计划的发展有利于建设优良的医疗团队，提升医务人员的协作能力及服务水平。但出院计划对计划协调者的专业知识及沟通能力有较高要求，且我国尚无统一的出院计划指南，缺乏专职人员，在人力资源短缺的医院、技术性缺乏的护理机构以及资金不足的家庭护理中较难实施。

（4）其他：也有研究发现，为乳腺癌出院患者成立延续护理小组，建立个人信息档案，发放健康指导手册，开展健康教育，成立延续护理中心等均有一定效果。

2. 基于社区的延续护理 国外基于社区的延续护理模式主要为日间医院及家庭医院，国内以家庭病床的形式为主。干预措施主要包括电话随访、家庭访视、设置社区宣传栏、定期开展健康教育讲座等。

（1）日间医院：日间医院是医院与社区之间的链接，主要适用于出院后病情稳定的患者，患者日间在医院接受治疗，夜间在家中休息。目前，我国相继设置了日间病房，为化疗患者提供日间治疗，缩短了平均住院日，降低了次均住院费用，提高了医疗资源利用率及患者满意度。日间医院可有效满足患者的护理需求，节省医疗人力资源，增加医护休息时间，降低患者的医疗成本，同时能使患者维持生活的常态，弱化患者角色，使其感受到家庭相关的安全感，从而提高患者的生活质量。但日间医院患者流动量大，病情复杂，要求护士有较全面的专业知识，且日间医院缺乏规范化的管理模式，并要求患者有一定的自理能力。因此，有效地运行日间医院仍需进一步探究。

（2）家庭访视（医院）：家庭访视是由医院或社区组织医疗团队，为患者提供上门的、面对面有规律的护理方式，如输液疗法、雾化治疗等服务，一般持续时间较短，适用于病情稳定后可在家中康复的患者，家庭医院满足了其健康需求，并且患者生活质量高于常规医院患者。通过访视对患者进行心理行为干预及上肢康复指导，结果表明乳腺癌患者康复知识水平显著提高，患肢淋巴水肿减轻或消失，患者焦虑水平下降。也有研究发现，在家中接受护理，可降低患者的平均医疗费用。家庭访视为乳腺癌出院患者提供护理服务内容较为广泛，与传统住院治疗相比可显著降低其医疗费用，患者的满意度较高，同时家庭访视可促进医务人员与患者进行面对面交流咨询，使其全面获取患者的疾病信息，对其进行准确的指导。但目前护理人力资源相对缺乏，家庭访视的实施成本较高，且尚无相应的法律法规保障随访护士的人身安全，导致为患者实施家庭访视受限。

（3）医院－社区－家庭三位一体的延续护理：国外乳腺癌患者常见的医院－社区－家庭三位一体的延续护理方式主要有个案管理模式、过渡期护理模式等。该模式我国最早应用于慢性病管理，如糖尿病、脑卒中、阿尔茨海默病的管理，开展方式主要有成立延续护理服务团队、制定康复护理计划、开展健康讲座、家庭访视、电话随访等。三位一体健康照护模式提升了护士的专业价值及社会效益，推进了护理学科的发展，提高了患者的生活质量。医院－社区－家庭三位一体的延续护理合理利用医疗资源，三者相互合作，实现优势互补。但护理人力资源短缺，社区护理内容有限，医院社区人才素质参差不齐，两者之间缺乏协作性；同时国家对该模式的政策及财政支持较薄弱，尚未形成完善的管理制度，仍处于探索阶段。

第五节　乳腺癌术后功能锻炼

目前乳腺癌的治疗仍以外科手术治疗为主，不同手术方式切除的范围不同，术后机体的损伤和恢复过程也不同。少部分进行了保乳手术和前哨淋巴结活检术的患者，术后损伤反应较轻，对生活质量没有太大影响，而大部分患者因为病情需要进行了乳房全切术及腋窝淋巴结清扫术等根治性手术，术后有一定的概率发生患侧上肢功能障碍，主要有上肢淋巴水肿、肩关节活动受限、上肢肌力减退、运动精度下降、易疲劳等症状，其程度因手术方式、放化疗方案和恢复时间长短而异。对于以上不良反应，术后自主患侧功能锻炼起到非常重要的预防和治疗作用。

乳腺癌术后上肢功能障碍的主要原因是腋窝淋巴清扫，该手术不可避免地损伤了腋下和部分上臂内侧的淋巴管，引起上肢和局部的淋巴引流不畅，从而导致患侧上肢淋巴水肿，有时淋巴水肿又会进一步限制患侧上肢活动而加重病情。此外，手术创伤导致的上肢活动受限可因腋窝积液和感染以及刀口愈合不佳而加重，长时间患侧上肢活动受限制可导致肩关节僵硬和上肢肌群萎缩，从而造成患肢功能障碍的恶性循环。因此，术后适时适度的肩部及上肢功能锻炼十分重要，不仅可以降低患侧上肢淋巴水肿的风险，而且可以最大程度的恢复患侧上肢的功能。

术后功能锻炼的时机非常关键，过早可能不利于创面的愈合，过晚则可导致锻炼功效降低。术后瘢痕组织增生容易收缩并限制肩关节的活动，尤其是瘢痕组织重建并稳定后更是难以逆转。而在瘢痕组织增生老化之前进行锻炼可以防止瘢痕挛缩和关节强直，减轻瘢痕组织对腋静脉的压迫，减轻回流阻碍，同时运动可以促进血液循环，增加淋巴回流，减轻患侧上肢淋巴水肿，并防止肌肉萎缩，从而改善上肢功能。

较多的研究建议术后尽早开始锻炼，且维持锻炼 1 年以上效果更佳。有研究证实术后尽早（术后第一天）进行功能锻炼有助于减少上肢不良反应发生的概率，且乳房重建手术后肩关节固定 2 周后锻炼比固定 4 周后锻炼更有利于肩关节活动能力的恢复，然而也有报道在术后过早过于积极的锻炼又有增加伤口引流量和延长引流时间的风险，因此需结合不同的病情、手术方式和个人体质进行仔细的评估，酌情适度调整锻炼的时机和强度。

术后进行功能锻炼的活动方法有很多。日常生活中穿衣、梳洗、拿取物品等活动就有一定的锻炼效果，而在保护好患肢的基础上进行散步、慢跑、游泳、瑜伽和骑车等有氧活动也是非常有效的锻炼活动，都有益于术后患者的身体健康。

针对患肢进行的锻炼活动，目前尚没有统一的详细规定，然而国内外学者通过实验和研究证实多种自主物理方式，如拉伸运动和抵抗运动，不仅不增加术后患侧上肢淋巴水肿的风险，而且可以长期、有效地减轻术后疼痛和肩关节活动受限的情况。总体的原则应遵循：尽早开展，循序渐进。

目前较为广泛应用的锻炼计划如下。

（1）术后第 1 天至术后第 1 周：以肩关节以下的锻炼活动为主。在注意肩关节制动和预防积液的基础上，进行握拳、曲腕运动，并逐渐屈伸前臂。注意保持掌指关节的正常活动范围，维持患侧上肢正常的末梢循环，并注意保护，预防水肿。每次 5 ~ 10 分钟，每日 4 ~ 5 次，根据个人体质和病情酌量增减。

（2）术后第 1 周至术后第 2 周：逐步开始肩关节的活动。具体可以进行：抬肘梳头、摆臂、耸肩、上臂爬墙等活动。本周皮瓣开始愈合，肩关节锻炼时，在上肢的内收、外展和前屈、后伸活动中，注意活动幅度应从零开始、循序渐进，并不宜超过 90°过度伸展，以免撕裂伤口，延缓愈合。本周重点在减轻瘢痕粘连，增加患侧上肢及肩部的血液循环和活动范围，预防患侧上肢淋巴水肿和肩关节功能障碍。每次 10 ~ 20 分钟，每日 4 ~ 5 次，根据个人体质和病情酌量增减。

（3）术后第 2 周至术后 3 个月：逐渐增加肩关节的活动范围。此时皮瓣及其软组织基本愈合，可继续进行抬肘梳头、摆臂、耸肩、上臂爬墙等活动。锻炼时注意逐渐增加活动幅度，肩关节活动角度逐步达到 90°左右，并可逐渐尝试使用患侧肢体进行进食、刷牙等日常活动。每次 10 ~ 20 分钟，每日 4 ~ 5 次，根据个人体质和病情酌量增减。

（4）术后 3 个月至术后 1 年：上肢及肩关节活动的维持锻炼。具体可以进行摆臂、耸肩、上臂爬墙、扩胸运动、双上臂伸展、双上臂旋转和过顶触耳等活动。逐步增加患侧上肢的活动范围，以达到正常水平。在后期患肢活动范围基本恢复后，可以酌情增加运动阻抗，有计划地恢复上肢的肌力，预防肌肉萎缩和肌力减退。恢复活动范围的同时，患者可进行精细的操作锻炼，如剪纸和针线活等，增加患侧上肢运动的精确度。在家中日常生活时，建议患者在适度和适宜的情况下维持有意识的锻炼，从而最大程度的恢复患侧上肢的功能状态。

乳腺癌术后的锻炼是一个渐进、持续、变化的过程，患者在锻炼时要避免急功近利，以免阻碍伤口愈合，适得其反。此外，因为每位患者的病情、手术方式、基础健康状况及体质均有不同，进行上述恢复锻炼活动时，一定要结合个人状况，在临床医师的评估和指导下共同制定个体化的锻炼计划，以适宜的强度和进度进行乳腺癌术后患侧上肢功能锻炼，从而争取获得最满意的术后恢复效果。

第六节　乳腺癌术后康复

乳腺癌术后的患者会出现感觉障碍、淋巴水肿、持续性疼痛、上肢活动受限等并发症，影响患者生活质量，导致患者精神心理负担加重，进而加重水肿、疼痛，形成恶性循环。中医传统非药物疗法（针灸、推拿、按摩、导引等）和现代康复技术（肌内效贴疗法、运动疗法、音乐疗法等）没有药物副作用，可局部和全身整体调节，并可以充分调动患者参与治疗的积极性，不仅可以缓解并发症，还可以改善患者精神心理状态，有着良好的应用和发展前景。

1. 术后并发症的解剖基础

（1）神经：胸前神经起源于臂丛神经的内侧束和外侧束；乳房有第 2 ~6 肋间神经皮肤侧支及颈丛 3 ~4 支分布支配。手术中刺激损伤、术后瘢痕卡压相关神经，可引起支配皮肤感觉障碍、疼痛、肌肉萎缩等症状。

（2）肌肉：乳腺局部主要是影响胸大肌、胸小肌、背阔肌；如有腋窝淋巴结清扫则涉及更多相关肌肉，如锁骨下肌、大圆肌、肩胛下肌、前锯肌、肋间肌、喙肱肌、肱二头肌等。

（3）淋巴：乳房有丰富的淋巴管网，并同整个胸部、颈部、腋下、腹部脊椎等处的淋巴网相通。腋窝淋巴结有 8 ~45 个，沿血管神经排列，当大面积清扫时，不可避免的可能会有损伤。

（4）骨骼位置改变：因手术固定、肌肉筋膜牵拉等，肩胛骨位置会有变化，如外移上回旋或外移下回旋。

2. 术后并发症的康复治疗

（1）感觉障碍：术后感觉障碍早期通常表现为局部间断发麻、发木或较轻程度的疼痛，因为不及运动受损及淋巴水肿对生活的影响显著，通常被患者和医生忽视。但严重的感觉障碍会大大降低患者的生活质量，并且感觉功能的丧失也会使运动功能的恢复变得难上加难，是患者康复路上的拦路虎。

康复治疗方法：

针灸：可选取颈、胸部夹脊穴、膀胱经背部腧穴，及手术瘢痕周围阳性反应点（局部筋节、麻木或压痛）浅刺。

易罐：颈背部、胸部、上肢拔罐后配合拉伸动作。

放血疗法：可在针灸选穴部位放血针点刺后拔罐放血。

（2）淋巴水肿：水肿部位多位于手部、前臂及上臂，可累及至腋窝及肩背部。

康复治疗：

淋巴引流按摩：对患者水肿侧从颈部淋巴结开始按摩，沿耳后、颈侧一直向锁骨、腋窝直到手术切口。切口下则由腹股沟淋巴结开始慢慢往上按摩。注意按摩手法要轻柔，用力不宜过猛，以按摩后皮肤不发红为宜。

肌内效贴疗法：采用 AQ9611 肌内效贴布，贴扎方式：采用爪形贴布，前臂掌侧贴扎时肘关节伸直腕背伸位，锚位于肘关节肘窝，尾沿前臂掌侧延长，采用 10% 拉力；上臂掌侧贴扎时肘关节伸直肩关节外展，锚位于锁骨下肩峰端，尾沿上臂掌侧延伸至肘关节，采用 10% 拉力；前臂背侧贴扎时肘关节伸直，腕关节掌指关节屈曲位，锚位于肱骨外侧髁上方，尾沿前臂伸展至手背，自然拉力；上臂背侧贴扎肩前屈肘关节屈曲位，锚位于肩关节后部，尾沿上臂背侧至肘部，10% 拉力。每持续贴扎 3 天后，去除贴布休息 1 天，之后再次贴扎。

（3）疼痛：乳腺癌术后出现的慢性疼痛，通常发生在术侧胸部、手臂、腋窝等部位，持续 3 个月或更长时间。

康复治疗：

音乐疗法：音乐能够减轻神经源性疼痛。作为一种安全无害的干预措施，音乐疗法不仅方便、廉价，还能够在不增加风险的前提下对患者进行治疗。

认知疗法：认知疗法是 20 世纪 70 年代发展起来的一种心理治疗技术。它是根据认知过程影响情感和行为的理论假设，通过认知和行为技术来改变患者不良认知的一类心理治疗方法。

针灸：可选取颈、胸部夹脊穴、膀胱经背部腧穴及手术瘢痕周围阳性反应点（局部筋节、麻木或压痛）浅刺。

按摩：包括颈、胸、背部和足底按摩。

（4）上肢功能障碍：术后患侧肩关节活动度下降一直被认为是乳腺癌患者术后存在的主要康复问题，严重影响患者的生活质量。

康复治疗：

按摩：早期在手术伤口愈合后沿伤口横向和纵向对伤口周围组织进行按摩，注意用力轻柔。对伤口处进行按摩可促进伤口内的疏松结缔组织形成，同时也防止瘢痕组织的形成而导致皮肤粘连，瘢痕组织若出现在关节处则可能影响患者的运动功能。

肩背胸肌牵引：让患者以舒适的体位坐好，把头转向没有水肿的一端，两端均水肿者则转向牵引方向的另一端，操作者站在患者牵引端的后面，右手扶住患者的头颈部，左手则按住患者肩膀。操作者右手向外，左手向下进行按压牵引，此法主要对于肩胛肌进行牵引。胸大肌的牵引：让患者平躺，头向上，需要牵引侧的肩膀伸出床外，患者头转向另一侧，操作者坐患者面前，右手按在患者肩关节处进行固定，左手则握住患者肘关节做上、下运动并进行旋转。通过以上的牵引手法可对相关的肌肉进行拉伸，增加肌肉的弹性与活动能力，以加强该部分肌肉的血液流通，降低水肿的发生率。

肌力抗阻训练：对肩肌、背肌、胸肌、上肢肌肉等相关肌肉进行抗阻训练，以胸大肌为例，指导患者平躺，水肿侧上肢握哑铃，由下往上做推哑铃的动作，哑铃的重量从 0.5kg 开始，随患者康复情况逐渐增加。推哑铃动作每组 15 个，每次 2 组，每天进行不少于 3 次。推哑铃动作能促进胸大肌及水肿上肢力量的恢复，促进肢体的血液流动。

导引：采用中医传统导引功法，如八段锦，调整身形，调整呼吸，调整心神，达到“三调合一”的状态，对乳腺癌术后患者的身心有整体良好的调节作用。

第七章　乳腺癌的化疗

第一节　乳腺癌术后辅助化疗选择

乳腺癌术后辅助化疗是患者完成改良根治术或保乳术后为了预防复发转移接受的化疗。意大利 Bonadonna 教授随访 30 年的临床研究结果显示，乳腺癌患者术后接受 CMF 辅助化疗可以显著改善无病生存和总生存，从而确立了乳腺癌术后辅助化疗在乳腺癌综合治疗中的重要地位。随着药物研发进展，新的药物的涌现，特别是蒽环类药物和紫杉类药物问世，2012 年 EBCTCG 的 meta 分析显示含蒽环类的辅助化疗方案较经典的 CMF 方案显著降低复发与死亡风险，在蒽环类基础上序贯或同时联用紫杉类药物能进一步提高疗效。乳腺癌术后辅助化疗的目的是最大限度地降低患者复发转移概率，延长无复发生存和总生存时间，争取治愈，因此需要严格遵循指南和规范中的要求，为患者制定标准的治疗方案。乳腺癌临床诊治中经常依照的指南共识包括国际上最常用、最权威的美国国立综合癌症网络（NCCN）治疗指南、st Gallen 共识、美国肿瘤学会（ASCO）治疗指南、欧洲肿瘤学会（ESMO）指南和符合我国国情的中国抗癌协会乳腺癌诊治指南与规范、卫生部乳腺癌诊疗规范、中国临床肿瘤学会（CSCO）乳腺癌诊疗指南等。国内外指南均明确指出在为患者制定辅助化疗方案时应综合考虑患者的脏器功能、患者的治疗意愿、肿瘤的临床病理学特征、复发风险以及治疗可能的获益和由之带来的不良反应等，选择最优的辅助化疗策略。

一、术后辅助化疗患者的指征

中国临床肿瘤学会（CSCO）乳腺癌诊疗指南和中国抗癌协会乳腺癌诊治指南与规范中均提出乳腺癌患者术后可考虑辅助化疗的因素包括：①腋窝淋巴结阳性；②免疫组化三阴性；③ Her－2 阳性（T1b 以上）；④肿瘤大于 2cm；⑤组织学分级为 3 级。

需要注意的是以上单项指标并非辅助化疗的强制适应证，应依据患者的复发风险、临床病理分型制定最佳分类治疗策略，同时兼顾患者的治疗耐受性。

表7－1为中国抗癌协会乳腺癌诊治指南与规范2011版中颁布的乳腺癌术后复发风险分组，依据患者的年龄、肿瘤分期、病理类型全面评估患者术后复发风险的高低，不同复发风险患者从辅助化疗中获益程度不同，是制定全身辅助治疗方案的重要依据。该分组方式也来源于st Gallen共识。目前治疗策略的选择依据是分子分型，同时结合危险度分组因素。

表7－1 乳腺癌术后复发风险的分组

危险度	判别要点	
	转移淋巴结	其他
低度	阴性	同时具备以下6条： ①标本中病灶大小（pT）≤2cm；②分级1级[a]；③瘤周脉管未见肿瘤侵犯[b]；④ER和（或）PR表达；⑤Her－2/neu基因没有过度表达或扩增[c]；⑥年龄≥35岁
中度	阴性	以下6条至少具备1条： ①标本中病灶大小（pT）＞2cm；②分级2～3级；③有瘤周脉管肿瘤侵犯；④ER和PR缺失；⑤Her－2基因过度表达或扩增；⑥年龄＞35岁
	1～3个阳性	未见Her－2过度表达和扩增，且ER和（或）PR表达
高度	1～3个阳性	Her－2过度表达或扩增或ER和PR缺失
	≥4个阳性	

a：组织学分级/核分级。b：瘤周脉管侵犯存在争议，它只影响腋淋巴结阴性的患者的危险度分级；但并不影响淋巴结阳性者的分级。c：her－2的测定必须是经由严格质量把关的免疫组化或FISH法、CISH法。

表7－2为st Gallen2015年发布的乳腺癌临床分子分型，是乳腺癌分类诊疗的重要依据。

表7－2 乳腺癌临床病理分型定义

亚型	临床、病理定义	说明
Luminal A	"Luminal A样" ER/PgR阳性且PgR高表达 Her－2阴性 Ki－67低表达	ER、PR、Ki－67表达的判定值建议采用报告阳性细胞的百分比。Ki－67高低表达的判定值在不同病理实验中心可能不同，可统一采用14%作为判断Ki－67高低的界值；同时，以20%作为PR表达高低的判定界值＊，可进一步区分Luminal－A样和Luminal－B样（Her－2阴性）

续表

亚型	临床、病理定义	说明
Luminal B	“Luminal B 样（Her－2 阴性）” ER/PgR 阳性 Her－2 阴性 且 Ki－67 高表达或 PgR 低表达 “Luminal B 样（Her－2 阳性）” ER/PgR 阳性 Her－2 阳性任何状态的 Ki－67	上述不满足“Luminal A 样”条件的 Luminal 样肿瘤均可作为“Luminal B 样”亚型
Her－2 过表达	“Her－2 阳性” Her－2 阳性（蛋白过表达或基因扩增）ER 和 PgR 阴性	
基底细胞样癌	“三阴性（非特殊型浸润性导管癌）” ER 和 PgR 阴性 Her－2 阴性	三阴性乳腺癌和 Basal－like 型乳腺癌之间的吻合度约 80%；但是三阴性乳腺癌也包含一些特殊类型乳腺癌，如髓样癌（典型性）和腺样囊性癌。这类癌的复发转移风险较低

*：以 20% 作为 PR 表达高低的判定界值，目前仅有一篇回顾性文献支持（参考文献，J Clin Oncol，2013，31：203－209）

表 7－3 为基于临床病理分型特点，st Gallen 专家委员会给予的治疗推荐。

表 7－3 不同亚型系统治疗的推荐

“亚型”	治疗类型	治疗上的附注
Luminal A 样	大多数患者仅需内分泌治疗	少数需要细胞毒化疗（如淋巴结转移数目多，或其他风险指征：见正文）
Luminal B 样（Her－2 阴性）	内分泌治疗 ± 细胞毒治疗	是否加用化疗需要综合考虑激素受体表达高低，复发转移风险，以及患者状态等
Luminal B 样（Her－2 阳性）	化疗＋抗 Her－2＋内分泌治疗	无证据显示这类患者可以避免化疗
Her－2 阳性（非腔性）	化疗＋抗 Her－2	非常低风险患者（如 pT1a 且淋巴结阴性）可以观察而不使用辅助治疗
“三阴”（导管型）	细胞毒性化疗	
特殊组织类型 *		
内分泌反应性	内分泌治疗	
内分泌无反应性	细胞毒性化疗	髓样癌与腺样囊性癌可能不需要任何辅助化疗（如果淋巴结阴性）

*特殊组织类型：内分泌治疗反应性（筛状癌、管状癌以及黏液癌）；内分泌无反应性（顶分泌癌、髓样癌、腺样囊性癌以及化生癌）。

辅助化疗的获益程度与患者的年龄、淋巴结转移情况、激素受体状态等临床病理特征密切相关。目前乳腺癌的治疗追求精准治疗、个体化治疗，既要保证避免治疗不足也要避免过度治疗。基因检测技术的发展进步为乳腺癌的精准治疗、个体化治疗策略制定的实施提供了有力工具。NCCN 指南强烈建议淋巴结阴性、激素受体阳性、Her-2 阴性、肿瘤大于 0.5cm 的患者行 Oncotype DX 21 基因检测，评分≥31 分者建议辅助化疗、26~30 分者可考虑辅助化疗、<26 分者可免除化疗（其中依据 TAILORx 研究的探索性分析结果，年龄<50 岁、评分 16~25 分者可考虑辅助化疗）。此外，NCCN 指南建议 N1、激素受体阳性、Her-2 阴性，依据临床特征、肿瘤分期、病理学特点决定行辅助化疗的患者考虑行多基因检测（如 70 基因），依据基因检测结果决定辅助化疗策略。Oncotype DX™技术检测包含 ER、肿瘤增殖基因、侵袭基因等 16 个乳腺癌相关基因及 5 个参考基因，进行定量 RT-PCR 复发评分分析，将 RS 评分<18 分者列为低危患者，18≤RS≤30 者为中危，RS>30 分为高危。NSABP B14 和 B20 两项研究的回顾性分析显示，RS 评分能够预测患者的无病生存，低危患者的无病生存期显著长于高危患者，且低危患者不能从化疗中获益，而高危患者辅助化疗则可以显著获益，中危患者辅助化疗获益不明确。Mamma Print 70 基因检测系统检测包括与细胞周期调控、增殖、血管新生、侵袭、转移、信号转导等肿瘤生物学特征相关的 70 个基因，依据结果将患者分为预后良好和不良两组，回顾性研究显示预后良好组辅助化疗获益不明显，而辅助化疗可以显著改善预后不良患者的无复发生存和总生存。目前有两项前瞻性研究分别探讨了 Oncotype DX 21 基因检测和 Mamma Print 70 基因检测是否能预测辅助化疗获益。

TAILORx 研究是一项前瞻性研究，旨在评估 21 基因检测评分为中风险（11~25 分）的患者是否能从辅助化疗中获益。该研究入选年龄 18~75 岁、（激素受体，Hormone Receptor）HR 阳性或 Her-2 阴性、腋窝淋巴结阴性、肿瘤大小为 1.1~5.0cm（或 0.6~1.0cm 但病理分级为中级别或高级别），依据 NCCN 指南建议或考虑辅助化疗的乳腺癌患者。共筛选 10253 例患者，其中 9719 例患者符合入选标准、具备完整的随访资料，1619 例（17%）患者 RS 评分≤10 分（接受单纯辅助内分泌治疗），1389 例（14%）患者 RS 评分≥26 分（接受辅助化疗+辅助内分泌治疗），6711 例（69%）患者 RS 评分为 11~25 分，随机分配是否在辅助内分泌治疗基础上联合辅助化疗。中位随访 90 个月，意向性分析显示 RS 评分为 11~25 分的患者接受单纯辅助内分泌治疗组的 iDFS 不劣于辅助化疗联合内分泌治疗组（HR = 1.08，95% CI 0.94 ~ 1.24，P = 0.26），9 年化疗获益（iDFS）率分别为 83.3% 和 84.3%。此外，单纯内分泌治疗组的远处无复发转移间期（DRFI）（HR = 1.03，P = 0.80）、无复发间期（RFI）（HR = 1.12，P = 0.28）和 OS（HR = 0.97，P = 0.80）也不劣于化疗联合内分泌治疗组，两治疗组的 9 年 OS 率分别为 93.9% 和 93.8%。探索性分析显示年龄是影响 iDFS 的唯一因素（P = 0.03），绝经状态、肿瘤大小、肿瘤分级、RS 评分均不是影响因素。此外，年龄≤50 岁、RS 评分为 11 ~ 25 分患者亚组能从辅助化疗中获益。

MINDACT 研究是另一项评估基因检测预测辅助化疗获益程度的前瞻性研究，该研究入组 6693 例 18 - 70 岁、T1 - 3N0 - 1 的早期乳腺癌患者，依据 70 基因检测结果分为基因高危或低危，依据 Adjuvant! online 结果分为临床高危或低危，最终将患者分为四组，2745 例（41.0%）患者临床低危或基因低危（免除化疗）、1806 例（27.0%）患者临床高危或基因高危（接受化疗）、592 例（8.8%）患者临床低危或基因高危、1550 例（23.2%）患者临床高危或基因低危，基因、临床复发风险不一致组随机接受化疗或免除化疗。研究结果显示临床高危或基因低危无化疗组，5 年的无远处转移生存率为 94.7%（95% CI 92.5 ~ 96.2），超过预设的最低 92%。意向性分析显示临床高危或基因低危患者接受辅助化疗组 5 年无远处转移生存率为 95.9%（95% CI 94.0 ~ 97.2），免除辅助化疗组为 94.4%（95% CI 92.3 ~ 95.9），两组无统计学差异（HR = 0.78，95% CI 0.50 ~ 1.21，P = 0.27）。临床低危或基因高危患者接受辅助化疗组 5 年无远处转移生存率为 95.8%（95% CI 92.9 ~ 97.6），免除化疗组为 95.0%（95% CI 91.8 ~ 97.0），两组间无差异（HR = 1.17，95% CI 0.59 ~ 2.28，P = 0.66）。由此得出结论，70 基因检测可使临床判定为高危、基因检测为低危的患者免除化疗，而患者如果临床判定为低危，无论基因检测风险是否为高危，均可以免除辅助化疗。

需要临床医生注意的是根据中国临床肿瘤学会乳腺癌专委会（CSCO BC）35000 例的真实世界数据库显示，我国满足 TAILORx 研究检测条件的患者只占 10% ~ 15%。此外，Oncotype DX 21 基因检测和 Mamma Print 70 的计算方式和基因选择是基于西方人群的数据，目前我国尚无行业标准和共识。因此临床实践中医生必须严格筛选检测人群，谨慎解读检测结果。

二、辅助化疗的主要临床研究

乳腺癌辅助化疗药物及方案是逐渐发展、日臻完善的。EBCTCG 荟萃分析归纳分析了多项临床研究数据，并且涉及多种治疗方案。结果显示早期经典的 CMF（环磷酰胺联合甲氨蝶呤联合氟尿嘧啶）辅助化疗相较无化疗可使患者的 10 年复发风险从 39.8% 降至 29.6%（$P<0.00001$）、死亡风险由 30.7% 降至 26.0%（$P=0.0004$）。蒽环类是目前乳腺癌治疗的基石药物，荟萃分析显示含蒽环类的 CAF 或 CEF（环磷酰胺联合吡柔比星或表柔比星联合氟尿嘧啶）方案与 CMF 辅助治疗方案相比，能进一步降低患者的复发和死亡危险，5 年和 10 年复发风险分别下降 3.2%（22.3% vs 25.5%）和 2.6%（31.2% vs 33.8%），5 年和 10 年死亡风险分别下降 2.9%（12.8% vs 15.7%）和 3.9%（23.2% vs 27.1%）。NSABP B－15、B－23 等多项随机研究结果证实，4 周期 AC（吡柔比星联合环磷酰胺）方案的治疗疗效与 6 周期 CMF 方案相当，患者的无复发生存和总生存无差异，同时两者不良反应无明显区别，但是 4 周期 AC 方案临床应用更简单、疗程更短。GFEA05 研究对比了 CEF 方案表柔比星不同剂量（50mg/m^2 vs 100mg/m^2）的治疗疗效，共入组 500 例患者，结果显示表柔比星 100mg/m^2 剂量效果更优，5 年无病生存率和总生存率分别是 66% 对比 55%，$P=0.03$、76% vs 65%，$P=0.007$。NSABP B－36 研究对比了 6 周期 FEC 和 4 周期 AC 方案辅助治疗 T1－3N0 早期乳腺癌患者的疗效，该研究共入组 2722 例患者，年龄 <50 岁的患者占 40%，65% 的患者为激素受体阳性。中位随访 82.8 个月，两组患者 8 年的无复发生存（DFS）和总生存（OS）均无统计学差异，但 FEC 治疗组患者的 3 或 4 级不良反应发生率更高，包括乏力、中性粒细胞减少性发热和血小板减少。基于此研究结果，NCCN 指南已将 FEC 或 FAC 从辅助化疗方案中剔除。CALGB9344 研究对比了阿霉素不同剂量（90mg/m^2 vs 75mg/m^2 vs 60mg/m^2）的治疗疗效，该研究入选 3000 例早期乳腺癌患者，结果显示三个剂量组间治疗效果无差异，由此得出阿霉素的推荐剂量为 60mg/m^2。

紫杉类是当前乳腺癌治疗的又一基石药物。EBCTCG 荟萃分析表明早期乳腺癌辅助治疗方案中在蒽环类药物基础上序贯紫杉类治疗能将患者的 8 年复发率由 34.8% 降至 30.2%，绝对获益为 4.6%（$P<0.00001$），8 年死亡率由 26.7% 降至 23.5%，绝对获益为 3.2%（$P=0.0002$）。CALGB9344、NSABP B－28、BCIRG001、PACS01 等临床研究证实对于腋窝淋巴结阳性或腋

窝淋巴结阴性高危的早期乳腺癌患者，在蒽环类药物的基础上联用紫杉类药物，能进一步改善患者的无复发生存和总生存。CALGB9344 研究入组了 3121 例淋巴结阳性的乳腺癌术后辅助治疗患者，AC 辅助化疗 4 周期后随机分为 2 组，分别序贯 4 个周期紫杉醇或空白对照。结果显示在 AC 基础上序贯紫杉醇能使患者的复发风险和死亡风险分别降低 17%（$P=0.0023$）和 18%（$P=0.0064$），加用紫杉醇使患者的 5 年无病生存率由 65% 升高至 70%、5 年总生存率由 77% 升高至 80%。另一项研究 NSABP B-28 也探讨了对于淋巴结阳性早期乳腺癌患者术后辅助化疗方案在 AC 基础上加用紫杉醇是否能进一步提高疗效。该研究共入组 3060 例患者，随机接受 4 周期 AC 或 4 周期 AC 序贯 4 周期紫杉醇治疗，中位随访 64.6 个月，加用紫杉醇成功使患者的复发风险降低 17%（$P=0.006$），患者的 5 年无病生存率由 72% 提高至 76%，两组患者的 5 年总生存率均为 85%。法国的 PACS01 研究则比较了 3 周期 FEC 序贯 3 周期多西他赛与 6 周期 FEC 辅助治疗淋巴结阳性乳腺癌患者的疗效。研究共入组 1999 例年龄 <65 岁的患者，中位随访 92.8 个月，FEC-T 治疗使患者的复发风险和死亡风险分别降低 15% 和 25%，两治疗组患者 8 年的 DFS 分别为 70.2% 和 65.8%（HR=0.85，95% CI 0.73-0.99，$P=0.036$），8 年的 OS 分别为 83.2% 和 70.8%（HR=0.75，95% CI 0.62-0.92，$P=0.007$）。

BCIRG 001 研究比较了 6 周期 TAC（多西他赛联合吡柔比星联合环磷酰胺）方案与 6 周期 FAC 方案辅助治疗腋窝淋巴结阳性的早期乳腺癌的疗效，该研究入组 1491 例患者，745 例随机接受 TAC 治疗，746 例接受 FAC 治疗，中位随访 55 个月，TAC 治疗方案较 FAC 方案使患者的复发风险和死亡风险分别降低 28%（$P=0.001$）和 30%（$P=0.008$）。TAC、FAC 两治疗组患者的 5 年 DFS 分别是 75% 和 68%（HR=0.72，95% CI 0.59~0.88，$P=0.001$），5 年 OS 分别是 87% 和 81%（HR=0.70，95% CI 0.53~0.91，$P=0.008$）。并且 TAC 辅助治疗方案改善预后的优势不受患者淋巴结转移数目、激素受体状态、Her-2 状态的影响，但需要临床医生注意的是，TAC 方案治疗组患者 3 或 4 级中性粒细胞减少、中性粒细胞减少性发热的发生率均高于 FAC 组。NSABP B-30 研究探讨对比了 3 种治疗方案（TAC、AT、AC-T）的疗效，结果显示 AC-T 治疗方案的 DFS 优于 TAC（HR=0.83，$P=0.006$），两组患者的 OS 无差异（HR=0.86，$P=0.086$）。此外，AC-T 治疗组与 AT 治疗组相比，DFS（HR=0.08，$P=0.001$）和 OS（HR=0.83，$P=0.034$）均得到显著改善，而 AT 方案的疗效不劣于 TAC 方案。BCIRG005 研究入组了 3298

例腋窝淋巴结阳性、Her－2阴性早期乳腺癌患者，对比分析4周期AC序贯4周期T与6周期TAC辅助化疗的疗效。中位随访65个月，两种治疗方案的治疗疗效相仿，患者的5年DFS均为79%（HR=1.0，95% CI 0.86～1.16，P=0.98），5年OS分别为89%和88%（HR=0.91，95% CI 0.75～1.11，P=0.37）。但AC－T序贯组的血液学毒性（中性粒细胞减少性发热、血小板减少）显著低于TAC联合组，耐受性更好。因此考虑患者耐受性，优先推荐AC－T方案。

辅助治疗方案中蒽环类基础上联用紫杉类能显著改善早期乳腺癌患者的预后，考虑蒽环类药物的心脏毒性，多项临床研究探讨了不含蒽环类化疗方案的作用。USON9735研究入组了1016例早期乳腺癌患者，随机分为4周期TC治疗组和4周期AC治疗组，随访7年结果显示，TC组在无病生存和总生存方面均明显优于AC治疗组，两组的DFS分别是81%对比75%（HR=0.74，95% CI 0.56～0.98，P=0.033），两组的OS分别是87%对比82%（HR=0.69，95% CI 0.50～0.97，P=0.032）。并且该研究入组患者中16%年龄≥65岁，分析显示年龄≥65岁患者亚组TC治疗方案同样显示了疗效优势。但需要注意的是本研究入选人群绝大多数为低、中危患者，其中488例（48.0%）患者腋窝淋巴结无转移、421例（41.4%）患者腋窝淋巴结转移数为1～3个、719例（70.8%）患者激素受体阳性。

另有两项研究探讨了TC方案6周期与蒽环联合紫杉方案在Her－2阴性乳腺癌辅助治疗中的疗效是否存在差异。一项是2016年ASCO年会上公布的ABC研究，该研究比较了TC方案6周期与蒽环联合紫杉方案（TAC6周期或AC4周期序贯P4周期）治疗淋巴结阳性或淋巴结阴性高危患者的治疗疗效。结果显示6周期TC方案组患者的4年无浸润性肿瘤复发生存率（invasive disease－free survival，iDFS）差于TaxAC组（88.2% vs90.7%，HR=1.23，95% CI 1.01～1.50，P=0.04，非劣效边界为1.18）。另一项是2017年ASCO年会上公布的WSG PlanB研究，探讨了TC方案6周期与EC4周期序贯T4周期方案治疗淋巴结阳性或淋巴结阴性高危患者的治疗疗效对比，结果显示两治疗方案组患者的5年DFS均达90%（HR=0.996，95% CI 0.77～1.29）。PlanB研究与ABC研究结果存在一定的矛盾，可能与入组人群差异有一定关系，ABC研究入组的激素受体阳性患者要少于WSG PlanB研究（69% vs81%），并且淋巴结阴性的患者也少于PlanB研究（41% vs59%），即ABC入组的患者危险度相对更高，提示我们偏中低危患者可以避免蒽环类药物治疗，仅用含紫杉类药物即可，但是高危患者目前恐怕还难以放弃蒽环类药物治疗。

基础研究结果提示乳腺癌剂量密集化疗方案能进一步改善患者预后。CALGB 9741 研究比较了蒽环联合紫杉类药物剂量密集化疗与常规化疗方案辅助治疗淋巴结阳性乳腺癌患者的疗效，结果显示与标准的 3 周方案（AC q3wk – P q3wk）相比，2 周剂量密集方案（AC q2wk – P q2wk）能显著提高患者的 DFS（HR = 0.74，*P* = 0.0072）与 OS（HR = 0.69，*P* = 0.014），两治疗组患者的 4 年 DFS 和 OS 分别为 75% vs82% 和 90% vs92%，复发风险和死亡风险分别降低 26%（*P* = 0.010）与 31%（*P* = 0.013）。并且，在粒细胞刺激因子（G – CSF）支持下，剂量密集化疗并未显著增加毒性，不良反应可控。2017 年 SABCS 公布的 EBCTCG 荟萃分析进一步证实了蒽环类联合紫杉类药物的 2 周剂量密集方案的临床获益，能显著降低早期乳腺癌患者的复发和死亡风险。该项分析纳入含蒽环紫杉类化疗的相同剂量密集（2 周）对比标准（3 周）方案的 7 项临床试验（10004 例患者，2240 例乳腺癌复发，1481 例乳腺癌死亡）。结果显示，与 3 周方案相比，2 周剂量密集化疗的 10 年疾病复发风险降低 17%（RR = 0.83，95% CI 0.76 ~ 0.91，*P* = 0.00004），10 年乳腺癌死亡风险降低 3%（16.7% vs19.7%，RR = 0.85，95% CI 0.76 ~ 0.95，*P* = 0.003），OS 也得到改善（RR = 0.86，95% CI 0.78 ~ 0.95，*P* = 0.003）。并且剂量密集方案降低复发风险的优势不随患者临床病理特征如年龄、ER 状态、Her – 2 状态、淋巴结状态、肿瘤大小和分级等而改变。研究结果同时显示，在 G – CSF 支持下，剂量密集化疗方案并未显著增加治疗毒性。

辅助化疗中常用的紫杉类药物包括紫杉醇和多西紫杉醇，紫杉类药物应该如何合理使用呢？ECOG E1199 研究纳入 4950 例 T1 – 3N1 – 2 或高危 T2 – 3N0 的早期乳腺癌患者，随机分为四组，分别接受 AC 序贯紫杉醇（PTX）或者多西紫杉醇（TXT）治疗，并分别采用每周或每 3 周方案。结果显示，中位随访 5.3 年与 12.1 年时两种紫杉类药物和两种给药方案间的无病生存率和总生存率差异均无统计学意义。后续分析显示，中位随访 5.3 年时每周 PTX 方案与每 3 周 PTX 方案相比可改善患者的 DFS（HR = 1.27，95% CI 1.03 ~ 1.57，*P* = 0.006）和 OS（HR = 1.32，95% CI 1.02 ~ 1.72，*P* = 0.01），每 3 周 TXT 与每 3 周 PTX 方案相比可以改善患者的 DFS（HR = 1.23，95% CI 1.00 ~ 1.52，*P* = 0.02），未能改善 OS。中位随访 12.1 年后，在二次分析中，与每 3 周 PTX 方案相比，每周 PTX 方案与每 3 周 TXT 方案均可使患者的 DFS 得到显著改善（HR = 0.84，*P* = 0.011；HR = 0.79，*P* = 0.001），这两种方案同时也改善了 OS，但 P 值处于临界状态（HR = 0.87，P = 0.09；HR = 0.86，P = 0.54）。此外，探索性亚组分析显示，在三阴性乳腺癌亚组中，每周 PTX 方案组的 DFS 和 OS 均优于每 3 周 PTX 方案组，而每周或每 3 周 TXT 方案组与每 3 周 PTX 方案组无显著差异；在激素受体阳性乳腺癌亚组中，不管是 DFS 还是 OS，每周 PTX 组和每周 TXT 方案组均未优于每 3 周 PTX 组，而每 3 周 TXT 组较每 3 周 PTX 方案组 DFS 有改善，OS 无统计学差异。此外，CALGB9741 研究显示剂量密集 AC 序贯紫杉醇双周方案的生存获益优于 AC 序贯紫杉醇 3 周方案。基于上述研究数据，紫杉醇每 3 周方案已被 NCCN 指南剔除，辅助治疗中紫杉醇推荐的使用方案是每周方案或密集治疗。

国内外指南均建议 T1bN0、Her－2 阳性乳腺癌患者考虑辅助化疗，T1c－4N1－3、Her－2 阳性乳腺癌患者建议辅助化疗。依据 NSABP B－31 和 NCCTG N9831 等研究结果 Her－2 阳性乳腺癌辅助化疗绝大多数应同时包含蒽环类和紫杉类如 AC－T。BCIRG006 研究证实了心脏毒性较低的不含蒽环类药物的方案 TCbH（多西他赛联合卡铂联合曲妥珠单抗）的疗效，可供存在心脏安全性隐患的患者选择。此外近年的 APT 等两项单臂研究为 Her－2 阳性中偏低危患者，如肿瘤偏小，激素受体阳性，腋窝淋巴结转移阴性者提供了可供选择的毒性相对较低的化疗方案：wP（周疗的紫杉醇）或 TC（多西他赛联合环磷酰胺），同时联合曲妥珠单抗的治疗。

随着乳腺癌诊治的发展进步，越来越多的患者接受术前新辅助化疗代替术后辅助化疗，手术病理是评估新辅助化疗疗效的最佳手段，多项研究表明达到病理完全缓解（pCR）的患者预后较非 pCR 患者好，尤其是三阴和 Her－2阳性亚型患者。CREATE－X/JBCRG－04 研究首次探索分析了接受标准新辅助化疗（蒽环类、紫杉类或蒽环类联合紫杉类）后未达病理完全缓解的Her－2阴性乳腺癌患者术后给予卡培他滨辅助强化治疗 6～8 周期是否能改善生存。该研究入组 910 例患者，结果显示卡培他滨治疗组患者的 5 年 DFS 优于对照组（74.1% 对比 67.6%，HR = 0.70，95% CI 0.53～0.92，P = 0.01），总生存同样获得优势（89.2% 对比 83.6%，HR = 0.59，95% CI 0.39～0.90，P = 0.01）。286 例三阴患者亚组中，卡培他滨治疗能显著改善患者的 DFS 和 OS，两组患者的 5 年 DFS 为 69.8% 对比 56.1%（HR = 0.58，95% CI 0.39～0.87），5 年 OS 为 78.8% 对比 70.3%（HR = 0.52，95% CI 0.39～0.90）。卡培他滨治疗相关最常见的不良反应为手足综合征，发生率为 73.4%，3 级发生率为 11.1%。但需要注意的是计划 6 周期和 8 周期卡培他滨治疗组患者的完成度分别为 57.9% 和 37.8%，减量完成者分别占 23.9% 和 36.7%，分别有 18.2% 和 25.4% 患者未能按计划周期完成治疗。

综合上述循证医学数据，国内外指南依据患者病理分型、复发风险等因素就早期乳腺癌患者术后辅助化疗方案给予推荐。建议复发风险高的患者接受包含蒽环类和紫杉类的联合化疗方案，若患者治疗耐受性良好可优先考虑剂量密集方案；复发风险较低的患者可选择短疗程的 AC 或 TC 方案，若患者存在蒽环类禁忌或不能耐受，优先考虑 TC。

三、辅助化疗的方案选择

2018 年 4 月颁布的最新 CSCO 指南 Her－2 阴性乳腺癌辅助化疗策略建议如表 7－4 所示。

表 7－4　Her－2 阴性乳腺癌辅助化疗策略

分层	Ⅰ级推荐	Ⅱ级推荐	Ⅲ级推荐
高复发风险的患者： 1. 腋淋巴结≥4 个阳性 2. 淋巴结 1～3 个阳性并伴有其他复发风险 3. 三阴性乳腺癌	AC－T（1A） 密集 AC－T（1A）	TAC（1B） FEC－T（1B）	FAC×6（2B）
复发风险较低的患者，符合以下危险因素之一： 1. 淋巴结 1～3 个（luminal A 型） 2. Ki－67 高表达（≥30%） 3. ≥T2 4. 年龄小于 35 岁	AC（1A） TC（1A）	AC－T（2A）	CMF（2B）

三阴性乳腺癌患者经术前新辅助化疗后未达 pCR 的患者，根据术前分期、病理细胞学分级，经充分考虑后，可给予术后卡培他滨治疗（2B 类证据），主要辅助化疗方案如下。

这里增加主要的治疗方案药物及剂量，如

AC－T 方案　阿霉素　60mg/m^2 d1

环磷酰胺　600mg/m^2 d1

21 天一个周期

序贯

多西他赛　80～100mg/m^2 d1

21 天一个周期

EC－T 方案 表阿霉素 90mg/m^2 d1

环磷酰胺 600mg/m^2 d1

21 天一个周期

序贯

多西他赛 80～100mg/m^2 d1

21 天一个周期

AC－wP 方案 阿霉素 60mg/m^2 d1

环磷酰胺 600mg/m^2 d1

21 天一个周期

序贯

紫杉醇 80mg/m^2 d1

7 天一个周期

EC－wP 方案 表阿霉素 90mg/m^2 d1

环磷酰胺 600mg/m^2 d1

21 天一个周期

序贯

紫杉醇 80mg/m^2 d1

7 天一个周期

剂量密集型 AC－P 方案 阿霉素 60mg/m^2 d1

环磷酰胺 600mg/m^2 d1

序贯

紫杉醇 175mg/m^2 d1

14 天一个周期

剂量密集型 EC－P 方案 表阿霉素 90mg/m^2 d1

环磷酰胺 600mg/m^2 d1

序贯

紫杉醇 175mg/m^2 d1

14 天一个周期

AC 方案 阿霉素 60mg/m^2 d1

环磷酰胺 600mg/m^2 d1

21 天一个周期

EC 方案　表阿霉素　90mg/m^2 d1
环磷酰胺　600mg/m^2 d1
21 天一个周期

TC 方案　多西他赛　75mg/m^2 d1
环磷酰胺　600mg/m^2 d1
21 天一个周期

TAC 方案　多西他赛　75mg/m^2 d1
阿霉素　50mg/m^2 d1
环磷酰胺　500mg/m^2 d1
21 天一个周期

FEC－T 方案　5－FU　500mg/m^2 d1
表阿霉素　100mg/m^2 d1
环磷酰胺　500mg/m^2 d1
序贯
多西他赛　80～100mg/m^2 d1
21 天一个周期

*摘自 CSCO 乳腺癌指南 2018. V1

依据患者临床病理分型、复发风险制定辅助化疗策略时应注重兼顾患者的耐受性，在化疗前充分评估患者的身体情况，包括血常规、肝肾功能、心肺功能等，争取制定最适合患者的治疗方案。辅助化疗执行过程中，若无特殊情况，争取足量、足疗程完成，保证剂量强度是确保疗效的前提，一般不建议减少化疗剂量和周期数，首次给药剂量不得低于推荐剂量的 85%，后续给药剂量可根据患者的具体情况和初始治疗后的不良反应适当调整，每次可下调 20%～25%，但每个辅助化疗方案仅允许剂量下调 2 次。值得注意的是蒽环类药物有心脏毒性，建议预防性应用右雷佐生以降低蒽环类药物所致的心脏毒性。

四、老年患者的辅助化疗

随着人口老龄化的加剧，老年乳腺癌患者人数逐年上升，但既往乳腺癌治疗的关键性临床研究很少纳入≥65 岁的老年患者、≥70 岁的几乎没有，因此目前老年乳腺癌的治疗缺乏依据和规范。国际老年肿瘤学会（SIOG）、欧洲乳腺癌专科学会（EUSOMA）老年乳腺癌治疗指南、中国老年乳腺癌治疗专家共识均明确指出在为老年乳腺癌患者制定辅助化疗方案时，应充分评估患者的绝对获益和潜在风险，综合考虑患者的生理年龄、预期寿命、治疗耐受性、治疗意愿和潜在的治疗困难，科学权衡、慎重用药。辅助化疗期间应密切观测患者不良事件，及时干预，注重多学科支持。既往回顾性分析表明淋巴结阳性、激素受体阴性的老年乳腺癌患者化疗绝对获益最大，但如何优选化疗方案及剂量尚不明确。CALGB49907 研究比较了卡培他滨和标准化疗（CMF6 周期或 AC4 周期）辅助治疗≥ 65 岁老年乳腺癌患者的疗效，该研究入组 633 例患者，其中 61% 患者年龄 >70 岁、54% 患者肿物 >2cm、70% 患者淋巴结阳性、66% 患者 HR 阳性。结果显示卡培他滨治疗的疗效差于标准化疗，卡培他滨治疗组患者的无病生存风险比为 2.09（95% CI 1.38 ~ 3.17，$P<0.001$），3 年无复发生存率是 68% 对比 85%，OS 是 86% 对比 91%，中、重度不良反应发生率是 33% 对比 64%。在 HR 阴性亚组，卡培他滨治疗患者复发风险比是标准化疗组的 4 倍以上（4.39，95% CI 2.9 ~ 6.7，$P<0.001$），死亡风险比是 3 倍以上（3.76，95% CI 2.23 ~ 6.34，$P<0.001$）。蒽环类治疗疗效明确，但其心脏毒性限制其在老年乳腺癌患者中的应用，依据 USON9735 研究结果（16% 入组患者年龄≥65 岁）TC 可能为可选方案，但需要注意的是紫杉类药物在老年患者的毒性高于年轻患者。因此，老年乳腺癌患者辅助化疗方案的制定应是权衡多方面因素后的个体化治疗，无心脏基础疾病患者可首选含蒽环类药物治疗方案，高危患者可在蒽环类药物基础上联用紫杉类药物，有心脏安全禁忌患者，可以考虑 TC 或 CMF 方案。

乳腺癌术后辅助治疗，是乳腺癌患者重要的治疗阶段，治疗目的是达到治愈，所以治疗应遵循循证医学证据，给予患者制定符合指南和共识的治疗方案，同时做好治疗的管理，使得方案很好地被实施。总之，给予患者精准的治疗，精致的管理，才有治愈的希望。

第二节　乳腺癌新辅助化疗

1. 什么是乳腺癌新辅助治疗　乳腺癌新辅助治疗，现也称术前治疗，是相对术后进行的辅助治疗而言的，是指在局部进行处理之前进行的系统性治疗，包括新辅助化疗、新辅助内分泌治疗、新辅助放疗等，该概念最早提出于 20 世纪 70 年代，也被称为初始全身性治疗、新辅助全身治疗、术前治疗等。新辅助治疗最初应用于失去手术机会的乳腺癌患者，通过治疗使肿瘤体积缩小，使原本无法手术的患者可以接受手术治疗。大型临床试验显示，新辅助治疗与术后辅助治疗具有相似的疗效，但新辅助治疗后可使乳腺癌体积缩小，可使更多的患者达到行保乳手术的条件，进而能提高保乳手术的比例，在临床上被广泛接受，目前已成为乳腺癌综合治疗的标准手段之一。

2. 乳腺癌新辅助治疗的主要目的、不足及适合人群 乳腺癌新辅助治疗服务于手术：新辅助治疗后肿瘤体积缩小，增加不可切除患者的可切除机会，增加不可保乳患者的保乳机会。追求 pCR：若新辅助治疗后患者肿瘤完全消失，即达到病理完全缓解，可改善患者的远期生存。体内的药敏实验：动态观察新辅助治疗过程中肿瘤大小的变化情况，治疗早期即可了解肿瘤的生物学行为及对治疗的反应性，有利于及时调整治疗方案。

乳腺癌新辅助治疗的主要不足：新辅助治疗时间较长，使行手术治疗的时间推迟，增加了带瘤的时间，可能存在原发肿瘤增大或向远处转移机会；进行新辅助治疗，所有的肿瘤的病理评估全部依靠空芯针的穿刺活检取得，对于原发灶和腋窝淋巴结的全面评估存在不足；个别研究显示，新辅助治疗后手术的恢复及放疗并发症的发生率增高等。

新辅助治疗的适合人群：术后需要进行辅助治疗并且身体条件可耐受，且肿瘤可以评估的患者，术前均可进行乳腺癌新辅助治疗，中国临床肿瘤学会 2019 版指南推荐以下患者可以考虑进行新辅助化疗。肿块较大（ >5cm）；腋窝淋巴结转移；Her－2 阳性；三阴性；有保乳意愿，但肿瘤大小与乳房体积比例大难以保乳者。

精准医疗时代，更多的循证医学数据的支持下，赋予了新辅助治疗更多的目标。

（1）增加治愈：相比辅助治疗，新辅助治疗更早地拿到了疗效的数据，对于那些原发耐药的患者，减少了无效治疗带来的毒性，更早地进入了有效治疗，增加了治愈率。

（2）强化辅助治疗：随着目前一些 RCT 的研究结果的公布，在新辅助治疗后未达到 pCR 的患者，在辅助治疗中开始做了一些方案的尝试，比如 Her－2阴性患者新辅助后未达到 pCR，辅助治疗加用卡培他滨片治疗，在 DFS 和 OS 都显示了明显的提升，Her－2 阳性患者新辅助治疗后未达到 pCR 后，辅助治疗强化使用 TDM－1，同样有生存的获益。所以进行新辅助治疗后对残余病灶的研究，以及改变辅助治疗的策略可获得巨大的突破。

（3）加速新药、新剂型药物、新方案的临床使用：在辅助治疗中，我们治疗的目标是治愈患者，故而，在辅助治疗中做研究是非常谨慎的，我们不能有损患者的生存，但是在新辅助治疗中，我们可以快速地拿到药物有效性的数据，如果无效我们可以迅速的改变策略或者在辅助治疗的过程中进一步补救治疗，不会有损患者的生存，加速了新药、新剂型药物和新治疗方案在临床的使用速度。

（4）指导解救治疗：在晚期治疗过程中，会优先使用那些既往治疗有效的药物，但是，在做辅助治疗时，我们没有明确的监测治疗，所以我们评估辅助治疗的疗效只能通过 DFS 去评估，但是 DFS 的长短又相对是个模糊的评估，常规评判耐药的时间节点把握到一年，但是是相对的，不是非常明确的。如果我们在适当的适应证把握下进行新辅助治疗，那么疗效的评判就是非常的确定了。

（5）原发耐药的筛选和研究：在新辅助治疗过程中，我们可以拿到疗效的数据和肿瘤的动态标本，我们可以根据疗效和标本检测的一些数据进行原发耐药患者的研究。

（6）增加患者的依从性和医生的经验：乳腺是个特殊的器官，最重要的是个体表器官，大部分的乳腺癌都是患者自己摸到的，在治疗的过程中，患者自己实时感受到肿瘤的退缩，会极大地鼓舞患者治疗的信心并增加患者依从性。同样对于医生来说，也可以积累更多的治疗经验，更好地为更多的患者服务。

3. 新辅助治疗的评价标准 新辅助治疗的关键在于评估肿瘤的反应情况，如果肿瘤的反应情况评估不好，也就失去了上述提到的新辅助的目标。目前实体瘤治疗疗效评价标准（RECIST）较为常用。根据新辅助治疗后肿瘤大小的变化情况可分为完全缓解（CR）、部分缓解（PR）、疾病稳定（SD）及疾病进展（PD）。完全缓解（CR）为新辅助治疗的主要目标之一，可分为临床完全缓解（cCR）与病理完全缓解（pCR）。临床完全缓解指治疗后临床查体无法触及肿瘤病灶。目前关于病理完全缓解（pCR）主要有两种不同定义：一是新辅助治疗后手术切除乳腺组织中未查见肿瘤病灶或仅残留原位癌组织；二是指乳腺原发灶及转移的区域淋巴结均未查见肿瘤病灶或仅残留原位癌组织。目前国际推荐病理完全缓解应同时考虑区域淋巴结状态，通常临床完全缓解率高于病理完全缓解率。

实体瘤治疗疗效评价标准（RECIST）：

基线测量：肿瘤最长径的总和。

完全缓解（CR）：所有目标病灶消失。

部分缓解（PR）：基线病灶长径总和缩小30%。

疾病稳定（SD）：基线病灶长径总和有缩小但未达 PR 或有增加但未达 PD。

疾病进展（PD）：基线病灶长径总和增加20%或出现新病灶。

4. 新辅助治疗的疗效及预后 目前的证据显示，接受乳腺癌新辅助治疗的患者远期生存情况与接受术后辅助治疗的患者类似，但这是基于过去所有新辅助化疗的方案均来源于辅助治疗，所以不论手术前后，使用同一个方案生存一样是必然的。但是如我们前面提到的，我们现在更多的开始研究，新辅助化疗后的一些辅助治疗上的改变，已经不同于过去的治疗方案，新辅助化疗后，整体的治疗效果要优于单纯的辅助治疗。

目前新辅助治疗方案的有效率为80% ~90%，新辅助化疗的病理完全缓解率一般为10% ~30%，联合曲妥珠单抗等靶向治疗药物后病理完全缓解率能够提高至50%左右，但在目前大量的新药投入临床使用，新辅助治疗的病例完全缓解率也有明显的提升，在 Her－2 阳性乳腺癌新辅助治疗中紫杉类药物加曲妥珠单抗和帕妥珠单抗，pCR 率高达45.8%。在新辅助治疗中，达到病理完全缓解的患者仍有复发的可能，而对未能达到病理完全缓解的患者，大约有一半的患者不会复发。肿瘤因不同的生物学特点，对新辅助治疗的反应不同，如雌激素受体（ER）阳性的患者，其新辅助化疗病理完全缓解率低于 ER 阴性的患者，但其整体预后优于 ER 阴性患者；人表皮生长因子受体2（Her－2）阳性患者新辅助治疗病理完全缓解率较高，但整体预后较差。

5. 乳腺癌新辅助治疗的管理

（1）新辅助治疗基线评估：新辅助治疗前，患者应做好充分的身体及心理准备。临床医生应对患者的年龄、月经状态等一般情况进行评价，尤其是对于激素受体阳性的患者，一定要在化疗前评估好患者的月经状态，避免后期对内分泌治疗选择的误判。基线评估最重要的是肿瘤学的评估，乳腺超声、钼靶、MRI、血常规、肝肾功能、心电图、胸片、肝脏超声等辅助检查，对肿瘤大小、腋窝淋巴结转移状态、肿瘤临床分期、是否存在多中心及多象限病灶、全身各脏器有无转移等情况进行准确评估，开展多学科协作讨论，准确定位病灶，指导新辅助治疗及手术的开展。对于原发灶的评估和定位至关重要，目前推荐的评估方法主要为超声和 MRI，MRI 有强的客观性和敏感性，目前应用越来越多。对于肿瘤的定位，常规使用体表纹身标记，或者各类体表标记膜。有研究显示肿瘤内置入标记夹效果较好，但因其价格昂贵，目前国内使用较少。需要强调的是，肿瘤的疗前标记对于疗效的评估和后续手术方案的制定非常重要，务必做好此项工作。

对计划行新辅助治疗的患者，治疗前均需进行组织活检，由于细针穿刺所得组织量太少，且无法行免疫组化检查，故不做推荐。临床一般采用空芯针穿刺活检，取得组织并进行病理检查，同时进行乳腺癌相关指标的检测，如雌激素受体（ER）、孕激素受体（PR）和人表皮生长因子受体2（Her－2）、Ki67等，如腋窝淋巴结临床考虑转移，则需一并行穿刺，如为阴性，可行前哨淋巴结活检术。

（2）新辅助化疗方案的选择：目前所有证据表明，新辅助化疗以蒽环类和紫杉类为基础的化疗方案有效性最高。众多临床试验表明，应用含蒽环类的化疗方案可使4%到62%的患者达到临床完全缓解（cCR），3%到46%的患者达到pCR。关于提高剂量是否能够提高疗效，在EORTC－NCIC－SAKK多中心研究中，437例肿瘤大于5cm的乳腺癌患者随机分为正常剂量和加强剂量的包含蒽环类方案的新辅助化疗，两组之间cCR和pCR并无显著性差异。其他研究也得出类似结论。

若干Ⅱ期临床试验报道，患者接受紫杉联合蒽环方案的新辅助化疗后临床完全缓解率达20%到31%，病理完全缓解率则达到7%到18%。一项临床随机对照研究比较蒽环类化疗药反应，结果显示联合应用紫杉类化疗药物与单独应用蒽环类方案相比，cCR率由34%提高到62%，pCR率由16%提高至34%。收集了2411例局部进展期乳腺癌病例的NSABP－B27得出类似结论，在该试验中患者随机归入以下三组：①AC方案新辅助化疗组；②AC序贯T新辅助化疗组；③AC方案新辅助化疗，术后单T方案辅助化疗。新辅助化疗加入紫杉醇使pCR率由13.7%提高到26.1%，但保乳率及总体生存率并未得到改善，且肿物切除率在第1、2组之间亦无差异。收集913例可手术乳腺癌患者的GEPARDUO试验进行类似研究，结果显示蒽环序贯紫杉同高剂量单用前者相比疗效更满意。AC序贯T同单独高剂量应用AC方案比较，pCR率由7%提高到14.3%。以上临床试验显示，应用含蒽环及紫杉类的方案的新辅助化疗可达到较好的临床疗效，是局部进展期乳腺癌的推荐方案。在乳腺癌辅助化疗中，有学者研究紫杉醇单周方案与3周方案的疗效差别。Joseph A将4950例已接受四周期AC方案化疗的患者随机分为接受4周（间隔3周）或

12 周（间隔 1 周）紫杉醇治疗。与 3 周方案相比，接受每周 1 次的患者的无瘤生存比值比（OR）为 1.27，效果较前者为好，且总生存情况得到改善。国内学者统计 107 例接受 TP 单周方案新辅助化疗的乳腺癌患者，总体 pCR 率为 19.4%，且耐受性较好。故紫杉醇单周方案在新辅助化疗中值得借鉴。

GEPARTRIO 临床试验证明早期对新辅助化疗有反应的患者获得 pCR 概率较高。该试验中 285 例患者接受 2 周期 TAC 方案新辅助化疗后，73% 的患者临床评估有反应并继续接受该方案 4 周期化疗。无反应患者随机分为继续接受 4 周期 TAC 方案或改为 4 周期 NX 方案新辅助化疗。结果显示对 2 周期新辅助化疗有反应者 pCR 率为 22.6%，无反应患者中继续原方案获得 pCR 率为 7.3%，更换方案的患者为 3.1%。该研究同样说明，对初始新辅助化疗不敏感的患者更换其他方案可能无助于提高 pCR 率。Eva Thomas 等统计 193 例接受 VACP 方案新辅助化疗的患者，临床总体反应率为 83.4%，pCR 率为 12.2%。手术切除肿瘤小于 1cm 的患者继续接受原方案化疗，大于 1cm 的患者随机分为继续原方案或改为无交叉耐药的 VbMF 方案化疗，随访显示是否更换方案对无病生存及总生存无显著影响。这些促使我们思考，经过新辅助化疗证实一线化疗药物不敏感的患者，要不要更改方案继续化疗。目前的观点认为，在临床实践中证实安全有效的辅助治疗方案均可作为新辅助治疗方案。新辅助化疗方案目前一般选择含紫杉类和蒽环类细胞毒药物联合或序贯应用。如果第一个化疗方案经评估明确无效，则改用互不交叉耐药的方案进行，对于一些激素受体阳性的患者，也可考虑手术治疗。对于 Her - 2 阳性的患者，在新辅助化疗的基础上，如联合应用曲妥珠单抗靶向治疗药物，可显著提高病理完全缓解率，并可转化为远期生存获益，但由于在 Her - 2 阳性晚期乳腺癌患者中，曲妥珠单抗与蒽环类药物联合应用，可增加心脏毒性反应，故在临床应用时，应尽量避免两者联合应用。目前三阴性乳腺癌缺乏明确的靶向治疗药物，无法进行内分泌及靶向新辅助治疗，其新辅助化疗病理完全缓解率较高，但整体预后较差，三阴性乳腺癌新辅助治疗最优方案仍在探索中，目前主要选择含蒽环类、铂类、紫杉类的药物及白蛋白结合型紫杉醇抗血管生成药物等新药的化疗方案。整体来说辅助治疗的方案均可用于新辅助化疗，但是，既然选择新辅助化疗，目标就是为了快速降期，我们尽可能选择那些有效性更强的化疗方案。

（3）新辅助化疗周期：乳腺癌新辅助化疗的周期可参考术后辅助化疗，一般推荐为 6 ~ 8 个周期。原则上如果新辅助化疗有效，尽可能在手术前将化疗全部做完，这样不仅可以达到良好的肿瘤控制，也可以在手术中明确的判断非 pCR 患者的辅助治疗。如果新辅助化疗做的不充足，我们就无法判断非 pCR 是化疗不足导致的，还是肿瘤本身导致的，对后续辅助治疗造成干扰。整个新辅助治疗过程中应对肿瘤变化情况进行监测、评价，如治疗效果不佳，可视情况改变治疗方案及周期。

（4）新辅助化疗过程的监测：每周期治疗完成后需常规复查血常规、肝肾功等，及时地给予对症治疗，如白细胞降低给予药物治疗促进白细胞生成及释放，如肝、肾功异常给予保肝治疗，如出现胃肠道等毒性不良反应，给予相应的对症治疗。

新辅助治疗过程中，应注意监测肿瘤及淋巴结大小的变化情况，评估治疗的疗效，如患者治疗效果差，可视情况随时更改治疗手段，使其免受不必要的治疗及相关的毒性不良反应。临床中我们可选择在新辅助治疗 2～4 个疗程后，采用临床体检、影像学或病理学方法，评估治疗的疗效，动态了解肿瘤变化情况，然后决定后续治疗方案：新辅助治疗有效者可继续原方案治疗或应用序贯化疗药物；疾病进展者需考虑更换治疗方案；疾病稳定者，目前一般推荐更换治疗方案。

（5）新辅助化疗后的手术处理：乳腺癌新辅助化疗结束后，可根据患者身体条件、残留肿瘤大小、性质及患者意愿等，选择乳腺癌根治术、乳腺癌改良根治术、保留乳房手术及乳房重建手术。降期保乳为乳腺癌新辅助治疗的主要目标之一，新辅助化疗后保乳手术应按照化疗后肿瘤状态切除还是按照新辅助治疗前范围切除，目前存在一定争议。部分回顾性研究表明，新辅助化疗后保乳手术的患者局部复发风险较直接行保乳手术患者比例高，但是，我们应理性地面对这些数据，进行新辅助化疗的患者，初始肿瘤的状态较直接保乳的患者分期偏晚，局部复发的风险必然较高，故不能机械的把二者进行对比。原则上，在新辅助化疗过程中动态疗效评估，肿瘤为向心性退缩，则应按化疗后范围切除，如果新辅助化疗后肿瘤为非向心性退缩，或者化疗后肿瘤变为散在存在的多灶结节，则应按化疗前范围切除。术后行组织病理检查，明确新辅助治疗后病理缓解情况，对于完成足 6～8 疗程新辅助化疗的患者，如肿瘤仍有残留，其远期生存情况较无残留者差，在进行辅助治疗时可酌情行强化辅助治疗，三阴性乳腺癌可加用卡培他滨辅助治疗，Her－2 阳性乳腺癌可加用 TDM－1 强化治疗。术后内分泌及放射治疗按患者新辅助化疗前状态及手术方案进行制定。

第三节　复发转移乳腺癌的化疗

早期乳腺癌的标准新辅助及辅助治疗使得复发转移风险明显下降、生存率提高，但是仍有30%～40%患者最终出现复发转移，而且也有大概10%左右的患者在首诊时已是局部晚期或转移性乳腺癌。晚期患者的预后不容乐观，乳腺癌一旦出现转移就成为难以治愈的全身性疾病，治疗以改善患者症状，提高生活质量从而尽可能地延长患者的生存期为目的。

国内国际指南共识，都包括关于复发转移乳腺癌化疗问题的指导。NCCN指南、ASCO治疗相关指南、ABC专家共识等，都对晚期乳腺癌的诊治给出了治疗原则，这些指南和共识都可以作为我们临床实践的指导。

在国内，由于药物审评政策和程序原因，国外一些已经批准用于晚期乳腺癌患者治疗的新药无法很快进入国内临床使用。另外，对于多线治疗后进展的难治性乳腺癌的治疗，目前也缺乏标准推荐。中国乳腺癌诊疗专家共识组针对不可手术的局部晚期和复发转移性乳腺癌在诊断、治疗及预后等方面综合国内外的相关研究数据进行分析、总结和讨论，制订出《中国晚期乳腺癌临床诊疗专家共识（2018版）》，以供临床医师参考。我国不同地区的医疗水平和医保政策存在差异性和不均衡性，在推进建设健康中国、促进分级诊疗的过程中，基于循证医学证据和资源可及性、吸收精准医学新进展的基本原则，乳腺癌专家制定了适合我国国情、指导我国乳腺癌诊疗临床规范化的《CSCO乳腺癌诊疗指南》。

针对复发转移乳腺癌患者治疗的基本原则包括：晚期乳腺癌患者病情复杂难以治愈，需要多学科团队参与，治疗需要综合考量各方面因素，包括病情、患者意愿、生活质量、预期寿命、经济负担等，遵循个体化治疗原则。治疗的主要目的是减轻肿瘤相关症状，提高患者的生活质量，延长其生命。

转移性乳腺癌治疗包括全身治疗及在合适时机的局部治疗，以全身系统性药物治疗为主，主要包括化疗、内分泌治疗、靶向治疗以及日渐成熟的免疫治疗。在全身治疗的基础上依据病情及患者身体状况可考虑局部减瘤术、局部放疗、介入治疗等手段。

乳腺癌治疗目前进入以分子分型为基础的分类治疗时代，但在全身治疗中无论激素受体以及Her－2状态如何，化疗仍占有很重要的地位，尤其在三阴性患者中化疗为主要治疗手段。晚期乳腺癌化疗的进展是伴随着肿瘤药物的研发进程进步的，从20世纪70年代环磷酰胺、甲氨蝶呤、氟尿嘧啶，发展到80年代含蒽环类药物阿霉素、表阿霉素，到90年代紫杉醇、多西他赛的问世成为乳腺癌化疗的一个重大突破。到目前可供选择的常用药物有：蒽环类药物，如阿霉素、脂质体阿霉素、表柔比星、吡柔比星；紫杉类药物，如紫杉醇、多西他赛、白蛋白结合型紫杉醇；抗代谢药，如卡培他滨、吉西他滨；长春碱类，如长春瑞滨；烷化剂，如环磷酰胺及铂类（顺铂和卡铂）和其他的比如依托泊苷等。

一、复发转移乳腺癌一线化疗方案选择

解救治疗中尤其一线治疗要有规范，可在明确分子分型后采取分类治疗策略，从而达到缓解症状、延长生存的目的。在分类治疗的指导原则下，不同分子亚型患者有不同的治疗模式：激素受体阳性者可考虑首选内分泌治疗；Her－2阳性者首选靶向治疗同时可联合化疗或内分泌治疗。对于激素受体阴性、有症状内脏转移或激素受体阳性但内分泌治疗无效的患者应考虑化疗；来自多中心临床研究的循证医学证据为临床提供了多种药物的选择，但蒽环及紫杉类仍然是乳腺癌化疗领域最重要的药物。

蒽环类药物治疗失败的复发转移性乳腺癌，出现复发转移时一线首先考虑含紫杉类的化疗方案，比如联合方案有多西他赛联合卡培他滨或吉西他滨联合紫杉醇的方案。O'Shaμghnessy J教授等于2002年在JCO杂志发表的研究结果中比较多西他赛＋卡培他滨（TX）对比多西他赛单药（T）对晚期乳腺癌化疗效果的研究发现：相比T方案，TX方案显著延长至疾病进展时间（TX：6.1月vsT：4.2月，$P=0.0001$）；此外相比T方案，TX方案显著延长OS（TX：14.5月vs T：11.5月，$P=0.0126$）。多中心参与的Ⅲ期随机临床研究（纳入了共计患者529例）对比了吉西他滨联合紫杉醇与单药紫杉醇治疗的效果，结果支持吉西他滨联合紫杉醇治疗曾接受过蒽环类辅助或新辅助化疗的乳腺癌患者。吉西他滨联合紫杉醇治疗组与紫杉醇单药治疗组比较，疾病进展时间（GT：5.2月vs T：2.9月，$P<0.0001$）和总缓解率（GT：40.8% vs T 22.1%，$P<0.0001$）具有显著改善，且具有统计学意义。此外，吉西他滨组中位生存分析有生存延长的明显趋势。CALGB9840研究进行了每周紫杉醇方案（80mg/m^2）与3周方案紫杉醇（175mg/m^2）比较，有效率（40% vs 28% $P=0.017$）和疾病进展时间（9月vs 5月，$P=0.0008$）有明显优势，且血液学毒性反应低于3周方案，但神经毒性高于3周方案，显示了

每周紫杉醇治疗方案的优势。美国 FDA 于 2005 年批准了新型紫杉类治疗药物白蛋白结合紫杉醇用于晚期乳腺癌的治疗，该药不需进行抗过敏预处理，输注时间短，为半小时左右。其与紫杉醇（175mg/m^2）比较治疗转移乳腺癌研究显示有效率明显提高（33% vs 19%，$P = 0.001$），疾病进展时间延长（23.0 周 vs 16.9 周，$P = 0.006$），而 4 度粒细胞减少发生率降低但感觉神经毒性增加。另一项研究中将纳入的 300 名一线治疗的转移性乳腺癌患者随机分为 4 组：白蛋白结合型紫杉醇 300mg/m^2，每 3 周使用 1 次；白蛋白结合型紫杉醇 100mg/m^2 每周 1 次，4 周中用药 3 周；白蛋白结合型紫杉醇 150mg/m^2 每周 1 次，4 周中用药 3 周；多西他赛 100mg/m^2 每 3 周使用 1 次。分别比较白蛋白结合型紫杉醇和多西他赛；每周与每 3 周白蛋白结合型紫杉醇；低剂量与高剂量每周方案白蛋白结合型紫杉醇。为了避免 4 个治疗组之间进行配对比较导致的多重比较校正，采用了步降方法进行治疗组之间的比较，首先对数据进行治疗差异检验。如果这项检验显示治疗组之间存在明显的差别，那么将进行配对组间比较，比较差别最大的两组之间的疗效，如果这些治疗组之间存在明显的差异，将对疗效差异第二大的组之间进行比较，一直进行到组间没有明显的疗效差异。结果显示：与多西他赛相比白蛋白结合型紫杉醇显示了更好的安全性和疗效，白蛋白结合型紫杉醇三个组中性粒细胞减少、中性粒细胞减少性发热和疲劳的发生率均较多西他赛组低；所有治疗组感觉神经毒性发生率相似，而白蛋白结合型紫杉醇组神经感觉毒性的改善好于多西他赛组。根据 PFS 和 ORR 数据，最有效的是白蛋白结合型紫杉醇每周方案 150mg/m^2 剂量组；每周方案白蛋白结合型紫杉醇 150mg/m^2 组与多西他赛组相比明显提高 ORR（分别为 74% vs 39%，$P < 0.0001$）和中位 PFS（分别为 14.6m vs 7.8m，$P = 0.012$）。

随着紫杉类药物更多的应用于新辅助及辅助治疗中，蒽环类和紫杉类药物早期治疗后再次出现复发可选择的治疗方案目前没有标准方案推荐。蒽环和紫杉类治疗均失败的复发转移乳腺癌可考虑的药物有卡培他滨、吉西他滨、长春瑞滨和铂类，可考虑单药或联合方案。

二、复发转移乳腺癌的维持治疗

目前转移性乳腺癌标准的临床实践是治疗直到疾病进展，或出现不能耐受的不良反应。尽管联合化疗的近期有效率高，但不良反应重，患者难以耐受长期治疗，患者需要全程管理制定维持治疗的方案。晚期乳腺癌化疗的最佳周期数目尚不确定，有学者进行了相关研究的系统评价，分析了一线化疗时间对患者总生存和无进展生存时间的影响。共入组 11 项随机对照研究，纳入 2269 例病例。结果显示接受较长的一线化疗周期数的患者具有更好的总生存（HR 0.91，95% CI：0.84 ~ 0.99，$P = 0.046$）和无进展生存时间（HR 0.64，95% CI：0.55 ~ 0.76，$P < 0.001$）。2011 年圣东尼奥国际乳腺癌大会提出将晚期乳腺癌看作是慢性疾病的理念，即需要树立一线治疗加维持治疗策略。维持治疗在全程管理中占有重要地位，通过一线治疗获益的复发转移乳腺癌患者在治疗之后进行维持治疗，可以延长疾病进展时间。联合化疗阶段可以筛选出抗肿瘤治疗获益的患者即达到完全缓解、部分缓解或疾病稳定。而接受规范的一线化疗后达到疾病控制的患者，通过延长药物治疗时间控制肿瘤进展，从而改善生活质量、提高无病生存——这就是维持治疗的最终目的。

由于维持化疗可以使患者获益，NCCN 指南、晚期乳腺癌国际共识、中国抗癌协会乳腺癌诊治指南与规范等均推荐合适的晚期乳腺癌应持续化疗至疾病进展。2017 年 12 月中国抗癌协会乳腺癌专业委员会在肿瘤内科治疗新进展会议中发布了《中国晚期乳腺癌维持治疗专家共识》，为我国晚期乳腺癌进行规范的维持治疗提供了更为有力的数据支持和专家指导意见。为维持治疗模式增加了循证医学证据。该研究中位随访时间为 33 个月，可以看到对于 GT 一线治疗后疾病控制的患者继续原方案维持治疗，可显著延长患者的无进展生存和总生存。亚组分析显示维持治疗在小于等于 50 岁、绝经前、伴有内脏转移、激素受体阴性、肿瘤负荷较大及初始联合化疗获得完全缓解及部分缓解的患者无进展生存获益更大。但患者存在一定的不良事件，如骨髓抑制、肝损伤、胃肠道反应等，维持组不良事件高于对照组。联合化疗可能并不是最佳维持治疗策略。

维持化疗有两种模式，一种是原药维持，另一种是换药维持。原药维持是继续应用原联合治疗证明的有效药物，换药治疗是换用其他可能有效药物治疗。现在临床中维持化疗大多数都选用原药维持，希望有效药物能够将作用发挥到极致，为患者带来更多获益。维持治疗方案的选择需考虑到初始治疗的反应、残留病灶、尚可以使用的药物、患者的耐受性、Her - 2 状态、激素受体状态及既往治疗的疗效等。而维持化疗药物的选择应满足疗效确切，安全性良好，以及便于长期使用，如口服的化疗药物卡培他滨。中国学者在维持治疗领域进行了相关探索性研究，并积累了一定的经验。晚期乳腺癌患者中卡培他滨单药维持治疗的研究发表于 2012 年《Anti - Cancer Drugs》杂志，在接受一线或二线卡培他滨联合化疗的转移性乳腺癌患者中有效后改为单药卡培他滨维持治疗。随访结果显示：中位肿瘤进展时间为 4.4 个月，临床获益率为 32.2%。从而证实了单药维持治疗的有效性和安全性。国内学者进行的另外一项Ⅲ期随机对照研究发表在 2015 年《Cancer》杂志。结果显示：经过卡培他滨 + 多西他赛或长春瑞滨的联合治疗后，达到疾病控制（完全缓解 + 部分缓解 + 疾病稳定）的患者继续口服卡培他滨进行维持治疗，中位无进展生存分别达到 8.4 个月和 7.1 个月，中位总生存分别达到 35.3 个月和 19.8 个月。而同样作为国内新上市口服剂型的化疗药物长春瑞滨软胶囊能否作为乳腺癌维持治疗的药物之一，目前有一些小样本量的临床研究，还需积累更多的经验，未来可以作为维持治疗的可选择方案。

三、三阴性复发转移乳腺癌的化疗

乳腺癌作为异质性很强的肿瘤，其中三阴性乳腺癌是倍受临床所关注的一类分子亚型。三阴性约占乳腺癌中的 10% ~20%，相对年轻女性比例高，具有高度侵袭性，易发生内脏转移。在基因分型中此类患者异质性强，更细划分为多个亚型，BRCA 突变概率有些报道达到 20%，相对预后差。在治疗方面由于不适合内分泌治疗及针对 Her - 2 靶点的药物治疗，化疗从而成为其重要的治疗手段。法国乳腺癌患者的真实世界研究（ESME - MBC）是一项多中心、队列研究，共纳入 2008 年 1 月 1 日 -2014 年 12 月 31 日诊断为转移性乳腺癌的 16680 例患者，评估转移性乳腺癌自诊断时间对总体生存的独立影响，其中三阴性乳腺癌在 2008 -2014 年期间生存期无明显改善，平均生存期仅为 14.52 个月，这也更加提示我们需要探索新的方法来治疗三阴性乳腺癌患者。我国学者开展的 CBCSG 006 研究是第一个在转移性三阴性乳腺癌中比较含铂联合方案 GP 和含紫杉联合方案 GT 的Ⅲ期研究，主要终点是 PFS。在 ITT 人群中，GP 和 GT 组分别达到了 7.73 个月和 6.47 个月，非劣效检验和优效性检验均显示统计学的差异。次要终点提示 GP 对比 GT 提高了将近 15% 的有效率，提示对于恶性程度较高、负荷较大、进展较为迅速或亟须控制症状的转移性三阴性乳腺癌患者含铂 GP 方案是比 GT 方案更合理的选择。后续治疗中很多 GT 组使用了铂类，所以总生存差异可能不会显著。此外，两治疗方案的安全均可耐受，无治疗相关死亡病例。但是两组毒性谱有一定差异：GP 组存在更多 3 ~4 级的恶心、呕吐、贫血、血小板减少，而 GT 组存在更多

3～4级的肌肉、骨骼酸痛；1～4级的不良事件中GP组的脱发、外周神经毒性更少，但有更多的食欲下降、便秘、低镁、低钾。该研究没有进行预设亚组，因而不能对亚组的结果进行解读。但从年龄分层可以看到，小于40岁的女性从铂类的治疗中获益更多，提示这部分女性发生BRCA突变或同源重组修复障碍的机会较40岁以上的人群更高。该研究中新辅助、辅助使用过蒽环类的患者超过80%，使用过紫杉类的患者超过60%，对于这部分人群复发转移时一线使用GP方案似乎更能获益。该研究部分解决了含铂方案一线治疗转移性三阴性乳腺癌的地位问题，提示GP方案可以是GT方案的替代或更为优先的选择。

近年来免疫治疗成为肿瘤治疗的热点，相较于取得重要进展的黑色素瘤、肺癌等肿瘤乳腺癌免疫治疗的获益相对较弱。肿瘤相关的免疫循环在肿瘤与宿主间发挥相互作用，而免疫治疗的目标就是激活这一循环使得免疫细胞能够杀伤肿瘤细胞，从而起到临床治疗作用。肿瘤浸润淋巴细胞（TILs）是指聚集在肿瘤病灶区域内的淋巴细胞，乳腺癌中三阴性亚型的TILs水平相较于其他亚型更高。正常情况下，程序性死亡因子1（PD－1）在体内多种免疫细胞上都有表达，其配体PD－L1表达于肿瘤细胞，与免疫细胞上的PD－1结合抑制肿瘤微环境中的免疫反应，从而使肿瘤细胞逃逸免疫细胞的杀伤作用，所以抑制PD－1或PD－L1通路重新激活免疫系统为免疫治疗的策略之一。但乳腺癌相关免疫治疗研究结果显示三阴性乳腺癌患者PD－L1的表达主要在肿瘤浸润免疫细胞上，而非直接表达在肿瘤细胞上。基于此乳腺癌患者PD－1或PD－L1抑制剂的治疗在进一步探索中，最近有关免疫检查点抑制剂联合化疗治疗三阴性乳腺癌的临床研究取得了一定的突破。

2018年新英格兰杂志发表了随机双盲Ⅲ期的Impassion 130临床研究，结果显示Atezolizumab（PD－L1单抗）联合白蛋白紫杉醇一线治疗转移性或不可切除局部晚期三阴性乳腺癌可显著降低疾病进展风险，尤其是PD－L1阳性患者亚组。IMpassion130研究纳入了902例三阴性乳腺癌患者，随机分配到Atezolizumab或安慰剂加白蛋白紫杉醇化疗组。研究结果显示在ITT人群中，与安慰剂相比Atezolizumab可以延长中位无进展生存时间（7.2个月vs 5.5个月，$P=0.0025$）。而在PD－L1阳性亚组中，PFS从5.0个月增加到7.5个月（$HR=0.62$，$P<0.0001$），具有显著统计学差异。而总生存从15.5个月延长至25.0个月（$HR=0.62$，95% CI 0.45～0.86），延长近10个月。基于这项研究结果，美国FDA也已经加速批准Atezolizumab联合白蛋白结合型紫杉醇

一线治疗 PD－L1 阳性（伴随诊断）的不可手术切除的局部晚期或转移性三阴乳腺癌。

四、Her－2 阳性乳腺癌的化疗选择

Her－2 阳性乳腺癌占乳腺癌患者的 20%～30%，Her－2 过表达常预示患者预后不良。此类患者复发转移后解救治疗首先需考虑靶向治疗同时联合化疗，在此主要举例曲妥珠单抗、拉帕替尼与化疗的联合，其他靶向药物联合化疗的方案请具体参考 Her－2 靶向治疗的解读。曲妥珠单抗是乳腺癌治疗领域的第一个分子靶向药物。Her－2 阳性复发转移乳腺癌患者的Ⅲ期临床研究证实了曲妥珠单抗联合紫杉醇组较单药紫杉醇治疗在有效率（50% vs 32%，$P<0.001$）和疗效维持时间（9.1 月 vs 6.1 月，$P<0.001$）均有明显优势，并且能够延长总生存（25.1 月 vs 20.3 月，$P=0.046$）。此外与多西他赛、长春瑞滨或吉西他滨联合均显示了较好疗效。拉帕替尼是 Her－1 和 Her－2 两个受体的小分子酪氨酸激酶抑制剂，其通过降低两种受体同型二聚体或异二聚体的酪氨酸激酶域磷酸化，阻断信号传导并诱导凋亡。拉帕替尼联合卡培他滨与单药卡培他滨比较的Ⅲ期临床研究入组了 Her－2 阳性既往曾接受过蒽环、紫杉和曲妥珠单抗治疗的患者。结果显示联合组明显延长无进展生存时间（HR 0.57，95% CI 0.43～0.77；$P<0.001$）。由此拉帕替尼联合卡培他滨批准用于治疗蒽环、紫杉和曲妥珠单抗治疗进展的患者。

总之，在 Her－2 阳性晚期乳腺癌治疗原则建议首选以抗 Her－2 治疗为基础，联合化疗，有效后可以采用靶向治疗维持治疗，对于激素受体阳性、Her－2 阳性的晚期乳腺癌，也可以考虑抗 Her－2 治疗联合内分泌治疗的维持治疗策略。

五、晚期乳腺癌的整体治疗策略

对于晚期乳腺癌，究竟应该选择联合化疗还是单药序贯化疗策略，一直是大家关注的问题。2013 年 meta 分析比较了联合化疗与单药序贯治疗的效果，纳入 12 项随机对照临床研究，2317 例复发转移性乳腺癌。结果显示，单药序贯化疗与联合化疗在总生存方面无差异；单药序贯化疗的不良反应较小，联合化疗粒缺性发热发生率显著高于单药序贯化疗。E1193 研究是比较经典的关于单药化疗的试验，比较多柔比星、紫杉醇单药或联合的效果。结果显示单药方案的无进展生存劣于联合化疗，但是总生存不劣于联合化疗。在临

床选择中存在一些共识，与单纯的单药化疗相比联合化疗有效率相对较高，到疾病进展时间相对较长，但不良反应相对较大；部分患者虽然可首选单药序贯治疗，但对于疾病进展快、肿瘤负荷大、须快速控制症状的患者仍需首先选择联合化疗。O'Shaμghnessy J 等报道的关于多西他赛联合卡培他滨与单药多西他赛的对比研究，及 Albain KS 等对比吉西他滨联合紫杉醇与单药紫杉醇的疗效的研究中均显示联合组的中位总生存时间与客观缓解率均优于单药，但不良反应方面显然联合治疗组高。对于有广泛转移、有症状，需快速控制病情，同时耐受性较好的患者，优先选择联合化疗。可选择的两药联合的方案有 TX（紫杉类联合卡培他滨）、TP（紫杉类联合顺铂或卡铂）、NX（长春瑞滨联合卡培他滨）、NP（长春瑞滨联合顺铂或卡铂）、GP（吉西他滨联合顺铂或卡铂）。单药序贯化疗：对于病灶范围小但又需要化疗而又无重要脏器转移或者转移部位少且年龄大的患者优先考虑单药化疗；在出现疾病进展或不良反应无法耐受后，再换用另一种化疗药物治疗，这种治疗策略称为单药序贯化疗。可以选择的单药有紫杉类（紫杉醇、多西他赛、白蛋白结合型紫杉醇）、卡培他滨、吉西他滨、长春瑞滨。单药序贯化疗因不良反应相对较轻，生活质量更高，更有利于长期治疗。

复发转移性乳腺癌患者以全身治疗为主的同时，选择合适时机进行局部治疗也不容忽视，全身治疗与局部治疗的合理配合对于提高疗效、缓解症状和改善生活质量意义重大。伴有胸腔积液、腹腔积液及心包积液的患者，可给予穿刺引流积液以缓解症状；肝转移患者采用有效的全身化疗后，可以考虑进行局部治疗，如介入、手术、射频消融等。骨转移局部放疗可以缓解疼痛，局部的骨转移病变特别是影响脊柱稳定性的椎体病变，可以手术治疗从而避免产生脊髓压迫影响患者的生活质量。脑转移患者给予合适的手术切除、必要的精准放疗都可以改善症状，延长患者生存。

总之，复发转移性乳腺癌患者治疗应以全身治疗为主，局部治疗相配合，以达到改善患者生活质量和延长生命的目的。虽然已经提出了精准医学这一新的科学理念，但是化疗仍有很重要的位置，化疗也需个体化的选择和治疗。

第四节　常见化疗不良反应的诊断与处理

化疗作为恶性肿瘤综合治疗的主要手段之一，能够阻止肿瘤细胞的增殖、浸润、转移，但是化疗药物作用在肿瘤细胞的同时也对正常组织细胞产生作用，进而导致机体出现不良反应。根据WHO国际药物检测合作中心的规定，药物不良反应定义为正常剂量的药物用于预防、诊断、治疗疾病或调节生理功能时出现的有害的和与用药目的无关的反应。化疗不良反应可能导致肿瘤患者化疗剂量的降低、化疗周期延长甚至停药，并且可能增加疾病复发风险，缩短患者的生存期。已知的化疗药物引起的不良反应有500多种，包括消化系统反应、神经毒性、心脏毒性、骨髓抑制、肾和膀胱毒性等。本节列举常见的不良反应及处理原则。

一、恶心、呕吐

化疗所致的恶心、呕吐是指由化疗药物引起或与化疗药物相关的恶心［以反胃和（或）急需呕吐为特征的状态］和呕吐（胃内容物经口吐出的一种反射动作），是最常见的化疗不良反应之一。该不良反应不仅会降低患者的生活质量和对于治疗的依从性，还可能造成代谢紊乱、营养失调，增加患者对治疗的恐惧感，甚至终止抗肿瘤治疗。

按照恶心、呕吐发生时间，通常分为急性、延迟性、预期性、爆发性和难治性。急性CINV通常发生在用药后几分钟至几小时内，在5~6小时达到高峰，通常在24小时内消退。延迟性CINV多在化疗24小时之后发生，常见于顺铂、卡铂、环磷酰胺和阿霉素。预期性CINV是指患者在前一次化疗时经历了难以控制的CINV之后，在下一次化疗开始之前即发生的恶心呕吐，主要被认为是一种条件反射。爆发性CINV是指在预防性治疗和（或）需要使用止吐剂解救的情况下，仍发生恶心和（或）呕吐。难治性CINV是指在早期的治疗周期中预防性治疗和（或）解救无效，在随后的治疗周期中发生的恶心和（或）呕吐。

根据美国国立癌症研究院通用毒性标准（NCI-CTC）4.0版对恶心呕吐分级。恶心可分为以下3级。1级：食欲降低，不伴进食习惯改变。2级：经口摄食减少不伴明显的体重下降，脱水或营养不良。3级：经口摄入能量和水分不足或需要鼻饲，全肠外营养或者住院。呕吐分为以下5级。1级：呕吐24小时内1~2次发作（间隔5分钟）。2级：24小时内3~5次发作（间隔5分钟）。3级：24小时内发作≥6次（间隔5分钟）需要鼻饲，全肠外营养或住院治疗。4级：危及生命或需要紧急治疗。5级：死亡。

临床常根据化疗方案的致吐风险将抗肿瘤药物分为4个等级，如不予以预防处理，呕吐发生率 >90% 为高度，30% ~90% 为中度，10% ~30% 为轻度，<10% 为轻微。乳腺癌常用静脉化疗方案中，高度致吐风险：AC 或含有 AC 的方案、环磷酰胺≥1500mg/m^2、阿霉素 >60mg/m^2、表阿霉素 >90mg/m^2；中度致吐风险：环磷酰胺 <1500mg/m^2、阿霉素 ≤60mg/m^2、表阿霉素 ≤90mg/m^2、卡铂（AUC <4）；低度致吐风险：TDM－1、多西他赛、紫杉醇、白蛋白紫杉醇、吉西他滨；轻微致吐风险：长春瑞滨。口服化疗药物中依托泊苷、替莫唑胺、环磷酰胺为中、高度致吐风险。除药物因素外，CINV 还与患者自身因素相关，包括性别、年龄、酒精摄入史、焦虑、体力状况、晕动病、基础疾病以及既往化疗的呕吐控制等。

止吐方案的选择应充分考虑化疗方案中致吐风险最高的药物、既往的止吐经验以及患者特有的风险因素。在肿瘤相关治疗开始前，充分评估呕吐发生风险，制定个体化的防治方案。为防止急性 CINV，应在化疗前开始止吐治疗，并且持续超过 24 小时。《NCCN 临床实践指南：止吐（V1. 2019）》根据致吐风险不同，列举了静脉化疗所致急性和延迟呕吐的预防方案（表 7－5）。对于可能出现中高风险的口服化疗方案，在开始化疗和化疗过程中应同时应用5－HT$_3$ 受体拮抗剂。无论是低度、轻微致吐风险的静脉化疗还是中高风险的口服化疗，当出现暴发性 CINV 时，应从不同的药物类别中添加一种药物到当前的治疗方案中。无论暴发性呕吐是否得到控制，均应考虑将下个周期初始治疗改为更高水平的止吐方案。5－HT$_3$受体拮抗剂通过与消化道黏膜的 5－HT$_3$受体相结合而发挥止吐作用。值得注意的是增加 5－HT$_3$受体拮抗剂用药剂量不会增加疗效，但可能增加不良反应。地塞米松是预防急性呕吐的有效药物，也是预防延迟性呕吐的基本用药。但是对于用地塞米松有严重不良反应风险的患者，长期用药应慎重考虑。NK－1 受体拮抗剂，如阿瑞吡坦及其前体药物福沙吡坦，能够与大脑中的 NK－1 受体高选择性的结合，拮抗 P 物质，进而发挥作用。

表 7－5　静脉化疗急性和延迟呕吐的预防方案

致吐风险	第 1 天	第 2 ~4 天
高度	A：NK－1 受体拮抗剂 +5－HT$_3$ 受体拮抗剂 +地塞米松 B：5－HT$_3$ 受体拮抗剂 +地塞米松 +奥氮平 C：NK－1 受体拮抗剂 +5－HT$_3$ 受体拮抗剂 +地塞米松 +奥氮平	A：阿瑞匹坦 +地塞米松 B：奥氮平 C：阿瑞匹坦 +地塞米松 +奥氮平

续表

致吐风险	第1天	第2~4天
中度	D：5－HT_3 受体拮抗剂＋地塞米松 E：奥氮平＋帕洛诺司琼＋地塞米松 F：5－HT_3 受体拮抗剂＋地塞米松（既往该方案失败者，应同时联合 NK－1 受体拮抗剂）	D：地塞米松/5－HT_3 受体拮抗剂 E：奥氮平 F：阿瑞匹坦±地塞米松
低度	地塞米松或5－HT_3 受体拮抗剂或多巴胺受体拮抗剂	
轻微	无须常规处理	

持续多日严重的呕吐可导致患者的水、电解质平衡紊乱，包括低钾、低氯和转移性低钠血症等，如果同时禁食、禁水，可进一步加重水电失衡。纠正低钾血症时应主要补钾浓度及速度，同时注意患者尿量。

我国《肿瘤治疗相关呕吐防治指南（2014 版）》中指出，在预防和治疗呕吐的同时，还应该注意避免止吐药物的不良反应。5－HT_3 受体拮抗剂的常见不良反应有便秘、腹胀、头痛等。在接受止吐药物的同时，鼓励患者多饮水、多吃蔬菜、水果及含纤维多的食物，多活动，促进肠蠕动，预防便秘。当出现便秘时，可给予缓泻剂以润滑肠道，如蜂蜜、香油或液状石蜡油；也可服用中药，如润麻丸、六味地黄丸和四磨汤等；或使用开塞露、甘油栓以及肥皂条塞肛；用药无效时，可直接经肛门将直肠内粪块掏出，或用温盐水低压灌肠。腹胀也是止吐药物的不良反应之一，轻度腹胀，不需特殊处理；明显腹胀，应行保守治疗，禁食、胃肠减压、肛管排气及应用解痉剂。在头痛发作时给予解热镇痛药；重症者可用麦角胺咖啡因。锥体外系症状主要见于服用甲氧氯普胺（灭吐灵）后的不良反应，发生率约1%，可分为急性肌张力障碍、静坐不宁腿综合征、Parkinson 综合征和迟发性运动障碍四种类型。一旦出现应立即停药，有急性肌张力障碍者，可肌内注射东莨菪碱、山莨菪碱、阿托品或苯海拉明或地西泮。良好的生活方式也能缓解恶心、呕吐：制造愉悦的环境，转移患者的注意力，有助于稳定情绪，减轻恶心、呕吐症状；积极做好患者家属和周围人群的健康教育，多安慰和鼓励患者；给予清淡易于消化的高营养、高维生素的流质或半流质饮食，以减少食物在胃内滞留的时间。

二、腹泻

腹泻是肿瘤患者化疗常见的不良反应之一，但大多数药物引起的腹泻并不严重，仅在某些情况下，可能会限制剂量，甚至危及生命。其中以氟尿嘧啶类和伊立替康的腹泻发生率最高。卡培他滨作为氟尿嘧啶的前体药物，腹泻发生率为30% ~40%（10% ~20%为严重腹泻），紫杉类药物腹泻发生率为39% ~47%，蒽环类药物发生率约45%。

根据NCI－CTC4.0版将腹泻分为5级：1级，与基线相比大便次数增加每天<4次或造瘘口排出物轻度增加；2级，与基线相比大便次数增加每天4~6次或造瘘口排出物中度增加；3级，与基线相比大便次数增加每天≥7次或大便失禁或需要院治疗或与基线相比造瘘口排出物重度增加或影响个人日常生活活动；4级，危及生命或需要紧急治疗；5级，死亡。

根据2018年发布的《成人癌症患者腹泻：ESMO临床实践指南》，对于1级或2级腹泻患者，如没有其他并发症或症状可归为“简单性腹泻”，以口服补液和洛哌丁胺保守治疗为主。对轻度至中度腹泻的初步治疗应包括改变饮食，指导患者记录大便次数并报告危及生命的症状（如站立时发烧或头晕）。洛哌丁胺的初始剂量为4mg，然后每4小时或每次大便未成形后服用2mg（不超过16mg/d）。轻度至中度腹泻如伴有以下症状：中度至重度绞痛、恶心和呕吐、表现下降、发热败血症、中性粒细胞减少、出血或脱水，以及重度腹泻的患者均被归为“复杂性腹泻”，应住院进一步评估、密切监测和积极治疗。在口服洛哌丁胺和静脉补液的同时考虑给予奥曲肽和抗生素的治疗，并监测血常规、电解质及粪便情况。奥曲肽的起始剂量为100~150μg皮下注射，每日3次（或25~50μg/h静脉注射），如果患者严重脱水，剂量增加至皮下注射，每日3次，直到腹泻得到控制。

三、神经毒性

化疗所致周围神经病变（CIPN）是指化疗药物对周围神经或自主神经损伤产生的一系列神经功能紊乱的症状和体征，是常见的药物剂量－限制性不良反应。CIPN的临床表现主要包括感觉神经、运动神经和自主神经症状三个方面。其中感觉神经症状最为常见，包括麻木、疼痛或感觉异常，常开始于四肢末端，呈“手套－袜套”样的分布；运动神经症状可见于应用紫杉醇类化疗药物的患者，表现为肢体远端无力、肌肉痉挛、步态异常等；自主神经症状相对少见，包括体位性低血压、心血管功能失调、勃起功能障碍或消化道功能紊乱等。CIPN 的总发生率约为 40%，发生率较高的化疗药物包括铂类药物、长春花生物碱、硼替佐米及紫杉烷类药物。

根据 NCI－CTC4.0 版分别对感觉神经障碍和运动神经障碍分级。感觉神经障碍分级如下。1 级：无症状，深肌腱反射丧失或感觉异常（包括刺痛），但不影响功能。2 级：感觉改变或感觉异常（包括刺痛），影响功能，但不影响日常生活。3 级：干扰日常生活的感觉改变或感觉异常。4 级：危及生命的，需要紧急治疗。5 级：死亡。运动神经障碍分级如下。1 级：无症状，仅临床检查或诊断所见，无须治疗。2 级：中度症状，影响工具性日常生活活动。3 级：重度症状，影响个人日常生活活动，需要辅助装置。4 级：危及生命的，需要紧急治疗。5 级：死亡。除此以外，世界卫生组织和美国东部肿瘤协助组也分别对周围神经病变有各自的分级标准。

CIPN 可能引起化疗难以规律进行，导致减低化疗药物剂量、延长化疗周期或停药，影响肿瘤患者的生活质量。由于缺乏高质量、一致的证据，目前尚无预防 CIPN 的推荐药物。根据现有的最佳数据支持，度洛西汀作为选择性 5－羟色胺和去甲肾上腺素再摄取抑制剂，对于治疗各种类型的慢性疼痛具有良好的疗效和耐受性，是国际疼痛学会推荐用于治疗神经病理性疼痛的一线用药。除此以外，对乙酰左旋肉碱、氨磷汀、三环类抗抑郁药、加巴喷丁以及含有巴氯芬、盐酸阿米替林和氯胺酮的局部凝胶的使用并无任何建议。

四、心脏毒性

抗肿瘤药物心脏毒性指具有下面的一项或多项表现，但不包含化疗药物或靶向药物使用早期发生的亚临床的心血管损伤：①左心室射血分数（LVEF）降低的心肌病，表现为整体功能降低或室间隔运动明显降低；②充血性心力衰竭（CHF）相关的症状；③CHF 相关的体征，如第 3 心音奔马律、心动过速，或两者都有；④LVEF 较基线降低至少 5% 至绝对值 $<55\%$，伴随 CHF 的症状或体征；或 LVEF 降低至少 10% 至绝对值 $<55\%$，未伴有症状或体征。

蒽环类药物作为乳腺癌治疗中占有非常重要地位的一类药物，心脏毒性是该类药物最严重的不良反应。常见临床表现有胸闷、心悸、呼吸困难、心电图异常、LVEF 下降以及心肌酶谱的变化，甚至导致致命性的心力衰竭。根据发生时间可以分为急性、慢性和迟发性心脏毒性。急性心脏毒性是在患者在接受蒽环类药物治疗后，较快发生的心肌损伤，呈进展性和不可逆性，多于给药后几小时或几天内发生，常表现心内传导紊乱和心律失常，极少数病例表现为心包炎和急性左心衰；慢性心脏毒性多于化疗的1年内发生，表现为左心室功能障碍，最终可导致心衰；迟发性心脏毒性可在化疗后数年发生，表现为心衰、心肌病及心律失常等。慢性和迟发性心脏毒性与其累积剂量呈正相关。常用的蒽环类药物推荐最大累积剂量为：阿霉素550mg/m^2（放射治疗或合并用药，<350～400mg/m^2），表阿霉素900～1000mg/m^2（用过阿霉素，<800mg/m^2），吡喃阿霉素950mg/m^2。但是，在未达到最大累积剂量的时候，也可能出现心脏损坏，这可能与患者对蒽环类药物的易感性不同有关。所以，蒽环类药物没有绝对的“安全剂量”。紫杉类药物可引起无症状的心电图异常、血压改变、心律失常、心肌炎、心包炎、心包填塞、急性心肌梗死、心力衰竭、慢性心肌病等，其中最常见的反应是心动过缓，多于用药期间发生。氟尿嘧啶类最常见表现为心肌缺血。目前，主要根据NCI－CTC4.0版对心脏毒性分级进行评定（表7－6）。

表7－6　心脏毒性分级

	Grade（分级）				
不良事件	1	2	3	4	5
急性冠脉综合征	—	有症状，进行性心绞痛；心肌酶类指标正常；血流动力学稳定	有症状，不稳定型心绞痛伴或不伴急性心肌梗死，心肌酶类指标异常，血流动力学稳定	有症状，不稳定型心绞痛伴或不伴急性心肌梗死，心肌酶类指标异常，血流动力学不稳定	死亡
定义：心肌急性缺血的体征和症状继发于冠状动脉疾病，临床表现涵盖了由不稳定心绞痛到心肌梗死一系列心脏疾病范围					
心肌梗死	—	无症状，心肌酶类指标最低程度异常，无局部缺氧缺血性ECG改变证据	严重症状；心肌酶类指标改变；血流动力学稳定；出现与心肌梗死诊断相一致的ECG改变	危及生命；血流动力学失衡	死亡
定义：由于血流中断，导致相应供血区域的心肌出严重坏死					

续表

Grade（分级）					
不良事件	1	2	3	4	5
心力衰竭	无症状，实验室检查（例如：B型钠尿钛）或心脏影像学检查发现异常	轻度到中度活动或劳累时出现症状	静息状态下或最低程度活动或劳累时便出现严重症状；需要治疗	危及生命；需要紧急治疗（例如：连续静脉输液治疗或机械辅助血液循环）	死亡
定义：心脏泵出的血液体积不能满足组织代谢需求，或者，充盈压增高时可以实现足够的泵血量					
左心室收缩功能不全	—	—	心脏射血分数降低引起相关的症状，对治疗有反应	射血分数降低引起的难治性或不易控制的心力衰竭；需要心室辅助装置，静脉注射升压药物治疗或心脏移植	死亡
定义：增加舒张压和舒张末期容积后，左心室仍不能产生足够的射血量。临床表现为：呼吸困难，端坐呼吸等体征，以及肺充血和肺水肿表现					
右心室功能不全	无症状，有实验室检查（例如：BNP）或心脏影像学异常	轻度到中度活动或劳累时出现症状	出现严重症状，伴随低氧血症，右心衰竭；需要吸氧	危及生命；需要紧急治疗（例如：心室辅助装置辅助）；心脏移植	死亡
定义：右侧心室功能受损，射血分数和右心室壁能动性降低					
心脏压塞	—	—	—	危及生命；需要紧急治疗	死亡
定义：心包膜中血液或组织液聚集导致心包内压力增大的疾患					
心包积液	—	无症状，少量到中等量的心包积液	伴随生理功能异常的心包积液	危及生命；需要紧急治疗	死亡
定义：心包囊中出现液体聚集，通常由炎症所致					
心包炎	无症状，ECG或体格检查（例如：摩擦音）所见心包炎症状	有症状的心包炎（例如：胸痛）	心包炎，伴生理学异常（如：伴心包缩窄）	危及生命；需要紧急治疗	死亡
定义：心包膜（具有心脏保护作用）出现炎症反应					

续表

	Grade（分级）				
不良事件	1	2	3	4	5
缩窄性心包炎	—	—	有症状的心力衰竭或者其他的心脏症状，对治疗有反应	难治性心力衰竭或者其他难控制的心脏症状	死亡
定义：心包囊增厚和纤维化，纤维变性的改变通过限制心肌活动而使正常心肌功能受损					
心肌炎	无症状，有实验室检查（例如：BNP）或心脏影像学异常	轻度到中度活动或劳累时出现症状	静息状态下或最低程度活动或用力便出现严重症状；需要治疗	危及生命；需要紧急治疗（例如：持续静脉注射治疗或机械辅助血液循环）	死亡
定义：心脏肌肉组织发生炎症反应					
限制型心肌病	—	—	存在心力衰竭的症状或其他心脏症状，医疗干预有效	难治性心力衰竭，或其他不易控制的心脏症状	死亡
定义：心肌变硬，失去弹性，心脏顺应性降低，心室血液充盈受限					
心悸	轻度症状；无须治疗	需要治疗	—	—	—
定义：由心脏无规律和（或）强有力的搏动引起的不适感					
房颤	无症状，不需治疗	非紧急的医疗处理	有症状，药物不能完全控制，或需要仪器（例如起搏器），或者消融控制	危及生命；需要紧急治疗	死亡
定义：多个兴奋折返的存在，产生的以不规则 P 波为特点的心律失常，伴有不规则心室舒缩反应。异常冲动形成于心室以上传导系统					
心房扑动	无症状，不需治疗	非紧急的医疗处理	有症状，药物不能控制，或需要仪器（例如：起搏器），或者消融控制	危及生命；需要紧急治疗	死亡
定义：心房节律性收缩，心率达 200～300 次/分钟。心律异常起源于心房					

续表

Grade（分级）					
不良事件	1	2	3	4	5
传导障碍	轻度症状；无须治疗	中度症状	严重症状；需要治疗	危及生命；需要紧急治疗	死亡
定义：心脏传导系统因素导致的传导异常					
完全性房室传导阻滞	—	非紧急的医疗处理	有症状，药物不能控制，或需要仪器（例如：起搏器）控制	危及生命；需要紧急治疗	死亡
定义：心房电冲动不能通过房室结传递到心室的心律失常					
Ⅰ度房室传导阻滞	无症状，无须治疗	非紧急的医疗处理	—	—	—
定义：电冲动通过房室结的时间超过0.2秒，延长P－R间期超过200毫秒					
MobitzⅡ型房室传导阻滞	无症状，无须治疗	有症状；需要治疗	有症状，药物不能完全控制，或者通过仪器可以控制（例如：起搏器）	危及生命；需要紧急治疗	死亡
定义：心房冲动中断之前，出现相对规则P－R间期的节律异常，是房室结和心室之间的冲动传导间歇性中断的结果					
MobitzⅠ型房室传导阻滞	无症状，无须治疗	有症状；需要治疗	有症状，药物不能完全控制，或者通过仪器可以控制（例如：起搏器）	危及生命；需要紧急治疗	死亡
定义：心房冲动中断之前，导致进行性P－R间期延长，是房室结和心室之间的冲动传导间歇性中断所致					
阵发性房性心动过速	无症状，无须治疗	有症状；需要治疗	需要静脉注射治疗	危及生命；治疗不能完全控制；需心脏电复律	死亡
定义：节律异常特点为心房收缩突然开始和突然中止，心房收缩每分钟150～250次，节律异常源于心房					

续表

不良事件	Grade（分级）1	2	3	4	5
病窦综合征	无症状，无须治疗	非紧急医学干预	重症，医学上有显著意义；需要治疗	危及生命；需要紧急治疗	死亡
定义：心动过缓和心动过速周期性交替出现的节律障碍，伴有晕厥、疲乏和头晕					
窦性心动过缓	无症状，无须治疗	有症状；需要治疗	重症，医学上有显著意义；需要治疗	危及生命；需要紧急治疗	死亡
定义：电冲动起源于窦房结，心率低于60次/分的节律异常					
窦性心动过速	无症状，无须治疗	有症状；非紧急医学干预	需要紧急治疗	—	—
定义：电冲动起源于窦房结，心率高于100次/分的节律异常					
室上性心动过速	无症状，无须治疗	非紧急医学干预	需要治疗	危及生命；需要紧急治疗	死亡
定义：电冲动起源于心室传导系统以上，心率高于100次/分的节律异常					
室性心律失常	无症状；无须治疗	非紧急医学干预	需要治疗	危及生命；血流动力学障碍；需要紧急治疗	死亡
定义：电冲动起源于心室的心律失常					
室颤	—	—	—	危及生命；血流动力学障碍；需要紧急治疗	死亡
定义：由于心肌纤维快速重复的激发激动，导致不规则的QRS波群的产生以及不协调的心室收缩					

目前最常用的检测心脏毒性的方法是通过超声心动图或多门控采集扫描定期测量左室射血分数，但是对于早期心脏毒性缺乏敏感性；磁共振成像被认为是评价左室体积、质量和功能的金标准，由于可用性不高和其高成本限制了它的常规使用；肌钙蛋白的检测能够在LVEF出现下降前检测到抗癌药物诱导的心脏毒性。ESMO关于化疗药物心脏毒性的临床实践指南建议：抗肿瘤化疗中，应定期监测cTnI（化疗结束时，结束后12小时、24小时、36小时、72小时，结束后1个月）和BNP（化疗结束时、结束后72小时），以降低心

脏毒性的发生危险。对于具有高危因素的肿瘤患者，例如有高血压病史者、原有心血管疾病者、先前接受过蒽环类药物化疗或放射治疗、年轻患者、年龄>65岁、非-美洲后裔、女性及21-三体综合征患者等，对于蒽环类药物心脏毒性的预防更加重要。

数个多中心、随机对照的临床研究结果均显示右丙亚胺对接受蒽环类药物化疗的乳腺癌患者具有显著的心脏保护作用。2008年版美国临床肿瘤实践指南推荐在阿霉素累计剂量超过300mg/m²时给予右丙亚胺。但是也有研究表明蒽环类药物对心脏的器质性损害从第1次应用时就有可能出现。我国制定的《蒽环类药物心脏毒性防治指南（2013年版）》中指出为了有效预防蒽环类药物导致的心脏毒性，应在第1次使用蒽环类药物前就联合使用右丙亚胺，右丙亚胺与蒽环的剂量比为（10~20）：1。其他的心脏保护剂，包括辅酶Q10、左卡尼汀、N-乙酰半胱氨酸、抗氧化剂（VC和VE等）以及其他的铁螯合剂（如去铁敏和EDTA）等，或许也具有一定的心脏保护效果，但是用于防治蒽环类药物所致心脏毒性尚需进一步研究。美国《ACC/AHA成人慢性心力衰竭诊断治疗指南》中指出，右丙亚胺对接受蒽环类药物化疗的患者具有心脏保护作用，其作用是预防蒽环类药物心脏毒性，而非治疗蒽环类药物导致的心衰、心肌病等。同时，指南中也建议大多数的心力衰竭患者需要常规应用3类药物，即血管紧张素转化酶（ACE）抑制剂、血管紧张素受体拮抗剂（ARB）和β受体阻滞剂。

五、骨髓抑制

绝大多数细胞毒药物都有不同程度的骨髓毒性，不同化疗药物导致的骨髓抑制，其发生时间、持续时间、严重程度各不相同。骨髓抑制较明显的药物有：亚硝脲类、蒽环类、紫杉类等。由于血细胞寿命不同，受化疗药物的影响也各不相同，最为敏感的是白细胞，其次是血小板。

根据NCI-CTC 4.0版分级标准，将骨髓抑制分为以下5级。1级：细胞总数轻度减少或相对于该年龄段的正常细胞总数减少≤25%。2级：细胞总数轻度减少或相对于该年龄段的正常细胞总数减少25%~50%。3级：细胞总数轻度减少或相对于该年龄段的正常细胞总数减少50%~75%。4级：生成障碍持续超过2周。5级：死亡。

1. 粒细胞减少 中性粒细胞是白细胞中数量最多的一种，在血液中停留6~7小时，在组织中存活1~3天，起着重要的防御作用。化疗引起的白细胞减少以中性粒细胞减少为主，此时感染的机会明显增加。大部分细胞毒药物引起的骨髓抑制时间为7~14天，多于21天恢复正常。

参照NCI-CTC 4.0版，中性粒细胞减少分级分为以下4级。1级：$1500/mm^3$至正常值下限（$1.5\times10^9/L$至正常值下限）。2级：$1000\sim1500/mm^3$（$1.0\times10^9/L\sim1.5\times10^9/L$）。3级：$500\sim1000/mm^3$（$0.5\times10^9/L\sim1.0\times10^9/L$）。4级：$<500/mm^3$（$<0.5\times10^9/L$）。中性粒细胞缺乏指的是中性粒细胞计数$<0.5\times10^9/L$或在未来48小时内预计中性粒细胞计数$<0.5\times10^9/L$。中性粒细胞减少性发热指的是中性粒细胞计数$<1.0\times10^9/L$并且体温超过38.3℃或38.0℃超过1小时，是主要化疗的剂量限制性毒性，通常需要长期住院和广谱抗生素使用。

不同的乳腺癌化疗方案导致中性粒细胞减少性发热发生的风险程度不同，常见的高风险的方案为：密集AC-T、TAC、TC、TCbH；中度风险的方案为：多西他赛、紫杉醇、AC-T。接受中度风险方案化疗的患者，尚需进行以下风险评估：既往是否行化疗或放疗，既往是否出现持续的中性粒细胞减少，是否有骨髓抑制，近期是否行手术和（或）存在开放性伤口，是否有肝功能障碍（胆红素>2.0mg/dl），是否存在肾功能障碍（肌酐清除率<50），年龄>65岁，是否接受全剂量化疗。对于接受高风险方案化疗及中度风险方案化疗且同时存在1项以上其他风险因素的患者，考虑应用粒细胞刺激因子预防性治疗。但是不推荐与放、化疗同时应用。

造血细胞集落刺激因子能够促进不同发育阶段的造血干细胞增殖、分化，是血细胞发生必不可少的刺激因子。粒细胞集落刺激因子作用于粒系造血祖细胞，促进其增殖、分化，并可增加粒系终末分化细胞的功能。G-CSF预防能够降低乳腺癌患者中性粒细胞减少相关性住院的风险。预防性应用G-CSF通常在化疗结束的第2天或3~4天开始，推荐剂量为5μg/(kg·d)，直至中性粒细胞计数最低点后恢复正常或接近正常。应用G-CSF后，外周血中性粒细胞计数会出现2个高峰，第一个高峰多于第2~3天出现，系骨髓中成熟的中性粒细胞释放至外周血所致，随后出现药物所致的中性粒细胞减少，继续应用G-CSF，使中性粒细胞得到较快恢复，出现第二个高峰。对于没有接受预防性应用G-CSF的患者，仅当存在以下高危因素：年龄>65岁、脓毒症综合征、严重的中性粒细胞减少或中性粒细胞减少预期延长（>10天）、肺炎、侵袭性真菌感染或其他临床记录感染、需要住院治疗、曾出现过FN，才应接受G-CSF的治疗［5μg/(kg·d)］，直至中性粒细胞计数最低点后恢复正常或接近正常。聚乙二醇化重组人粒细胞刺激因子（PEG－rhG－CSF）是重组人粒细胞刺激因子的长效剂型，单次给药后可升高中性粒细胞绝对值，且效果比多次给予传统 rhG－CSF 更强，维持的时间更长。根据《聚乙二醇化重组人粒细胞刺激因子（PEG－rhG－CSF）临床应用中国专家共识》，PEG－rhG－CSF 既可以用于肿瘤放、化疗后粒细胞减少和缺乏的治疗，也可以用于预防。若在前一个化疗周期中患者发生 FN 或剂量限制性中性粒细胞减少及缺乏症，则下一个化疗周期可以考虑预防性使用 PEG－rhG－CSF。预防性使用 PEG－rhG－CSF 较未预防性使用组能显著减少 FN 和 CIN 发生率。大多数研究显示出 PEG－rhG－CSF 比 rhG－CSF 有更好的疗效，尤其是在降低 CIN、FN、住院率、抗菌药物使用率以及不良事件的发生率方面表现更为优异。对于接受预防性使用 PEG－rhG－CSF 的患者出现粒细胞减少及缺乏症后，应继续使用 PEG－rhG－CSF 进行治疗。对于未接受预防性使用 PEG－rhG－CSF 的患者，若存在不良因素应考虑使用 PEG－rhG－CSF 治疗。PEG－rhG－CSF 的预防给药方式为皮下注射，每个化疗周期给药 1 次，每次 6mg。一般化疗结束后 24～48 小时给药。PEG－rhG－CSF 特别适用于 2 周化疗方案和 3 周化疗方案的患者。

2. 贫血 肿瘤相关性贫血主要是指肿瘤患者在其疾病的发展过程中以及治疗过程中发生的贫血。发生的原因是多方面的，包括肿瘤本身所致、机体的营养吸收障碍以及肿瘤患者接受长期、多种治疗所致。细胞毒性药物尤其铂类药物的广泛使用是肿瘤相关性贫血的一个重要因素。

参照 NCI－CTC 4.0 版，根据血红蛋白含量将贫血分为以下 5 级。1 级：100g/L 至正常值下限。2 级：80～100g/L。3 级：65～80g/L，需要输血治疗。4 级：危及生命需要紧急治疗。5 级：死亡。我国根据血红蛋白对于贫血严重程度分级如下。0 级（正常）：血红蛋白正常值（男性 > 120g/L，女性 > 110g/L）。1 级（轻度）：90g/L～正常值。2 级（中度）：69～90g/L。3 级（重度）：30～60g/L。4 级（极重度）<30g/L。对于存在贫血的患者除需要评估严重性外，还应对症状严重性进行评估：生理性症状（如心脏症状、肺部症状）和伴随症状（如心脏病史或失代偿、慢性肺疾病、脑血管病）。

乳腺癌患者在肿瘤本身或者由化疗引起的贫血治疗过程中，EPO 可以显著降低血液输注，但有轻微的血栓发生率的增加。对于轻度贫血；中度但不伴随有严重症状的，休息和加强营养即可改善症状的患者；进行姑息性化疗同时需要改善轻、中度贫血的患者；有输血过敏史的患者均推荐使用促红细胞生成素进行治疗。一般150U/kg每周3次或10000U每周3次或36000U每周1次，皮下注射，4～6周为1个疗程。如有反应（Hb≥10g/L），当血红蛋白升至120g/L时应用；若无反应，改为300U/kg或20kU每周3次或36kU每周2次，并根据情况补充铁剂。调整剂量后在化疗周期内血红蛋白仍持续下降者则考虑进行输血，若血红蛋白处于基线水平（10g/L）可酌情增加EPO剂量。EPO治疗化疗相关性贫血的Hb初始值≤100g/L，目标值为110～120g/L。血栓形成风险评估：血栓栓塞史、遗传变异、血液高凝状态、化疗前血小板计数升高、高血压、长期口服类固醇药物史、长期制动、近期手术、多发性骨髓瘤的某些治疗、激素类药物等。对于有高血栓形成的高危人群，应采用低分子肝素2000～4000U/d治疗，每日1～2次，一般应用1～2周。

输注全血或红细胞多年来也广泛用于治疗。存在以下情况的考虑输血：重度及以上的贫血患者；中度并伴有严重症状的，需要立即纠正血红蛋白的患者；有明确治愈意图的肿瘤患者；进行姑息性化疗但需要立即改善中度贫血的患者以及以往使用促红细胞生成素无效的患者。

3. 血小板减少 化疗所致血小板减少症（CIT）是指抗肿瘤化疗药物对骨髓产生抑制作用，尤其是对巨核细胞产生抑制作用，导致的外周血小板计数低于$100\times10^9/L$。实体瘤患者通常在放、化疗后出现累积毒性增加，导致血小板减少症。通常在化疗后3～14天出现。

根据《肿瘤化疗所致血小板减少症诊疗专家共识2013－2014版》，CIT的诊断标准如下：周围血血小板计数$<100\times10^9/L$；发病前应有确切的应用某种能引起血小板减少的化疗药物，且停药后血小板减少症逐渐减轻或血小板计数恢复正常；排除了其他可导致血小板减少症的原因，如再生障碍性贫血、急性白血病、放射病、免疫性血小板减少性紫癜和脾功能亢进等；排除了使用同样能够引起血小板减少的肺化疗药物，如磺胺类药物；患者伴或不伴出血倾向，如皮肤有瘀点、红斑或原因不明的鼻出血等表现，甚至更加严重的内脏出血迹象；重新使用该化疗药后血小板减少症再次复发。参照NCI－CTC 4.0版，CIT分级标准如下。1级：$75000/mm^3$至正常值下限。（$75\times10^9/L$至正常值下限）。2级：$50000\sim75000/mm^3$（$50\times10^9/L\sim75\times10^9/L$）。3级：$25000\sim50000/mm^3$（$25\times10^9/L\sim50\times10^9/L$）。4级：$<25000/mm^3$（$<25\times10^9/L$）。

血小板输注是对严重血小板减少症患者的最快和最有效的治疗方法之一。我国《内科输血指南》规定：血小板计数$>50\times10^9/L$一般不需输注；血小板计数在在（10～50）$\times 10^9$/L 时根据临床出血情况决定，可考虑输注；血小板计数<10×10^9/L 应立即输注血小板防止出血。重组人血小板生成素（rhTPO）和重组人白细胞介素 11（rhIL－11）被我国药品监督管理局批准用于肿瘤相关的血小板减少症。根据《肿瘤化疗所致血小板减少症诊疗专家共识 2013－2014 版》，CIT 的治疗流程如下：伴有出血的 CIT 进行输注血小板或输注血小板＋rhTPO；不伴有出血的 CIT：血小板计数<10×10^9/L 时预防性输注血小板或输注血小板＋rhTPO，血小板计数在（10～75）$\times 10^9$/L 时使用 rhTPO/rhIL－11；血小板计数在（75～100）$\times 10^9$/L 时密切观察血小板及出血情况。血小板生长因子停药指征：血小板计数≥100×10^9/L 或较用药前升高 50×10^9/L。对于蒽环类引起的血小板减少 rhIL－11 应慎用；既往有体液处理、充血性心力衰竭、房性心律不齐或冠状动脉疾病史的患者，尤其是老年患者，rhIL－11 不推荐使用。针对前一周期化疗后发生过严重血小板减低或伴有出现风险高的患者，为预防下一个化疗周期出现或再发生严重血小板减少，进行预防性治疗：对于有出血风险的患者，化疗结束后 6～24 小时内开始使用 rhTPO 或 rhIL－11 进行预防性治疗；如不存在出血风险因素在血小板计数<75×10^9/L 时开始使用 rhTPO 或 rhIL－11 进行预防性治疗。CIT 出血的高风险因素：既往有出血史；化疗前血小板计数<75×10^9/L；接受含铂类、吉西他滨、阿糖胞苷、蒽环类等药物的化疗；肿瘤细胞骨髓浸润所造成的血小板减少；ECOG 评分≥2 分；既往接受过放疗，特别是长骨、扁骨（如骨盆、胸骨等）接受过放疗。

六、肾和膀胱毒性

化疗引起的肾毒性可表现为急性肾衰竭、慢性肾衰竭或特异性肾小管损害。临床上常用的评价肾损伤的指标主要有血肌酐、血尿素氮等，但仍缺乏特异性指标。如顺铂、环磷酰胺的肾毒性主要以肾小管损害为主，可累及集合管，肾小球几乎不受影响。顺铂的肾毒性与剂量有关，单次剂量<50mg/m^2 时，肾损伤的机会很小，但当顺铂单次剂量>50mg/m^2时，可引起肾损害，且随着剂量或疗程的增加，出现较严重的肾功能异常。故在单次剂量>50mg/m^2 时，应给予水化，使尿量在 100ml/h 以上，增加血浆尿素的通透性，以减少肾损伤的发生。在水化的同时常应用甘露醇或利尿剂。环磷酰胺引起出血性膀胱炎的发生率为 5%～35%，主要表现为血尿和下尿路刺激症状。预防出血性膀胱炎的方法为大量水化和利尿，或进行膀胱冲洗。美司钠与环磷酰胺联用对出血性膀胱炎具有一定的预防作用。

七、肝损伤

药物性肝损伤（DILI）是指暴露于药物并排除其他因素所引起的肝功能损伤。急性发生率占90%以上，多发生在药物应用后5～90天。抗肿瘤药物引起的药物性肝损伤可表现为各种急慢性肝病，常发生于大剂量或足量细胞毒类药物治疗时。轻者可无症状或症状轻微，多在临床常规检查时发现血清生化指标升高，停药后可自行恢复；重者可成暴发性，很快发展为急性重型肝炎、急性肝衰竭，甚至肝硬化等。按照病理类型分为剂量依赖性肝毒性（如环磷酰胺）和特异质性肝脏药物反应。剂量依赖性肝毒性主要是药物及代谢产物的直接损伤所致，损伤程度与药物剂量及使用持续时间有关。特异质性肝脏药物反应的决定因素是机体对药物的反应，而非药物剂量。DILI没有特异性的血清学标志，属于排他性诊断。2009年FDA将丙氨酸氨基转移酶确认为DILI评价研究的主要指标，用药期间加强谷丙转氨酶的监测，有利于及时调整用药和减少DILI的发生。天门冬氨酸氨基转移酶敏感性和特异性均较丙氨酸氨基转移酶低，可以作为补充检查指标。总胆红素或直接胆红素在排除血细胞溶血、胆红素结合功能障碍等疾病后，可作为反映DILI预后和分型的重要参考指标。目前尚无特异性药物逆转化疗药物引起的肝损害，早期诊断，确定起因药物并停药是对DILI最有效的治疗。药物性肝损害的治疗方法与病毒性肝炎大致相同，如卧床休息，给以高蛋白、高维生素饮食，必要时补充维生素，输入新鲜血或血浆、血浆蛋白等，维持水、电解质平衡。

八、其他

1. 手足综合征（HFS） 是手掌－足底感觉迟钝或化疗引起的肢端红斑，是一种皮肤毒性，主要发生于受压区域。卡培他滨作为常用的乳腺癌化疗药物，其手足综合征的发生率在50%～60%。根据严重程度分级如下：1级：以下列任一现象为特征：手和（或）足的麻木感觉迟钝、感觉异常、无痛性肿胀或红斑和（或）不影响正常活动的不适。2级：手和（或）足的疼痛性红斑和肿胀（或）影响患者日常活动的不适。3级：手和（或）足湿性脱屑、溃疡、水疱或严重的疼痛和（或）使患者不能工作或进行日常活动的严重不适。手足综合征虽然不会危及患者生命，但会影响患者的生活质量，最终影响依从性和治疗效果。目前仍以预防为主，如避免不适当的手足局部的摩擦；

避免重体力劳动和日光暴晒；饮食清淡，避免辛辣刺激食物；注意保暖，温水洗浴，避免冷水刺激等。除此以外，口服维生素 B_6、COX-2 抑制剂塞来昔布等可能对 HFS 的发生或治疗有一定作用，但目前尚待进一步研究。1 级手足综合征患者可在采取上述措施的同时，继续使用原来用药剂量。2~3 级则需在有经验医生指导下停药，等毒性反应降低为 1 级或恢复正常后再恢复原用药剂量。

2. 肿瘤溶解综合征（TLS） 是肿瘤细胞快速破裂后细胞内容物（包括阴阳离子、核酸、蛋白质及其代谢产物）突然释放进入血液，导致电解质紊乱，如高尿酸、高钾、高磷血症和低钙血症，这些异常可诱发急性肾损伤、心律失常和癫痫发作，严重者甚至危及生命。TLS 除发生于血液系统恶性肿瘤外，实体瘤中也偶有报道。化疗是导致 TLS 的主要诱发因素，多发生于 2 种或 2 种以上化疗药物组成的联合化疗方案中，也有应用干扰素和他莫昔芬后发生 TLS 的报道。肿瘤溶解综合征的高危因素包括：肿瘤细胞恶性程度高、增殖比率大；肿瘤负荷较大的患者；伴有高乳酸脱氢酶血症及有潜在肾功能不全者。TLS 应以预防为主，化疗前充分水化、碱化尿液（口服碳酸氢钠片）、加用别嘌呤醇减少尿酸形成等可预防或减轻其发生。一旦确诊为 TLS 应尽快治疗，在应用别嘌呤醇的同时充分水化、加强利尿，降低血尿酸水平；高钾患者应给予高渗葡萄糖及胰岛素、离子交换树脂、利尿剂等尽快降低血钾水平，葡萄糖酸钙等稳定心肌细胞膜；必要时可采用血液透析。TLS 的预后差，主要死亡原因有：急性肾功能不全、高钾血症、严重感染等。

充分认识化疗的不良反应，并做好预防和处理，是化疗顺利进行的重要保障。

第五节　化疗期间的护理

化疗是化学药物治疗的简称，通过使用化学药物杀灭癌细胞达到治疗目的。化疗是目前治疗癌症最有效的手段之一。化疗是一种全身治疗手段，无论采取什么途径给药（口服、静脉或体腔给药等），化疗药物都会随着血液循环遍布全身的绝大部分器官和组织。化疗药物为细胞毒性药物，杀灭肿瘤细胞的同时也在破坏着正常细胞，这也就是为什么说化疗是把“双刃剑”的原因。临床化疗期间护理的关键是合理给药，做好血管保护，保证安全治疗以及做好毒副反应的应对。实践中既需要认真评估化疗可能带来的获益，又要充分了解不同化疗方案、不同药物可能带来的不良反应，掌握预防和处理不良反应的方法，以最大可能降低化疗不良反应的影响，保证安全化疗。

一、常见不良反应的评价标准

完整的化疗评价根据抗肿瘤疗效和毒副反应综合判定。临床上评价毒副作用的标准较多，常用的有“WHO 毒副作用判定标准”、美国国家癌症研究所（NIC）的“常见不良事件评价标准”，后者则是临床研究中更为普遍应用的评价体系。

二、常见不良反应及处理

1. 骨髓造血系统 骨髓功能的抑制是化疗常见的非特异性毒性，主要表现为化疗药物对特定干细胞动力学的影响，减少周围血液中成熟的、有功能的血细胞数量，其减少程度与外周血液中的血细胞成分的生存期有关。化疗后表现出血细胞计数减少，导致白细胞和血小板的减少，因此会出现感染和出血的风险；中性粒细胞减少是化疗剂量限制性毒性之一。中性粒细胞减少一般发生在化疗后 10 ~ 14 天，3 ~ 4 周后恢复。感染的症状和体征包括发热、疼痛、触痛、尿液和大便的改变、肌肉疼痛和不适。在中、重度中性粒细胞减少时通常可以见到感染的症状和体征，合并有粒细胞缺乏性发热、Ⅳ度白细胞减少合并感染的患者，应按如下原则处理：①采取保护性隔离，观察生命体征，注意体温情况；②给予重组人粒细胞刺激因子类药物治疗，注意治疗后反应；③根据情况给予抗生素治疗；④每 1 ~ 2 日复查血常规；⑤做好个人卫生，经常洗手必要时给予口腔护理、肛周清洗等防护措施；⑥忌食辛辣、刺激、生冷食物等。

2. 消化系统 在化疗的全身反应中，消化系统的毒性作用和不良反应最令患者烦恼，如恶心、呕吐、食欲缺乏、腹痛、腹泻、便秘，以及口腔黏膜溃疡、咽喉炎等。化疗引起的黏膜炎，患者方面的易患因素包括高龄、烟酒嗜好、口腔卫生差、营养不良、应用不适宜的义齿、肾功能不全等。迅速增殖的黏膜组织容易受到化疗药物的损伤，表现为口腔黏膜疼痛，部分可出现溃疡，常见于甲氨蝶呤和 5 - 氟尿嘧啶类药物。多于用药后 4 ~ 6 天出现，出现口腔黏膜炎的患者，坚持做好口腔护理是预防和治疗黏膜炎最好的措施，有效的口腔护理包括正确的口腔清洁方法、镇痛和抗炎的处理，以及预防和治疗感染。避免食用刺激性较强或粗糙生硬的食物，进食要细嚼慢咽，食物温度要适宜。已有口腔溃疡的患者，饭前、饭后应用漱口水（预防细菌及真菌感染）漱口，进食前可含漱利多卡因液止痛，给予维生素 B_2 等多种维生素，必要时给予静脉营养支持治疗。

抗肿瘤药物大多经肝、肾代谢，因此肝脏毒性较为常见。在用药前和用药过程中要检查肝功能。一旦出现抗肿瘤药物引起的肝损害，应停药或减量，并根据肝损伤的程度决定下一步的治疗策略。大多数患者的肝功能在停药后可恢复正常。对抗肿瘤药物引起的肝损害目前尚缺乏特异性治疗药物，可考虑应用保肝类药物。饮食中可多吃苦瓜、绿豆芽、茶、香菇、木耳、猴头菇等菌类食品，多吃富含维生素的水果，如猕猴桃、水蜜桃、苹果、葡萄等，多喝绿茶、乌龙茶、蜂蜜水。

3. 神经系统 化疗药物的外周神经不良反应因目前仍无有效的治疗和预防方法，使其成为具有神经毒性的化疗药物主要的剂量限制因素之一。紫杉类药物是外周神经毒性较为明显的化疗药物，主要表现为感觉周围神经病变，最常见的表现为肢端（手指、脚趾常见）轻度麻木和感觉异常，可从指、趾末端逐渐发展到腕部和脚踝处。随着进一步治疗，进行性的肌肉疼痛、乏力、运动障碍和对冷热的感觉过度都会出现。严重的患者会出现行走时的“踩棉花感”，以及对温度的感觉障碍。护理人员需提前告知患者走路时注意安全，注意洗脸、洗脚时的水温。此症状出现时间较早，有一定累积性，与单次剂量及应用频率更为相关，化疗结束后可逐渐恢复，恢复期可能大于 1 年，也可应用营养神经药物减轻症状。

4. 脱发 多数化疗药物会导致脱发，脱发也包括身体的毛发脱落（如睫毛、眉毛、腋毛和阴毛）。对于女性患者脱发是化疗最令人沮丧的副作用之一。脱发通常被看作是破坏了一个人的外表形象，影响其自信。化疗药物破坏毛发的毛囊从而导致毛发容易脱落。护理人员指导患者时必须强调并让其确信脱发是暂时的。建议患者在治疗前理发，避免过度的束发，发生脱发时要注意保护头部，不要使用对头发有刺激性的洗发液，避免日晒，外出时佩戴帽子，可购买一个颜色和款式适合自己的假发，这样既美观又可以增强患者的自信心。少数患者也可能出现皮肤红斑、皮疹和色素沉着，化疗结束后会好转或消失。

总之，化疗期间，患者应适当加强营养，包括补充蛋白质、能量及维生素等，注意休息，保证睡眠，选择清淡、易消化食物，加强锻炼，保持心情愉快和家庭和睦，都是保证化疗安全进行的必要措施，因此，家属和患者很好的配合也是保证正规治疗的前提。

三、化疗静脉管路的应用及注意事项

化疗药物外渗漏到血管外会引起皮下疼痛、肿胀及局部组织坏死。所以静脉给药时，随时注意观察，避免化疗药物外漏。为减少此类问题的发生，临床中广泛应用外周中心静脉导管和输液港，但导管的应用也在化疗过程中增加了感染、静脉血栓形成等化疗之外的并发症。因此针对静脉通路管理应有明确的操作流程及注意事项。

（1）静脉炎预防：通常可根据具体情况取湿敷、湿热敷或药物的方法及适当的活动如握拳来预防静脉炎。

（2）导管堵塞的处理：导管堵塞是PICC常见的并发症，应按照规定的间隔时间采用生理盐水冲管及稀释肝素钠封管。细胞毒性药物输注前，应抽回血以确认导管是否通畅。如果抽血时导管不通畅，应高度怀疑导管堵塞、纤维蛋白鞘的形成、导管异位等情况。

（3）保留时间的处置：PICC导管在体内最长保留时间尚未明确，INS指南中PICC导管的留置时间推荐为1年，但是对于需要继续化疗的患者，综合风险利弊，可考虑延长留置时间。

1982年，国外首次报道静脉输液港，此后开始应用于临床。1988年，我国引进静脉输液港，1998年，国内首次报道使用。随着静脉输液港不断地发展及其众多的优点，逐渐国内许多医院接受并应用该技术。植入式输液港具有使用方便、感染风险低和使用周期长的优点，该输液装置可在体内保留10～20年，为长期需要治疗的患者提供可靠的静脉通道。由于输液港完全植入体内，避免了像其他静脉导管有一端留在体外而带来的不便和烦恼，患者洗澡、穿衣均不受影响。①留置期间工作人员应密切注意导管的通畅情况，当疑似导管堵塞时，应先对其外部进行检查，观察是否出现扭曲或者港体翻转的现象，并检查针头是否已经接触到注射座底部，排除非血栓性堵塞的情况。②输液过程中告知患者切勿大幅度活动防止蝶翼针松动，或者对于体型过于消瘦的患者，操作时无菌纱垫及透明敷贴应固定好，防止针头松脱，造成药液外渗。③如出院不能按时回院治疗时，请务必到当地正规医院找专业人员进行维护。

四、患者的心理护理

当患者被诊断患癌时，无疑精神和肉体上会受到巨大打击，都会担心疾病给未来的生活和健康带来威胁，会恐惧将来可能发生的毁形、残疾以及治疗带来的压力。从诊断到治疗结束后都需要经历生理和心理的调节和恢复。护理人员对患者进行与疾病相关的健康宣教及心理指导，提供更多人文关怀，能够帮助患者更好地了解病情，做出合理的治疗决定。对于患者来说，如何调节好各种关系，如社会关系，包括涉及配偶、重要人士、孩子及其他家庭成员和朋友的关系，也是现实的、需要解决的任务。当患者在医生那里听到明确诊断后，表现为孤独、担忧、焦虑无助，甚至充满绝望，充满对死亡的恐惧。医生对病情轻重的判断，对于患者几乎相当于宣判，给患者及家人们带来巨大影响，病情轻重程度不一，患者心里反应差异明显，有些患者确诊后，依赖性增强，行为能力下降，自己能做的事也要依赖别人帮助。有的患者还可能表现出偏执、憎恨等不良情绪。医护人员与患者及家属沟通交流要做到不急不躁，使用安慰性语言，注意换位思考，讲解相关知识，降低患者紧张程度。对患者及家属交代情况时要客观耐心，使患者对疾病及预后有一定了解，增强治疗的信心，争取战胜疾病，对于患者家属，鼓励其与患者一起积极面对，让患者感受到来自家庭的关爱，使患者在最佳的心境中接受治疗。同时，癌症患者要学会给自己减压，减压的方式有：听音乐、做瑜伽、做运动、做冥想等。在身体条件允许的情况下，适当参加社会团体活动，回归工作岗位，把自己放到正常人群中去，以积极客观的心态面对生活，做自己生命健康的主人，关爱自己，珍惜生命。

第八章　乳腺癌的内分泌治疗选择策略

乳腺癌的治疗以手术为中心，辅以术前和术后的化疗、内分泌治疗及放疗等。乳腺癌的内分泌治疗依赖于患者的分子分型，在各个分子分型中激素受体阳性的患者占60%以上。如何对激素受体阳性患者选择最为合理的治疗方案、最为适宜的治疗时间等，关系到众多患者的预后。乳腺癌的内分泌治疗主要包括以下几个方面的内容：①术后的辅助内分泌治疗，依据月经状态又分为绝经前激素受体阳性早期乳腺癌患者的内分泌治疗、绝经后激素受体阳性早期乳腺癌患者的内分泌治疗；②术前的新辅助内分泌治疗；③晚期转移性激素受体阳性乳腺癌患者的内分泌治疗；④年轻乳腺癌患者卵巢功能的保护。

第一节　乳腺癌内分泌治疗常用药物

一、抗雌激素类药物

抗雌激素类药物的代表药为三苯氧胺（TAM），TAM 主要通过和体内的雌激素竞争乳腺癌细胞的雌激素受体（ER），抑制雌激素促进肿瘤细胞 DNA 表达的作用，减少对生长代谢的特异性刺激，从而达到抑制肿瘤细胞生长的效果。ER（+）患者使用 5 年 TAM 后，可使乳腺癌的年病死率下降 31%，在随访 15 年后仍能观察到 5 年 TAM 辅助治疗的获益。2013 年 ASCO 年会公布新的随机临床研究结果，显示服用 TAM 10 年的治疗组相比于服用 TAM 5 年的治疗组，乳腺癌复发率显著降低。此外，抗雌激素类药物还包括托瑞米芬（TOR）和雷洛昔芬，TOR 是 TAM 的诱导体，而雷洛昔芬是一种甲基类抗雌激素药。

二、芳香化酶抑制剂（AI）

绝经期以后的妇女卵巢功能逐渐衰退，体内雌激素主要来源于肾上腺产生的雄激素，雄激素在周围组织中的芳香化酶作用下转化为雌激素。芳香化酶抑制剂可以与芳香化酶结合导致酶活性失活，使雄激素无法转化为雌激素，切断绝经后妇女雌激素的来源从而起到治疗作用。芳香化酶抑制剂分两类：一类为可逆性非甾体类抑制剂，如阿那曲唑、来曲唑等，对 TAM 耐药乳腺癌有效；另一类为不可逆的甾体类抑制剂如依西美坦，其作用机制是直接作用于芳香化酶的活性基团，故与非甾体类 AI 没有交叉耐药，这些药物对 TAM 耐药乳腺癌亦显示有一定疗效。

三、促性腺激素释放激素（GnRH）类似物

促性腺激素释放激素（GnRH）类似物其代表药物为戈舍瑞林。GnRH 是由下丘脑分泌的肽类激素，主要促使垂体合成和释放促黄体生成素（LH）和促卵泡成熟素（FSH），故亦称黄体生成素释放激素（LHRH）。卵巢分泌性激素受垂体产生的 LH 和 FSH 调节，LH 的产生又受下丘脑 LHRH 调控。LHRH 类似物可通过负反馈作用抑制垂体，从而抑制 LH 和 FSH 产生，使绝经前女性体内雌激素水平达到绝经后水平，通过抑制雌激素的促肿瘤作用，从而抑制肿瘤的生长。这一药物可使绝经前女性达到可逆性药物去势，其对绝经后女性则大多无效。

四、雄激素

雄激素对晚期乳腺癌有一定疗效，绝经后晚期患者有效率为 20% ~30%，ER（+）者有效率为46%，ER（-）者仅为8%。其作用机制尚不明确，但临床观察发现雄激素可抑制垂体的促性腺激素 FSH 及 LH。雄激素疗效在绝经后较绝经前好，骨转移者疗效最好，80% 的患者可以得到症状缓解。因而不论是否绝经，骨转移患者可首选雄激素治疗。

五、雌激素受体拮抗剂－雌激素受体下调剂

代表药物为氟维司群，有雌激素的拮抗作用而没有类雌激素的激动作用。氟维司群可以与雌激素受体竞争性结合，亲和力与雌二醇相似，氟维司群还可以阻滞受体，抑制雌激素的结合，并激发受体发生形态改变，降低 ER 浓度而损害肿瘤细胞，这种通过 ER 通道的作用与细胞增生标志物 Ki67 的减少有关。氟维司群可下调人体乳腺癌细胞中的 ER 蛋白，肿瘤细胞的 ER 表达下调，使肿瘤的生长最小化。由于氟维司群不改变已存在的肿瘤 ER 状态，不影响新的 ER 产生，因此肿瘤继续被“程序化”为 ER 阳性，这样使氟维司群持续发生治疗作用。氟维司群主要用于绝经后、激素受体阳性、既往内分泌治

疗失败的晚期乳腺癌患者，为二线治疗用药。

六、孕激素

临床上常用的有甲孕酮和甲地孕酮，其有效率为30%左右。因具有水钠潴留、血压升高、阴道出血和血栓形成等不良反应，故临床常作为三线治疗用药。

七、内分泌药物选择原则

①一般不重复使用辅助治疗或一线治疗用过的药物。②TAM辅助治疗失败的患者首选AI。③AI治疗失败可选孕激素（醋酸甲地孕酮或甲羟孕酮）或氟维司群。④既往未用抗雌激素治疗者，仍可使用TAM或托瑞米芬。⑤ER阳性的绝经前患者可采取卵巢功能抑制治疗，随后遵循绝经后妇女内分泌治疗指南。⑥化疗后加三苯氧胺，比单用化疗或单用三苯氧胺效果好，且化疗后序贯合用三苯氧胺的效果优于同时合用。内分泌治疗可以和放疗及曲妥珠单抗治疗同时使用。⑦ER和PR阴性的患者，不推荐进行辅助内分泌治疗。

八、内分泌治疗中常见不良反应的监测和管理

①在应用TAM过程中应注意避孕，需要对子宫内膜进行超声监测，每6~12个月进行1次妇科检查。②对于应用芳香化酶抑制剂的患者应监测骨密度和补充钙剂及维生素D。对于严重骨质疏松患者可进行正规抗骨质疏松治疗。③患者在接受芳香化酶抑制剂治疗期间应监测血脂，必要时应给予血脂异常患者相应的治疗。④对于在内分泌治疗中严重的不良反应需要考虑停药或者更换治疗方案。

九、术后内分泌治疗选择策略

术后辅助内分泌治疗适宜患者为雌激素受体ER和（或）孕激素受体PR阳性的乳腺癌患者。对于ER阳性率为1%~9%的患者，不建议放弃辅助化疗，在完成辅助化疗后可考虑进行辅助内分泌治疗。但对于绝经前患者ER阳性率为1%~9%的患者不建议采用卵巢功能抑制联合口服内分泌药物的方案。无论患者是否化疗，均应于手术前后、化疗之前判断患者的月经状态。

月经状态判定标准：绝经的定义一般是指月经永久性终止，提示卵巢合成的雌激素持续性减少。满足以下任意一条者，都可认为达到绝经状态：

①双侧卵巢切除术后；②年龄≥60 岁；③年龄 <60 岁，自然停经≥12 个月，在近 1 年未接受化疗、三苯氧胺、托瑞米芬或卵巢去势的情况下，FSH 和雌二醇水平在绝经后范围内。年龄 <60 岁正在服用三苯氧胺或托瑞米芬的患者，FSH 和雌二醇水平在绝经后范围内。

绝经后乳腺癌患者辅助内分泌治疗的基本策略为第三代芳香化酶抑制剂（AI）5 年，药物选择包括阿那曲唑、来曲唑、依西美坦（1A）。可选策略为：初始辅助 AI 治疗已满 5 年，耐受性良好，可考虑延长内分泌治疗，继续 5 年 AI 或 TAM（2 B）。符合以下之一可考虑延长内分泌治疗：淋巴结阳性；G3；其他需要行辅助化疗的危险因素。初始使用 TAM 的患者，治疗期内可换用 5 年 AI 治疗。

绝经后乳腺癌患者延长内分泌治疗注意事项：①对于使用了 3 ~5 年 TAM 后使用 5 年 AI 后的患者，如继续 5 年 AI，即 AI 治疗时间达 10 年，较安慰剂组进一步降低了复发风险。②绝经后患者，5 年 AI 后继续 5 年 TAM 或 AI，目前无对照研究。上述研究结果中，患者在完成初始 5 年治疗后，继续使用 AI（2 ~5 年）的不同研究结论并不完全一致。③目前证据级别低的情况下，对需要延长治疗的患者的治疗选择：可以考虑继续使用 5 年 AI 治疗。无法耐受 AI 或相对复发风险不高的患者也可以考虑换 5 年 TAM 治疗。④绝经后低危患者初始辅助内分泌治疗使用 AI 已满 5 年可以停药。

绝经前乳腺癌患者的辅助内分泌治疗，依据复发风险分层制定基本策略及可选策略。

1. 复发风险低的患者包括：①淋巴结阴性；②G1；③T <2cm；④无辅助化疗指征；其基本策略为 TAM 5 年。

2. 对于年轻患者，具有以下危险因素：①G2 - 3；②淋巴结阳性 1 ~ 3 个；③T≥2cm；④或者具备辅助化疗指征，但不愿意接受化疗的患者。其基本策略为卵巢功能抑制（OFS）加 TAM 5 年。可选策略为完成 5 年治疗后，耐受性良好可考虑延长内分泌治疗：①未绝经者使用 TAM 治疗 5 年；②绝经者使用 AI（2B）。

3. 具有以下危险因素的患者：①淋巴结阳性≥4 个；②G3；其基本策略为卵巢功能抑制（OFS）加 AI 5 年，可选策略为完成 5 年治疗后，耐受性良好可考虑延长内分泌治疗，未绝经者使用 OFS 加 AI 治疗 5 年或 TAM 5 年，绝经者使用 AI 治疗 5 年（2B）。

绝经前乳腺癌患者辅助内分泌治疗注意事项：①卵巢功能抑制的方法包

括药物性卵巢功能抑制（GnRHa 类药物：戈舍瑞林、亮丙瑞林等）、手术、卵巢放疗。警惕有存在药物性卵巢功能抑制不完全的可能性，但不建议在临床使用 GnRHa 期间常规监测激素水平。②目前 OFS 联合口服内分泌药物的联合治疗的总生存获益的影响尚未知晓，需进一步长期随访。③在使用 OFS 联合 TAM 或 AI 治疗过程中，应充分评估可能发生的不良反应及耐受性；应注意根据二者不良反应进行选择。④对于初始治疗时为绝经前，但面临 2~3 年内可能绝经的患者，目前无针对这一患者人群的研究，但可以选择：具有淋巴结 4 个以上阳性或细胞学 3 级的患者，可建议行卵巢切除后使用 AI。“中危”患者（G2；淋巴结 1~3 个阳性；T≥2cm），初始辅助治疗可以先选择 TAM，待绝经后再使用 5 年 AI 继续治疗。

绝经前乳腺癌患者辅助内分泌治疗是否延长的问题，目前认为：①综合 NSABP B-14 研究，ATLAS、aTTom 研究结果，对于适合患者，10 年 TAM 治疗较 5 年 TAM 治疗可降低乳腺癌复发率。因此，对于初始治疗选择 TAM 治疗，完成 5 年 TAM 治疗后仍未绝经的患者，符合以下情况之一者：淋巴结阳性、G3、或其他考虑需要进行辅助化疗的因素，可建议延长 TAM 治疗至满 10 年。②卵巢功能抑制联合口服内分泌药物 5 年治疗后的患者也存在远期复发的风险，虽然目前缺乏此类患者延长内分泌治疗方案的研究结果，但基于延长内分泌治疗获益的证据，对于可耐受患者可以建议延长内分泌治疗。③如使用 TAM 满 5 年后的患者确定为绝经，评估存在远期复发的危险因素，需要延长内分泌治疗的患者，可序贯使用 AI 类 5 年。

第二节　新辅助内分泌治疗的探索

乳腺癌新辅助内分泌治疗的概念是相对于乳腺癌术后的辅助内分泌治疗而提出的，新辅助内分泌治疗强调治疗安排在包括手术或放疗的局部治疗之前，使对内分泌治疗敏感的乳腺癌原发病灶和区域淋巴结达到降期的目的，从而使一些无法进行的手术变成可以手术，同时也可以提高保乳手术率。新辅助内分泌治疗的理论基础来源于乳腺癌的动物模型研究，原发病灶切除后，残留肿瘤细胞及远处转移癌灶出现加速增殖状态，同时外周循环中的生长因子水平显著增高。新辅助内分泌治疗就是在术前即开始给予药物治疗，此时微小转移灶中的癌细胞尚未出现加速增殖状态，从而有效防止微小转移病灶的癌细胞出现加速增殖。与新辅助化疗相比，新辅助内分泌治疗具有毒副反应轻、在围手术期间可以持续用药、术后可以继续长期使用的优势；此外还可以降低部分患者辅助化疗的风险，特别是老年患者和一般情况较差的患者；与辅助内分泌治疗相比，新辅助内分泌治疗还可以提前检测内分泌治疗药物敏感性。

新辅助内分泌治疗的主要目的包括：①局部晚期无法手术的患者经过新辅助内分泌治疗后变得可行手术；②使肿瘤降期，增加保乳手术的机会。新辅助内分泌治疗对象主要为 ER 和（或）PR 阳性患者。但对于绝大部分可以耐受化疗的非老年患者（<70 岁），可在新辅助化疗进行的同时行新辅助内分泌治疗。对于不能耐受全身化疗的老年患者（≥70 岁），新辅助内分泌治疗就比较关键，不仅可以达到乳腺癌降期、提高手术成功率的目的，而且可以改善患者的生存质量。ER 和 PR 阳性的局部晚期或可手术切除瘤体的绝经后乳腺癌患者也是新辅助内分泌治疗对象。对于这些患者，新辅助内分泌治疗可有效提高手术效果。

新辅助内分泌治疗的药物选择包括他莫昔芬（TAM）和芳香化酶抑制剂（AIs）等。现有的临床研究资料表明，第 3 代 AIs 在新辅助内分泌治疗上的效果优于 TAM。目前的研究结果支持新辅助内分泌治疗合理的用药时间为 4 ~ 6 个月。来曲唑 2.5mg/天取得了较好的临床完全缓解（cCR）和部分缓解（cPR）。但这一研究的样本量太小，更进一步结论的得出应该建立在大样本研究上。

新辅助内分泌治疗效果的评价：新辅助内分泌治疗推广的一个瓶颈问题就是缺乏可靠的治疗效果评估标准或标志。由于测量人或评估人的个体差异性和评估方法的不可重复性，临床评估的方法不太精确。临床评估的方法包括物理触诊、乳腺 X 线钼靶照相、乳腺超声、乳腺磁共振等。其中，乳腺磁共振在精确度方面有比较优势，但乳腺超声更便宜更简单易行。病理完全缓解率（pCR）在新辅助内分泌治疗中较低，故其临床应用较少。

新辅助内分泌治疗的后续治疗。新辅助内分泌治疗不能代替手术治疗和化疗，是否可以选择保留乳房手术的术式，其评估时也不受新辅助内分泌治疗的影响。但新辅助内分泌治疗可以为手术后的辅助内分泌治疗提供药物敏感性参考。新辅助内分泌治疗所用敏感药物仍然适用于术后的辅助内分泌治疗，新辅助内分泌治疗不敏感的药物，术后治疗应考虑换药。

第三节 晚期乳腺癌的内分泌治疗优先原则

复发转移的晚期乳腺癌治疗目的应该是改善患者的生活质量，在此基础上延长患者的生存期。复发转移乳腺癌是否选择内分泌治疗，要考虑患者肿瘤组织的激素受体状况、年龄、月经状态以及疾病进展是否缓慢。原则上，对疾病进展迅速的复发转移患者应首选化疗，而进展缓慢的激素反应性乳腺癌患者可以首选内分泌治疗。

进展缓慢复发转移乳腺癌的特点：①原发和（或）复发转移灶肿瘤组织雌激素受体（ER）阳性和（或）孕激素受体（PR）阳性；②术后无病生存期较长，如术后2年以后出现的复发转移；③仅有软组织和骨转移，或无明显症状的内脏转移，如非弥散性的肺转移和肝转移，肿瘤负荷不大、短期内不危及生命的其他内脏转移。

激素反应性乳腺癌的概念。激素反应性乳腺癌是基于患者可能从内分泌治疗中获益的角度提出来的，以界定哪些患者适合内分泌治疗。满足下列条件中1条或数条的患者有可能从内分泌治疗中获益：①原发灶和（或）复发转移灶ER和（或）PR阳性；②老年患者；③术后无病间期较长；④既往内分泌治疗曾获益。

晚期乳腺癌内分泌治疗适应证：①初始治疗或复发转移后病理证实为激素受体阳性；尽量于治疗前对复发或转移部位进行活检，评估ER、PR、Her-2状态；②肿瘤缓慢进展；③无内脏危象的患者。

晚期乳腺癌内分泌治疗依据复发风险分层，并根据分层制定基本策略及可选策略。晚期内分泌治疗选择方案时需考虑患者的其他辅助治疗方案，无病间期、复发或转移的疾病负荷等因素。未经内分泌治疗的基本策略为第三代AI，可选策略可选择氟维司群；TAM治疗失败时的基本策略为第三代AI，可选策略为氟维司群；AI治疗失败者基本策略为氟维司群，可选策略包括：①甾体类AI联合依维莫司（限非甾体AI治疗失败患者）；②氟维司群联合靶向药物（CDK4/6抑制剂，依维莫司）；③孕激素（2B）；④另一作用机制AI（2B）；⑤TAM或托瑞米芬（2B）。

晚期内分泌治疗注意事项：①CDK4或CDK6抑制剂联合AI的研究证实其有效性，作为可选的晚期内分泌联合治疗。②对于完成AI辅助治疗停药大于12个月复发的患者可以使用AIs。对于停药12个月内复发或晚期一线内分泌治疗使用 AI 后进展的患者换用另一作用机制的 AI（如非甾体换用甾体类 AI），临床随机对照研究的结果有限。结合我国临床使用中的药物可及性等因素，可结合患者综合情况合理选择使用。③AI 治疗进展后晚期内分泌药物的选择还包括孕激素（甲羟孕酮或甲地孕酮）、托瑞米芬、TAM 等。临床随机对照研究的结果有限，但结合我国临床使用中的药物可及性等因素，可结合患者综合情况合理选择使用。不推荐内分泌和化疗联合应用；不适宜解救化疗的激素受体阳性、Her－2 阳性患者，一线给予内分泌联合靶向 Her－2 治疗。④内分泌治疗获益的患者，需继续治疗直至疾病进展。注意评估药物的不良反应。⑤晚期二线内分泌治疗的选择，应结合既往内分泌治疗用药及治疗反应情况，尽量不重复使用辅助治疗、复发或转移内分泌治疗使用过的药物。⑥内分泌耐药的定义（本定义应用于研究中入组患者评估，在临床药物选择中定义仅作参考）：原发内分泌耐药，辅助内分泌治疗时间小于 2 年复发，或晚期一线内分泌治疗小于 6 个月出现疾病进展；继发性（获得性）内分泌耐药，辅助内分泌治疗时间大于 2 年且于停药后 1 年内复发的患者，或晚期一线内分泌治疗≥6 个月出现疾病进展。

第九章　乳腺癌的放射治疗

第一节　乳腺癌术后辅助放疗

放射治疗是乳腺癌综合治疗的一种重要手段，在乳腺癌术后辅助治疗、局部区域复发后的补救治疗及远处转移的姑息减症治疗中均发挥重要作用。

一、根治性乳房切除术后的放疗

1. 术后放疗的指征　根治性乳房切除术后放疗的主要目的是根除局部或区域可能存在的病变，预防和降低复发。而衡量局部放疗效果的标准之一是放疗后无局部或区域复发的比例。一般认为，局部或区域复发与远处转移之间有密切的关系。因此，除了局部控制以外，放疗后远处转移的比例及疾病相关生存率和OS也均应当作为衡量术后放疗疗效的参照。

乳腺癌根治术后放疗早在20世纪30年代就已经开始应用，但至50年代，Manehester等研究后认为乳腺癌术后放疗仅能降低局部和区域淋巴结复发率，并不能提高患者的生存率。以后的许多学者相继得出同样结论。国际早期乳腺癌试验协作组（EBCTCG）1995年对36组随机试验的综合分析也显示，乳腺癌根治术或改良根治术后，放疗组和未放疗组局部和区域淋巴结复发率分别为6.7%和19.6%（$P=0.001$），辅助放疗可以使局部区域复发率减低2/3，但没有体现出术后放疗对生存率的贡献。但是1975年，Fleteher对Maoehester单位的放疗方法进行分析和研究后指出，术后对乳腺癌病灶周围淋巴结照射剂量不足可能是造成1977年以前乳腺癌术后放疗患者生存率不能提高的主要原因之一。也有学者认为之前乳腺癌患者根治术后放疗效果不理想的原因在于照射野设计不合理。1977年，挪威镭锭医院用随机分组方法进行反复研究后证实，乳腺癌伴腋窝淋巴结转移的患者根治术后行放疗，其5年无瘤生存率为71%，而单纯手术者5年生存率仅有45%。此后一些研究开始从适应证入手，探讨根治术后放疗对生存的影响。

1997年DBCG82b试验选择绝经前、根治术后接受化疗的患者1708例，病理分期为T3及以上或腋窝淋巴结阳性患者，结果显示放疗组和对照组10

年无病生存率分别为48%和38%，总生存率分别为54%和45%，均有显著性差异。DBCG 82c 试验包括了1375 名绝经后、术后行内分泌治疗的患者，分期为T3 及以上或淋巴结阳性，研究显示放疗组与对照组10 年无病生存率分别为36%和24%（$P<0.001$），总生存率分别为45%和36%（$P<0.05$），结果与DBCG 82b 相似。而且后续的亚组分析显示，对于1～3 个腋窝淋巴结阳性的患者，术后放疗仍有生存获益。British Columbia 试验则入组318 名淋巴结阳性的根治术后的绝经前患者，结果显示术后放疗明显提高了无病生存率(66% vs 52%，$P=0.006$)。这三组资料均说明，对于腋窝淋巴结转移阳性的患者，无论是绝经前还是绝经后，在辅助化疗或他莫昔芬内分泌治疗的基础上，给予术后胸壁和淋巴引流区的放疗，不仅可以降低局部复发率，而且能提高总生存率。Lai SF 等研究发现，对于T1－2N1 的患者乳腺切除术后行辅助放疗，10 年的局部复发率为10%，其中三阴性5 年复发率10.5%，高于其他类型的4.2%，多因素分析显示患者≤40 岁、肿瘤>3cm、广泛导管内成分是局部复发高风险因素，没有这些高危因素的患者5 年LRR 为3.1%，有一个高危因素的LRR 为7.9%，有两个或以上者LRR 可达25%。

2014 年来自EBCTCG 的荟萃分析也显示，对于乳腺切除和腋窝淋巴结清扫术后1～3 个淋巴结阳性的患者，在全身系统治疗的基础上，术后辅助的放疗可以减低局部复发率和乳腺癌死亡率。因此，尽管目前对乳腺癌根治术后或改良根治术后放射治疗的指征仍然存有争议，但总体原则是一致的，即对有局部或区域复发高危因素的患者，无论是否接受过辅助化疗，均应进行术后放疗。目前的共识包括以下几点：①原发肿瘤T3、T4 或者手术切缘阳性的患者；②腋窝淋巴结转移≥4 个，或存在锁骨上或内乳淋巴结转移；③原发肿瘤分期T1～2 且腋窝淋巴结转移1～3 个的患者，之前存在争议，但随着EROTC2922 和MA20 两大研究的公布，目前也已经基本明确，在MA.20 研究中，术后放疗使区域复发率从2.7%降到了0.7%，远处转移率从17.3%降到了13.4%。进一步分析显示，区域淋巴引流区的放疗，使10 年DFS 从77%提高到82%。在EORTC 22922/10925 研究中，中位随访10.9 个月，区域淋巴引流区放疗使区域复发率从4.2%降至2.7%，远处转移率从19.6%降至15.9%。对于这部分患者，推荐术后放疗。但是仍有研究认为，对其中的无明显高危复发因素者，即年龄≥50 岁、肿瘤分级Ⅰ－Ⅱ级、无脉管瘤栓、腋窝淋巴结转移数目1～2 个、激素受体阳性的患者，术后放疗获益并不明显，可考虑省略放疗。

对于淋巴结阴性、原发肿瘤≤5cm、切缘≥1mm 的患者，目前原则上不推荐术后放疗。但有回顾性研究认为，这类患者如果合并一些高危复发因素，如切缘较近、肿瘤≥2cm、有脉管受侵、患者绝经前，术后放疗可以减低复发风险。另外，也有研究认为，这部分患者如果有局部复发率增高的预测因素，如原发肿瘤 >3cm 的三阴性患者，或者有广泛淋巴血管侵犯的患者，特别是腋窝评估不充分的患者，也应个体化考虑术后放射治疗。

2. 放疗靶区的确定 目前推荐的照射范围：①对于需要接受改良根治术后放疗的患者，照射范围一般应包括胸壁及锁骨上下区；②对腋窝淋巴结转移 1 ~ 3 个，且肿瘤位于内象限；或腋窝淋巴结转移≥4 个的患者，在保证心、肺安全的前提下，可考虑将内乳引流区包括在照射范围内；③对腋窝淋巴结清扫彻底的患者，放疗靶区不推荐包括患侧腋窝；对前哨淋巴结活检后发现淋巴结转移，但未行腋窝清扫或腋窝清扫不彻底的患者，放疗靶区应考虑包括腋窝淋巴引流区。对于无淋巴结转移的患者，原发肿瘤大于 5cm，或者手术切缘阳性者是局部复发的高危因素，这类患者推荐胸壁的放疗，并根据情况考虑锁骨上、下区和内乳区的放疗。而对于原发肿瘤手术切缘小于 1mm 的，应酌情考虑胸壁放疗。

但是，目前对于内乳淋巴引流区的照射仍存在很多争议。内乳淋巴结受累的概率与原发肿瘤的大小和腋淋巴结转移的状况相关，位于乳腺内侧、中央区和上方的原发灶可直接转移至内乳区，其他象限的肿瘤也可通过深筋膜深部淋巴管网引流至内乳淋巴结。根治性乳腺癌切除术和扩大根治术的随机分组对比试验研究发现，腋窝淋巴结阴性的 T1、T2 期患者中，无论原发肿瘤位于内象限还是外象限，其内乳淋巴结转移概率均 <10%。鉴于此，目前对上述患者不主张给予内乳淋巴结放疗，除非有广泛的血管或淋巴管受侵或具有恶性组织学特性。T3 期或有腋窝淋巴结转移的患者，在扩大根治术中发现的内乳淋巴结的转移率可以达到 20% 左右，但实际上临床上出现明显内乳淋巴结转移的概率仅为 4% 左右。这种内乳淋巴结受累的概率与实际复发率之间的不一致性是是否要进行内乳淋巴结照射的争论的根源。2015 年发表在新英格兰杂志上的 MA20 研究和 EORTC22922 研究的结果，认为对于中等复发风险的患者，区域淋巴结（包括内乳淋巴区）的放疗可以降低局部区域复发，改善无病生存率。DCBG – IMN 研究纳入了 1589 例术后接受区域淋巴引流区放疗的患者，在胸壁和锁骨上区放疗的基础上，原发右侧的照射内乳淋巴引流区，原发左侧的不照射内乳淋巴引流区，随访 8.9 年，结果显示右侧和左

侧的远处转移率分别为27.4%和29.7%（$P=0.07$），乳腺癌相关死亡率分别为20.9%和23.4%（$P=0.03$），OS分别为75.9%和72.2%（$P=0.005$），认为内乳淋巴引流区的放疗可以提高生存率。还有研究将M20、EORTC22922－10925和法国试验共1832＋4004＋1334病例进行了荟萃分析，结论是对于分期Ⅰ－Ⅲ期的患者，放疗内乳区和锁骨上区可以提高10年DFS、DMFS和OS。因此，在2016年NCCN指南中的内乳区放疗的推荐级别得到了明显提升。另一个影响内乳区放射治疗的因素是放射治疗后心脏的损伤，特别是左侧乳腺癌术后的患者。因此对有内乳转移高危风险的患者，放疗医师需要在综合评估的情况下个体化选择内乳淋巴引流区的放疗。随着内乳前哨淋巴结示踪技术和内乳淋巴结微创活检如胸腔镜下内乳淋巴结切除或清除的不断进步和突破，相信不久的将来临床上有望像腋窝淋巴结状态评估一样，依据内乳SLNB的病理结果指导精准内乳区术后放射治疗。

3. 照射技术 常规放射治疗通常采用切线野照射方式，随着放射治疗技术和计算机技术的发展，三维适形放射治疗、调强放射治疗、螺旋断层放射治疗（HT）等新技术的陆续开发应用，具有更优的剂量分布曲线和对正常器官更好的保护，已有逐渐取代常规放射治疗技术的趋势。

三维适形放射治疗（3DCRT）是在三维空间的任何方向上，照射野几何投影的形状都与肿瘤的实际形状一致的放射治疗技术，3DCRT的优点是高剂量分布区与靶区的三维形状的适行度较常规治疗大大提高，并且在三维方向上靶区内剂量均匀进一步减少了周围正常组织和器官卷入射野的范围。与二维放射治疗技术相比，3DCRT可使肿瘤内的照射剂量平均提高10Gy以上。

调强放射治疗（IMRT）是利用逆向治疗计划系统和计算机控制的动态准直器，将每条射线束细分为很小的子野并调节每个子野的剂量强度，可以雕刻出与肿瘤相匹配的高度适形的剂量曲线，被誉为“21世纪放射治疗技术的革命”。该技术的优势：①最大限度减少正常组织受照剂量；②满足不规则凹形肿瘤靶区（肿瘤包绕正常组织）治疗的需要；③每次分照射中肿瘤内可同时增加更高剂量，明显提高了放射生物学效益。IMRT采用了精确的体位固定，提高了放射治疗的定位精度、摆位精度和照射精度。采用了精确的计划逆向计算，即医生首先确定最大优化的计划结果，包括靶区的照射剂量和靶区周围敏感组织的耐受剂量，然后由计算机给出实现该结果的方法和参数，从而实现了治疗计划的自动最佳优化。采用了精确照射，能够优化配置射野内各线束的权重，使高剂量区的分布在三维方向上可在一个计划时同时实现大野照射及小野的追加剂量照射。与三维适形放射治疗相比，IMRT 在照射剂量方面更具优越性。

质子放射治疗及重离子放射治疗。质子为带点粒子，质量约为电子质量的 1836 倍，质子射线与光子、电子射线在靶区剂量深度分布曲线的最大区别是存在 Bragg 峰，峰前区的剂量约为峰值剂量的 20%，靶后区剂量等于 0。由于质子射线特殊的物理特性，与目前广泛使用的高能光子和电子相比，质子能使放射线的能量更好地集中在所需要治疗的肿瘤靶区，而避开周围的正常器官和组织。因此可使肿瘤得到足够剂量照射，提高肿瘤局部控制率，同时可明显降低正常器官和组织放射并发症。在用质子治疗肿瘤时，高剂量区和低剂量区的界限比光子更明确，可以很好地保护周围正常组织。但是由于质子与光子、电子一样属于弱电离射线，不像强电离射线可以产生较大的生物学破坏作用，质子总的相对生物效应（RBE）较低，约为 1.1。重离子束既同时有 Bragg 峰的明显放射物理学特性，又具有高 RBE 值的双重优势，而且 LET 越高，生物学效应就越强。目前，尤以碳离子束同时拥有高 RBE 值和比质子更好的物理剂量分布，使肿瘤有更好的适形性，可更好地保护肿瘤周围正常组织，可减少或避免诱发第二肿瘤的风险。碳离子束是高 LET 射线，可使肿瘤 DNA 分子的损伤更密集、更严重，使 DNA 分子双链断裂而无法修复或再生，对肿瘤细胞形成致命性损伤。对放射抗拒的肿瘤细胞、乏氧肿瘤细胞同样具有很好的治疗效果。重离子受细胞周期的影响较小，可以彻底杀灭各个周期的细胞，减少了复发和转移的概率。

新的放疗技术的应用，提高了靶区剂量的适形度，在保证靶区受照剂量的基础上，可以降低正常组织和器官，如肺、心脏、甲状腺、患侧肩关节、健侧乳腺等的受照剂量，减少相应并发症。另外可以更好地处理胸壁与区域淋巴结照射野的衔接，保证剂量均匀性，减少冷热点，为患者提供更精确的治疗。但是每种放疗技术具有其优势和缺点，应根据患者具体情况进行个体化选择。

4. 照射剂量及分割模式 放射治疗剂量分割的经典模式为 1.8～2Gy/次，5 次/周，目前乳腺癌的放射治疗多数采用这一模式。推荐的乳腺根治切除术后的照射剂量为 50Gy/2Gy/25f。

大分割放射治疗是指单次或少次大剂量放射治疗。组织的放射敏感性由 α/β 值决定，从放射生物学角度来看，α/β 值越低的组织对较大单次分割剂量的放射敏感性越高。英国乳腺放射治疗标准化（START）研究通过随访评价乳房外观后期改变估算正常乳腺组织的 α/β 值约为 3.4Gy（95% c，3.0 ~ 4.5Gy），乳腺癌组织 α/β 值约为 4.6Gy（95% CI = 1.1 ~ 8.1Gy），两者相近。也就是说，乳腺癌组织对分割剂量的放射敏感性类似予正常乳腺组织，这种情况大分割可能会获得较高治疗比。乳腺保乳术后的相关研究已经证实，大分割放疗无论在局部控制还是毒副反应方面均不劣于常规分割，而且大分割放疗缩短了治疗时间，提高了患者的依从性。但是乳腺根治性切除术后的大分割放疗还未列入治疗常规，相关的大型临床研究还在进行当中。

二、特殊情况下的放射治疗

1. 乳腺重建术后的放射治疗 文献报道全乳切除术后乳房重建术并不影响肿瘤治疗的疗效。Stockham 等报道 Cleveland Clinic 于 2000 ~ 2007 年的 652 例淋巴结阳性非炎性乳腺癌做改良根治术 + 假体（TEI）或自体乳房重建术（IAR）后的疗效，中位随访期 62.8 个月，5 年的局部复发率和无远处转移生存率与单纯的改良根治术后患者均无差别。国内吴炅等报道复旦大学附属肿瘤医院乳腺外科在 1999 年 10 月至 2007 年 5 月对 129 例乳腺癌患者做保留皮肤全乳切除术联合即刻自体组织乳房重建术的疗效。中位随访期 11 个月，局部复发率 3.9%，远处复发率 5.4%，重建乳房美观度评价可接受度为 86%。结论认为此治疗方法可安全用于不适合保留乳房的早期乳腺癌患者。

乳房重建根据重建方式不同可分为自体重建和假体重建，根据重建的时间可分为即刻重建和延期重建。全乳切除和乳房重建术实质上与根治术的性质相同，根据分期不同有些患者需要做术后放疗。无论在放疗前还是在放疗后重建，放疗对重建后的乳房美容效果均有一定影响。

Reshma 等对比了全乳切除 + 乳房重建术后放疗或不放疗的乳腺癌患者的并发症的情况，结果显示自体重建更常见于放疗患者，放疗患者即刻重建率低。38.9% 假体重建放疗患者、25.6% 自体重建放疗患者、21.8% 假体重建的非放疗患者及 28.3% 自体重建的非放疗患者术后 2 年至少出现过 1 次乳房相关并发症。多因素分析显示，双侧手术、BMI 高是术后并发症的危险因素，并且与是否放疗及重建类型相关。对于放疗患者，相比于假体重建者，自体重建者术后两年的并发症发生率更低，且满意度更高。对于非放疗患者，自体重建及假体重建者的并发症率无统计学差异。自体重建者的患者满意度较假体重建者的好。Senkus – Konefka 等综合文献后分析认为：用假体重建的患者，放疗组和非放疗组的美容效果可接受度分别为 43% 和 84%，并发症发生率分别为50%和13%；用自体重建的患者，放疗组和未放疗组的并发症发生率分别为31%和18%，放疗组的美容效果可接受度为68%。以上研究可见，放疗会影响重建乳房的美容效果，并增加乳房相关并发症的发生。

异体重建的并发症主要包括假体挛缩、移位、乳房体积缩小、感染等，有报道显示，放疗患者假体挛缩程度比未放疗的患者高，但总体的对称性、美容效果和患者满意度仍然很高。Clough 等研究显示，假体重建的乳房放疗后第2年美容效果满意度很高，但随着时间延长，重建乳房与自然乳房的对称性会越来越差。与异体重建的患者相比，自体重建的患者美容效果更优，但仍有一些并发症。Tran 等报道，TRAM 皮瓣移植后放疗的患者中，34%出现脂肪坏死，78%的患者有不同程度的挛缩和不对称，37%的患者皮肤色素沉着，只有22%的患者保持了正常的乳腺体积。Williams 等报道纤维化的发生率为31.6%。美国纽约纪念斯隆-凯特琳癌症中心 Wright 等报道，采用全乳切除术+腋窝淋巴结清扫，术中即刻植入乳房扩张器，放化疗后再次手术取出组织扩张器，植入永久性乳腺假体。中位随访期64个月（11~122个月），结果 LRR 100%，5年无远处转移生存率为90%，5年总生存率为96%，美容效果属佳和良好者占80%，中度包膜皱缩率61%。

总之，鉴于放疗显著增加植入物包膜挛缩、破裂的风险，对于接受假体植入的患者，可采用同期扩张器植入，后期更换永久假体的手术模式，放疗在永久性假体植入前进行。对于接受自体重建的患者，放疗可以在重建前或重建后进行。

乳腺癌术后乳房重建不改变术后辅助放疗的适应证，放疗靶区的定义与根治术后的靶区基本相同，主要包括胸壁、锁骨上下区和内乳区，只是胸壁的靶区内包含了假体或者移植的自体组织。另外，胸壁放疗采用 X 射线切线照射，通常需要组织填充物以提高皮肤剂量，但是重建的乳房使用填充物会导致皮肤损伤增加，影响之后的美容效果，应结合患者具体情况酌情考虑填充物使用的时间。对放疗时已行乳腺重建的患者，推荐采用调强放疗技术，以更好的保证靶区内剂量分布的均匀性，避免对植入物的高剂量照射。

2. 新辅助化疗后术后放射治疗 对于术前采用新辅助治疗的，放疗的指征和照射范围的选择，认为应该基于新辅助治疗前临床分期、病理分期、肿瘤特征的最大的分期。但是有研究显示，新辅助治疗后达到淋巴结阴性（pN0），特别是达到病理完全缓解（pCR）的患者，局部复发率明显低。NSABP B-18 和 B-27 研究显示，新辅助化疗达 pCR 的患者，10年 LRR 小于10%；而新辅助化疗后仍N+者，LRR为25%。

目前关于新辅助治疗后放疗的选择，主要基于一些临床研究的报道，缺少大样本的随机分组的试验数据。

来自MDACC的Huang等研究显示，对于临床分期ⅢA及以上的新辅助化疗患者，术后放疗组和不放疗组的10年LRR分别为11%和22%（$P=0.0001$）。亚组分析46例新辅助化疗后达pCR的患者，术后放疗组和不放疗组的10年LRR分别为3%和33%（$P=0.006$）。结论认为术后放疗可以减低局部复发，提高肿瘤相关生存率。

但是，同样来自MDACC的McGuire选择了临床分期Ⅱ-Ⅲ期，新辅助化疗后pCR的患者106例，结果显示，放疗组和不放疗组的10年LRR分别为5% vs 10%（$P=0.40$），无差别。但亚组分析，临床分期Ⅲ期的74例，10年LRR分别为：放疗组7%，不放疗组33%（$P=0.04$），10年OS放疗组77.3%，不放疗组33.3%（$P=0.002$），显著提高。对于临床分期Ⅲ的患者，即使达到pCR，也建议术后放疗。

Le Scodan et al. 134例Ⅱ-Ⅲ期（Ⅱ期63%），新辅助化疗后达ypN0，5年和10年无复发生存率，10年总生存率放疗组和不放疗组均无差别。Shim et al. 151例临床分期Ⅱ（60%）Ⅲ（40%），化疗后达ypN0，5年无复发生存率和5年总生存率，放疗组和不放疗组均无差别。

因此目前建议，新辅助化疗前临床分期Ⅲ期或术后病理证实存在腋窝淋巴结转移的患者，均应接受术后辅助放疗。而对于临床分期Ⅱ期，新辅助治疗后达pCR或者ypN0的患者，术后放疗的作用还有待进一步研究的结果。

新辅助治疗后放疗范围、照射技术及照射剂量与未接受新辅助化疗的患者相同。

第二节　晚期乳腺癌的姑息放疗

1. 局部区域复发乳腺癌的放疗　乳腺癌的局部-区域复发是指乳腺癌经过首次治疗获得CR后疗效达6个月以上，患侧乳腺（或胸壁）及区域淋巴引流区（包括锁骨上下区、内乳区、腋窝区）肿瘤的再度生长。对于局部区域复发的患者，应根据具体情况选择个体化的综合治疗方案，放射治疗是一种可行有效的治疗方法之一。首程采用保乳治疗的患者，如果单纯乳腺内复发，可以考虑行乳腺切除术，而后继以化疗或内分泌治疗。而对于胸壁或淋巴引流区复发者，既往未行放疗的患者，采用较广泛的照射野的局部复发率低于采用局部野，广泛野包括胸壁及锁骨上下大范围照射，而对于既往已经行区域放疗的，为避免严重的放疗副作用，建议采用局部野照射，指照射复发肿瘤及外围 2cm 的范围。

单纯胸壁复发，对于复发体积小于 1cm 的单发病灶，可以考虑给予局部扩大切除术，术后辅以综合治疗，包括化疗、放疗、内分泌治疗和靶向治疗。而对于复发范围广泛且手术难以切除的单纯胸壁复发患者，放疗是最重要的手段，可以显著提高局部控制率。且近年来众多经验证实局部小野照射是不合理的。天津肿瘤医院随访了 1067 例胸壁复发的患者，结果显示以广泛野为照射范围的局部复发控制率为 85.7%，仅行局部野的局部复发控制率为 75.5%，差异有统计学意义。且有文献报道，单纯胸壁复发的患者后续锁骨上淋巴结复发率在 16% ~28%，因此建议对于单纯胸壁复发的患者也要对区域淋巴结进行预防性照射。资料表明，单纯胸壁复发不做区域淋巴结预防照射的患者区域复发率可达 17% ~60%，而行锁骨上下预防照射者复发率仅为 2% ~28%。

单纯腋窝复发，对于单发的或数量较少的孤立结节，可首先考虑手术治疗，而后再行放化疗综合治疗，而对于弥漫性的腋下淋巴结肿大，与周围组织发生粘连或造成周围组织水肿者，无法行外科手术切除，因此放疗和化疗是局部控制的主要手段。

单纯同侧锁骨上淋巴结复发，研究表明，对于单纯同侧锁骨上复发的乳腺癌改良根治术后的患者，进行颈部淋巴结清扫术与不进行颈部淋巴结清扫术的两组患者之间，5 年总生存率并无明显差异，因此对于单纯锁骨上淋巴结复发的患者，应首选放疗与化疗，而非手术治疗。对于既往未曾行放疗的患者，放疗范围不仅包括锁骨上淋巴结区，还应包括胸壁预防性照射。Chagpar 等报道单纯区域淋巴结复发不行胸壁预防照射者，胸壁复发率可达 17.4%，行胸壁预防照射者则降为 1.3%。

对于局部区域多部位同时复发者，往往预示着预后不良，Pameijer 等统计，单一部位复发的局部控制率为 78%，5 年生存率为 50%，而多部位复发的局部控制率仅为 10%，5 年生存率为 21%，二者之间差异显著，特别是三个部位同时复发的患者其预后最差。而放疗作为局部治疗手段，仅能改善局部控制率，而无法改善预后，因此对于此类复发患者，应以化疗、内分泌治疗或靶向治疗等全身治疗作为主要治疗手段。

2. 晚期乳腺癌的姑息放疗 所谓姑息放疗，指对已无治愈希望的乳腺癌患者的原发肿瘤和（或）转移灶给予肿瘤累及野限量放射治疗的方法，以延缓肿瘤生长和（或）改善肿瘤所引起的症状，如止痛、解除肿瘤压迫、溃疡性癌灶的处理以及安慰性治疗等。某些情况下，患者虽然就肿瘤状态而言可以通过给予根治剂量放射治疗以达到治愈希望，但限于患者一般状况等因素，如高龄、严重的伴发症等无法给予根治性放射治疗，也不得不考虑采用姑息性放射治疗。对症放射治疗属于姑息性放射治疗的范畴，但与姑息性放射治疗不同的是，对症放射治疗不考虑放射治疗对患者生存的影响，而主要考虑通过放射治疗以减轻症状并改善患者生活质量。

对于出现远处转移的晚期乳腺癌患者，总体治疗原则为以姑息减症为目的的综合治疗。但不同部位转移的预后有很大差别，因此需要区别对待，采用不同的综合治疗策略。放射治疗在晚期乳腺癌的治疗中有着重要的作用。

（1）骨转移：骨转移是乳腺癌最常见的转移部位，尸检发现乳腺癌骨转移率高达85%，放射治疗是乳腺癌骨转移姑息性治疗的有效方法，主要目的是缓解骨痛，预防和治疗骨相关事件（SREs），降低病理性骨折的危险，控制肿瘤进展，改善生活质量。放射治疗缓解骨疼痛率为50%～80%，其中约1/3可使疼痛完全缓解。也有研究认为放疗缓解骨疼痛的有效率可高达86%，85%的患者接受3×7Gy照射后即可缓解疼痛。对于可能出现或者已经发生长骨骨折的骨转移患者，或者怀疑椎体骨折致脊髓受压引起神经系统症状者，需要进行外科评估，采用手术固定后再行放疗，如果没有明确的骨折风险，放疗可作为主要治疗选择。

目前临床常用的照射剂量及分割方法主要有4种：30Gy/10次、24Gy/6次、20Gy/5次和8Gy/1次。这4种照射剂量在缓解骨疼痛方面具有相同的疗效，而分次放疗疼痛复发再次放疗的比率低于单次放疗患者。Serrnland等对1157例骨转移患者进行24Gy/6次和8Gy/1次的随机对照研究，其中39%为乳腺癌，结果显示两组初次治疗的有效率相似，分别为71%和73%，但是24Gy/6次组的再放疗率为8%，8Gy/1次组为35%。Sande等对180例患者进行30Gy/10次和8Gy/1次的多中心随机对照研究，长期随访显示两组疗效相似，两组的病理性骨折发生率和脊髓压迫发生率均无差异，但单次放疗患者的再次放疗率显著高于分次放疗患者（27% vs 9%，$P=0.002$）。由于乳腺癌骨转移患者的生存期相对较长，特别是单发的骨转移患者，5年生存率可达50%，许多患者可获得长期生存，因此建议多次分割照射；另外，对于照射野内有重要器官和照射野比较大时，为了降低正常器官的损伤，宜进行多次分割照射。而单次放疗方案通常用于活动及搬运困难的，预期寿命较短，仅为了放疗减症的晚期患者。另外对于骨转移的患者，放疗不仅可以控制疼痛，还可以减少病理性骨折的危险，因此对于有脊椎、股骨等负重部位的骨转移时，即使没有明显的骨痛等症状，也建议尽早放疗。

（2）脑转移：脑转移也是乳腺癌常见的转移部位之一，也是直接威胁乳腺癌晚期患者生命的急症。约15%的患者可发生中枢神经系统的转移。与Luminal型相比，三阴型和Her－2阳性具有更高的脑转移发生率，尤其是三阴型乳腺癌，脑转移发生率可达25%～27%，首发脑转移率可达10%，预后差。

放疗是脑转移治疗的重要手段，放射治疗控制乳腺癌脑转移的总有效率可达66%，可以有效地控制肿瘤进展，减轻症状，减少皮质激素的用药量。但具体的放疗范围和方式尚存在争议。

对于颅外病灶控制良好，脑转移灶占位效应明显的单发病灶，手术＋放疗和单纯放疗相比，可以获得更好的局部控制率和中位生存时间。对于占位效应不明显的单发病灶可考虑立体定向放疗（SRT），研究发现在SRT的基础上加用全脑放疗并不提高生存。

对于多发脑转移的患者，转移的数目影响放疗方式的选择。日本的一项随机对照临床研究，包含了从1999－2003年11家医院132例患者，患者有1～4个脑转移灶，将患者随机分为单用WBRT组和WBRT＋SRS组。单用WBRT组中位生存时间8.0个月，1年生存率28.4%；WBRT＋SRS组中位生存时间7.5个月，1年生存率38.5%（$P=0.42$）。12个月脑肿瘤局部复发率前组76.4%，后组46.4%（$P<0.001$）。说明WBRT＋SRS对局部病灶控制有效，但并无提高总生存的优势。

研究发现，对于2～3枚脑转移灶的患者，全脑放疗＋SRT，与单纯SRT相比，加用全脑放疗可以显著减低颅内复发率，但会对认知功能产生影响。目前开展的保护海马的全脑放疗可能在保证局部控制的前提下，减少对认知功能的影响，期待更多临床研究的证实。

对于转移灶数目超过4枚的，或者有脑膜转移，或者颅外病灶控制不佳的患者，应考虑全脑放疗。

全脑放疗的剂量常用的选择有：30Gy/10次，37.5Gy/15次，40Gy/20次，这几种剂量分割方式对局部控制率和生存率没有明显差别，考虑与全身治疗联合的时序，或者对于一般情况稍差的患者，倾向于选择短疗程的放疗。

RTOG 根据 KPS 评分、肿瘤分子分型、年龄分别赋分，对乳腺癌脑转移的预后进行评估分级（GPA），GPA 分值越高预后越好，中位总生存从高达25.3 月到3.4 月。MDACC 在 RTOG 评分的基础上进行了改进，在原来 KPS 评分、肿瘤分子分型、年龄的基础上增加了脑转移数目，各项分别赋分值后对预后进行评估。

（3）其他部位转移：乳腺癌的肺转移和肝转移常见多发病灶，治疗主要以内科治疗为主。而对于单发的或者≤3 个的转移灶，如原发病灶控制良好，可考虑 SBRT 放疗。

第十章　乳腺癌的靶向治疗

乳腺癌是女性发病率最高的恶性肿瘤，尽管乳腺癌的综合治疗水平在不断提高，其死亡率仍然位居女性肿瘤的第2位。人表皮生长因子受体2（Her－2）阳性乳腺癌约占全部乳腺癌的20%～25%，该类型乳腺癌侵袭性较高，预后差。但是，抗Her－2药物的出现已经显著改善了该类型乳腺癌患者的治疗现状及预后，诸如曲妥珠单抗、拉帕替尼、T－DM1和帕妥珠单抗等。2017年7月美国食品与药品管理局（FDA）批准来那替尼用于早期Her－2阳性乳腺癌的辅助治疗，用于进一步完善该型乳腺癌患者的预后，这标志着抗Her－2治疗领域的又一次进展。2018年期吡咯替尼获得CFDA有优先上市，用于治疗Her－2阳性晚期乳腺癌，有望成为曲妥珠单抗治疗失败的首选选择。Her－2阳性的分子亚型的患者其肿瘤表现出高度浸润性，与不良预后、高转移率以及化疗或激素治疗抵抗相关。抗Her－2靶向治疗在乳腺癌治疗的应用中可显著减少患者复发，延长患者生存期，改善患者预后，为Her－2阳性的患者带来新的希望。

本章主要对Her－2阳性乳腺癌的靶向治疗进行系统回顾。

第一节　新辅助靶向治疗

抗Her－2治疗药物中，目前仅有曲妥珠单抗和帕妥珠单抗被批准应用于新辅助治疗。

NeoSphere研究早期公布的结果证实化疗联合曲妥珠单抗＋帕妥珠单抗方案优于化疗联合单药H方案，前者可以更好地提高病理完全缓解率（pCR）；基于此项结果，FDA于2013年9月加速批准曲妥珠单抗＋帕妥珠单联合方案应用于高风险的Her－2阳性乳腺癌的新辅助治疗。2016年公布的5年随访结果也证实抗Her－2双靶向联合治疗组（曲妥珠单抗＋帕妥珠单抗）获得pCR的患者长期生存优势更为明显，此外，在改善DFS和无进展生存（PFS）方面，曲妥珠单抗＋帕妥珠单抗双靶向联合治疗组的疗效均要优于曲妥珠单抗组。

KRISTINE研究中，研究者比较了T－DM1与帕妥珠单抗联合在新辅助治疗中是否优于标准的曲妥珠单抗+帕妥珠单抗方案（多西他赛/卡铂/曲妥珠单抗+帕妥珠单抗），结果发现 T-DM1+帕妥珠单抗方案的 pCR 率仅为 44.4%，远远低于曲妥珠单抗+帕妥珠单抗方案（55.7%）；不过，不良反应发生率在 T-DM1+帕妥珠单抗组要少一些，曲妥珠单抗+帕妥珠单抗方案更易出现中性粒细胞减少和腹泻。除了抗 Her-2 治疗药物外，化疗也是影响 Her-2 阳性乳腺癌治疗疗效的一大因素。

德国学者发起的一项Ⅱ期研究—ADAPT 评估了 T-DM1 联合内分泌治疗在新辅助治疗中的疗效，结果发现 T-DM1 联合内分泌治疗与 T-DM1 单药的 pCR 率相当（41.5% 和 41%），但明显高于曲妥珠单抗联合内分泌治疗（15.1%）。

由于抗 Her-2 治疗药物的心脏毒性，因此通常不建议抗 Her-2 治疗药物与蒽环类药物联用，不过在新辅助治疗中，多项研究已经证实抗 Her-2 治疗药物与蒽环类联用并未增加心脏毒性。最新公布的 BER-ENICE 是一项Ⅱ期临床研究，主要目的是探讨抗 Her-2 双靶向（曲妥珠单抗+帕妥珠单抗）与蒽环类联合用于新辅助治疗的有效性和安全性。试验设计分为两个队列，分别采取密集 AC（q2w×q）序贯紫杉醇（qw 紫杉醇）和 FEC（q3w×q）序贯多西他赛（q3w×q）化疗方案，曲妥珠单抗+帕妥珠单抗与紫杉醇或多西他赛同时使用（q3w×紫）；结果发现抗 Her-2 双靶向治疗与蒽环类药物联合使用并未增加明显的心脏毒性。

TRYPHAENA 研究也是一项探讨曲妥珠单抗+帕妥珠单抗方案与蒽环类药物联用的临床试验，不同的是该研究中有一组是曲妥珠单抗+帕妥珠单抗与 FEC 化疗同时使用，结果发现与非蒽环组相比，蒽环组联合抗 Her-2 双靶向治疗并未导致明显的左室射血分数下降。

第二节　曲妥珠单抗的辅助治疗

曲妥珠单抗是一种生物靶向制剂，NCCTG N9831、NSABP B-31、BCIRG 006 以及 HERA 研究奠定了 1 年曲妥珠单抗的辅助治疗在 Her-2 阳性早期乳腺癌患者中的核心地位。目前我国国内的辅助治疗仍然建议是 1 年。

在 NCCTG N9831 与 NSABP B-31 的联合分析中，1 年曲妥珠单抗的辅助治疗显著延长 Her-2 阳性的高危患者的无病生存期以及总生存期。在 NSABP B-31 临床研究中，入组了 Her-2 阳性的，淋巴结阳性的高危患者。在 NC-

CTG N9831 临床试验中，入组了 3 类高危患者，包括：Her－2 阳性的，淋巴结阳性；Her－2 阳性，淋巴结阴性，激素受体阴性的且肿瘤直径大于 2cm；Her－2 阳性，淋巴结阴性，激素受体阳性且肿瘤直径大于 1cm 的患者。中位随访 8.4 年的结果显示，相对于不用曲妥珠单抗的 AC－T 组，联合曲妥珠单抗的 AC－TH 组 10 年 DFS 事件为 73.7% 对 62.2%。同时 10 年 DFS 事件为 84% 对 75.2%（HR＝0.63，$P<0.001$）。

BCIRG006 试验同样证实在 Her－2 阳性的早期乳腺癌患者的辅助治疗中，与 AC－T 相比，AC－TH 和 TCbH 的 5 年 DFS（HR＝0.64，$P<0.001$；HR＝0.75，$P=0.04$）及 OS（HR＝0.63，$P<0.001$；HR＝0.77，$P=0.038$）均明显提高。其在 2015 年的 SABCS 公布了中位随访 10 年的结果中显示，AC－TH 与 TCbH 同样显示出对 DFS（HR＝0.72，$P<0.0001$；HR＝0.77，$P=0.0011$）和 OS（HR＝0.63，$P<0.0001$；HR＝0.76，$P=0.0075$）的提高。BCIRG 006 试验同时表明不含蒽环类药物的 TCb 方案与曲妥珠单抗联合的辅助化疗具有同样的有效性。

在 HERA 试验中比较了辅助治疗使用 1 年或 2 年曲妥珠单抗与不加用曲妥珠单抗的对照组的疗效以及安全性，曲妥珠单抗使用 1 年的患者对比对照组，其 DFS 以及 OS 都有着显著的提高（DFS 中 HR＝0.76，$P<0.0001$；OS 中 HR＝0.76，$P=0.0005$）。在 2017 年更新的中位随访 11 年的最新数据中，曲妥珠单抗使用 1 年的患者对比对照组显著降低患者的复发风险（HR＝0.76，$P<0.0001$）以及死亡风险（HR＝0.74，$P<0.0001$）。曲妥珠单抗经 10 年以上的临床应用证实其不良反应少，但其中较严重的不良反应是，当其与蒽环类药物联合应用会增加充血性心力衰竭的机会；其最常见的不良反应是输液反应。这些临床试验奠定了 1 年曲妥珠单抗治疗这个金标准。

辅助治疗的强化方案

在 Her－2 阳性早期乳腺癌中，曲妥珠单抗联合化疗可显著改善患者生存。但 10 年随访显示还有 25%～30% 的患者在标准抗 Her－2 治疗后出现疾病复发。如何进一步降低该类患者的复发风险在 1 年曲妥珠单抗的标准治疗之上做“加法”，通过双靶向治疗进一步提高患者的无复发生存，APHINITY 研究和 ExteNET 在此方面进行了探索，在此章中也简要概述。

APHINITY 研究旨在评估 1 年曲妥珠单抗标准治疗基础上联合 1 年帕妥珠单抗是否进一步使 Her－2 阳性乳腺癌患者得到获益。研究共纳入 4805 例可接受手术的 Her－2 阳性早期乳腺癌患者，随机接受辅助化疗（蒽环类或非含蒽环类化疗方案）联合曲妥珠单抗的组和化疗 + 曲妥珠单抗 + 帕妥珠单抗组；在完成6～8个周期辅助治疗后，使用1年的曲妥珠单抗和（或）帕妥珠单抗治疗。中位随访时间45.4个月后，帕妥珠单抗与曲妥珠单抗联用 + 化疗与对照组相比，3年无浸润性疾病生存分别为94.1%及93.2%，减少19%的侵袭性疾病复发风险（HR = 0.81；P = 0.045）。在亚组分析中，淋巴结阳性以及激素受体阴性的获益更为显著。在淋巴结阳性亚组，联合组3年iDFS率为92%，对照组为90.2%（HR = 0.77；P = 0.02）。在激素受体阴性亚组，治疗组3年DFS率为92.8%，对照剂组为91.2%，（HR = 0.76，P = 0.085）。

AHPINITY试验提示在1年曲妥珠单抗的基础上再联合1年的帕妥珠单抗在淋巴结转移阳性以及HR阴性的亚组人群中能够显著提高疗效。ExteNET试验探讨了在完成了曲妥珠单抗标准治疗后再序贯应用1年的来那替尼治疗是否进一步下降Her-2阳性患者的复发。共纳入了2840例年龄≥18岁（日本≥20岁），Ⅰ-Ⅲc期可手术乳腺癌，完成了新辅助和辅助化疗 + 曲妥珠单抗治疗，无复发或转移的Her-2阳性乳腺癌患者，随机分为来那替尼组或对照组，治疗时间为1年。

ExteNET研究中位随访时间2年的结果显示，与对照组相比，来那替尼组减少了33%的侵袭性疾病复发风险（HR = 0.67，P = 0.0091），iDFS率分别为93.9%对比91.6%。在2017年更新了中位随访时间5.2年的数据，再一次证实了来那替尼延长抗Her-2靶向治疗的持续获益，与对照组相比，来那替尼减少了27%的侵袭性疾病复发风险（P = 0.0083），iDFS率分别为90.2%对比87.7%。在亚组分析中，ExteNET研究中位随访2年和5年的结果均提示激素受体（HR）阳性的患者，加用来那替尼的获益更为显著（2年：HR = 0.51，P = 0.0013；5年：HR = 0.60，P = 0.002）。对于HR阳性的患者在1年曲妥珠单抗基础上序贯来那替尼可进一步降低复发率。综上所述，高危Her-2阳性早期乳腺癌中的极高危患者，如淋巴结4个或4个以上者，应选择双靶向治疗，HR阳性者选择来那替尼，阴性者选择帕妥珠单抗。

KATHERINE研究是一项国际多中心Ⅲ期临床研究，共纳入1486例含曲妥珠单抗方案新辅助治疗后未达pCR的Her-2阳性乳腺癌患者，1∶1随机入组，接受14周期T-DM1治疗或14周期曲妥珠单抗治疗。主要研究终点iDFS（无浸润性疾病生存）。2018年SABCS大会报道的结果显示，中位随访41个月，T-DM1组3年iDFS为88.3%，曲妥珠单抗组为77.0%，两组绝对差异达11.3%，HR 0.5明显低于预设值。KATHERINE研究结果表明，无论是采用曲妥珠单抗单靶向还是含曲妥珠单抗的双靶向新辅助治疗，如果仍有残存病灶，都能从术后 T－DM1 治疗中获益。

曲妥珠单抗联合及序贯的比较

辅助治疗中曲妥珠单抗与化疗方案联合还是序贯使用，NCCTG N9831 研究利用试验中的序贯组与联合组的比较，对这个问题进行了探讨。与序贯组相比，联合组的 DFS 提高了 4.4%（联合组与序贯组分别为 84.2% 比 79.8%，HR＝0.75，$P=0.02$），但 P 值并未能达到预设的具有统计学差异的界值。

SIGNAL/PHARE 的联合分析比较了曲妥珠单抗序贯或联合治疗的优劣。结果显示，在 11728 例患者中，序贯组患者占 34.5%，联合组为 65.5%，两组的 OS（HR＝1.01；95% CI 0.86～1.19）以及 DFS（HR＝1.08；95% CI 0.96～1.21）相似，提示曲妥珠单抗在辅助化疗完成后序贯使用与辅助化疗联合使用的疗效可能相似。

曲妥珠单抗辅助时长的探索

对于曲妥珠单抗在辅助治疗中的治疗时间，需要均衡获益风险比，即希望在延长曲妥珠单抗使用时间长度中增加获益，又尽量避免长时间使用曲妥珠单抗时引起的心脏毒性。

在 HERA 试验中比较了辅助治疗使用 1 年或 2 年曲妥珠单抗的疗效以及安全性，在中位随访 8 年之后严重充血性心衰的发生率在含曲妥珠单抗的两个治疗组都为 0.8%，而左室射血功能障碍在曲妥珠单抗 1 年组为 4.1%，而 2 年组为 7.2%（$P<0.001$），80% 存在 LVEF 下降的患者都能在短期内得到恢复。两组的无病生存期并没有明显差异（HR＝0.99，$P=0.86$）。

2018 年 ASCO 会议报道了 Persephone 研究探索了曲妥珠单抗使用时间缩短至 6 个月是否与曲妥珠单抗标准治疗带来相同的获益。研究共入组了 4089 例 Her－2 阳性早期乳腺癌患者，在接受标准辅助化疗的同时，1∶1 随机接受曲妥珠单抗治疗 6 个月或 12 个月。6 个月组的 4 年无复发生存率为 89.4%，12 个月组 4 年生存率为 89.8%。曲妥珠单抗 6 个月疗程不劣于标准的 12 个月疗程（HR＝1.07，非劣效 $P=0.01$）。6 个月组的 4 年生存率为 93.8%，12 个月组 4 年生存率为 94.8%（HR＝1.14，非劣效 $P=0.0006$）。6 个月组中因心脏毒性提前停药患者为 4%，12 个月组中为 8%（$P<0.0001$）。但仅凭 Persephone 研究不足以作为缩短曲妥珠单抗辅助时长为 6 个月的证据，该研究入组了接近 50% 的小肿块以及接近 70% 的 HR＋的风险较低患者；而另外两个同样设计的非劣效性Ⅲ期临床试验是阴性结果。而对于接受过新辅助治疗，

接受蒽环和紫杉类治疗，或者是 HR 阴性等这类复发风险较高的患者，曲妥珠单抗辅助治疗 1 年的疗效还是优于 6 个月的方案。同时，1 年曲妥珠单抗经 10 年以上的临床随访实其安全性良好，在患者已经使用半年曲妥珠单抗的基础上，继续使用半年曲妥珠单抗是安全的。尽管心脏毒性的发生率有所增加，但其毒性可逆且可以进行干预。对于中低危患者，可以考虑减法，但多数试验是减化疗而不是曲妥珠单抗，如 wPH 和 TC4H 等方案可用于这类患者的治疗。因此，目前推荐曲妥珠单抗辅助治疗时长仍为 1 年。

综上所述，抗 Her－2 靶向治疗减少患者复发、延长患者生存期是 Her－2 阳性的早期乳腺癌患者治疗的基石。曲妥珠单抗联合辅助化疗显著提高患者获益，双靶向辅助治疗的“加法”“小肿瘤”中减少化疗数量及疗程的“减法”可进一步均衡获益风险比。曲妥珠单抗时序的优化亟待大型临床研究的进一步探索。我们期待更多的抗 Her－2 治疗的新药应用到辅助治疗当中，更个性化、更精准的治疗实践于临床，以期造福患者，改善预后。

第三节　晚期乳腺癌的靶向治疗

一、一线治疗

Her－2 阳性乳腺癌侵袭性强，预后差。曲妥珠单克隆抗体的应用，改变了 Her－2 阳性乳腺癌患者的预后，已成为 Her－2 阳性乳腺癌的基础治疗。随后相继上市的抗 Her－2 靶向药物拉帕替尼、帕妥珠单抗、TDM1、来那替尼、吡咯替尼等药物的应用进一步延长了患者的生存时间。

CLEOPATRA 研究显示，双靶向帕妥珠单抗＋曲妥珠单抗联合化疗（多西他赛）较单靶向曲妥珠单抗＋多西他赛组平均延长 OS 近 16 个月（分别为 56.5 个月 vs 40.8 个月，P＜0.01），且心脏毒性并未增加。基于此研究，NCCN 指南推荐曲妥珠单抗＋帕妥珠单抗＋紫杉类为晚期一线抗 Her－2 治疗的首选方案。对于 HR＋Her－2＋绝经后晚期乳腺癌，既往研究显示一线治疗阿那曲唑或来曲唑联合曲妥珠单抗或拉帕替尼较单药内分泌能延长 PFS，提高 ORR，但不改善 OS。

PERTAIN Ⅱ 期研究显示：双靶向帕妥珠单抗＋曲妥珠单抗联合芳香化酶抑制剂（AI）一线治疗 Her－2＋或 HR＋转移性乳腺癌的 PFS（18.89 个月）优于单靶向曲妥珠单抗＋AI（15.80 个月，P＝0.007）。

ALTERNATIVE Ⅲ期临床研究入组 Her－2＋或 HR＋绝经后一线治疗的 MBC 369 例，随机分三组：A 组、拉帕替尼＋曲妥珠单抗＋AI、B 组、拉帕替尼＋AI、C 组、曲妥珠单抗＋AI。结果显示：A 组较 C 组延长 PFS 5.3 个月（11 个月 vs 5.7 个月，$P=0.0064$）。预设亚组有一致的 PFS 获益。A 组的总有效率、临床获益率和总生存均有优势，B 组的 PFS 优于 C 组（8.3 个月 vs 5.7 个月，$P=0.0361$）。双靶向组不良事件发生率更高，A、B、C 三组分别为腹泻（69%、9% 和 51%）、皮疹（36%、2% 和 28%）、恶心（分别为 22%、9% 和 22%）和甲沟炎（分别为 30%、0 和 15%），多为 1 级或 2 级。因此，双靶联合 AI 为部分绝经后 ER＋患者提供了一线治疗选择，如老年不适合化疗或病情发展相对较慢者。对多数患者，由于联合化疗能明显延长总生存期，是一线治疗的首选。

MARIANNE 研究是 T－DM1 应用于一线治疗的Ⅲ期非劣效性临床研究，在美国临床肿瘤学会（ASCO）2015 年年会公布了其研究结果。结果显示：T－DM1 单药和联合帕妥珠单抗方案的中位无进展生存均不劣于曲妥珠单抗联合紫杉类药物（T－DM1：14.1 个月，T－DM1＋P：15.2 个月，TH：13.7 个月），但未显示出更多优势。各组间的总生存期类似，T－DM1 单药和 T－DM1 联合帕妥珠单抗组耐受性更好。因此，2016 年 NCCN 指南将 T－DM1 作为 Her－2 阳性晚期乳腺癌的一线可选方案。目前 Her－2 阳性晚期乳腺癌的标准一线治疗方案是紫杉类、曲妥珠单抗联合帕妥珠单抗，NCCN 指南建议 T－DM1在一线治疗的应用仅限于不适合接受标准一线方案的患者。

NEfERT－T 研究是一项随机、对照、开放标签的Ⅲ期临床试验，研究人员共招募了 479 例未经治疗的复发和/或转移性 Her－2 阳性乳腺癌患者，将他们随机分配，接受来那替尼加紫杉醇治疗（n＝242）或接受曲妥珠单抗－紫杉醇治疗（n＝237）。主要研究终点为无进展生存。研究结果显示，来那替尼－紫杉醇组的中位无进展生存为 12.9 个月，曲妥珠单抗－紫杉醇组为 12.9 个月（HR 1.02，$P=0.89$）。来那替尼－紫杉醇组中，中枢神经系统复发率更低（HR 0.48，$P=0.002$）。结论显示，在 Her－2 阳性转移性乳腺癌的一线治疗中，来那替尼－紫杉醇治疗在无进展生存方面不优于曲妥珠单抗－紫杉醇治疗。

MA.31 研究对比拉帕替尼＋紫杉类药物与曲妥珠单抗＋紫杉类药物的有效性和安全性。患者为晚期一线患者，治疗 24 周，随后分别使用拉帕替尼、曲妥珠单抗药物治疗直至疾病进展。主要终点是 PFS。结果显示，拉帕替尼治疗组中位 PFS 为9个月，曲妥珠单抗治疗组 11.3 个月。拉帕替尼治疗组 PFS 劣于曲妥珠单抗组（HR 1.37，95%CI 1.13－1.65，$P=0.001$）。拉帕替尼治疗组观察到更多3级或4级腹泻和皮疹（$P<0.001$）。结论显示，拉帕替尼联合紫杉类药物一线治疗 Her－2 阳性转移性乳腺癌，与曲妥珠单抗联合紫杉类药物相比，PFS 更短，相关毒性反应更多。

吡咯替尼（pyrotinib）是我国自主研发的不可逆、泛－ErbB 受体的 TKI，同时具有抗 EGFR/Her－1、Her－2 以及 HER－4 活性。Ⅰ期临床实验入选 36 例 Her－2 阳性多程治疗进展的晚期乳腺癌（MBC）患者，剂量从 80mg、160mg、240mg、320mg 和 400mg 递增，每日1次，28天1个周期。结果显示吡咯替尼主要不良反应为腹泻（41.7%），以1~2级为主。总缓解率（ORR）为 50%，临床获益率（完全缓解＋部分缓解＋稳定≥24周）为 61.1%，PFS 为 35.4 周。未用过曲妥珠单抗患者的总反应率为 83.3%，用过曲妥珠单抗再次复发的患者总反应率为 33.3%。推荐Ⅱ期临床的剂量为 320~400mg。2017 年 SABCS 年会上报告的Ⅱ期临床研究，纳入 128 名晚期 1/2 线患者 Her－2 阳性 MBC 患者。结果显示：吡咯替尼（400mg/d）联合卡培他滨对比拉帕替尼（1250mg）联合卡培他滨能提高 ORR（78.5% vs 57.1%，$P=0.01$），明显延长 PFS（18个月 vs 7个月，$P<0.0001$），3/4 级主要不良反应为手足综合征（24.6% vs 20.6%）及腹泻（15.4% vs 4.8%）。目前Ⅲ期临床研究正在进行中（NCT02973737）。

二、二线治疗

吡咯替尼联合卡培他滨、拉帕替尼联合卡培他滨与 T－DM1 均可以作为 Her－2 阳性晚期乳腺癌患者曲妥珠单抗耐药后的后续治疗。

EMILIA 研究将两者进行了直接对比，早期公布的研究结果揭示 T－DM1 组的 PFS 要优于拉帕替尼联合卡培他滨（9.6个月 vs 6.4个月）；基于此，后续试验允许拉帕替尼联合卡培他滨治疗失败后继续接受 T－DM1 治疗。去年公布的最终随访结果进一步证实，即使经过交叉，T－DM1 在 OS 方面依然要好于拉帕替尼联合卡培他滨（29.9个月 vs 25.9个月）；两组不良反应发生率相当。因此，研究者认为 T－DM1 应该作为曲妥珠单抗联合紫杉类耐药后的首选治疗。

对于二线耐药后的 Her－2 阳性晚期乳腺癌，目前并没有标准治疗。TH3RESA 研究纳入了 602 例对曲妥珠单抗和拉帕替尼耐药的患者，其中四线及以上的患者比例约60%，随机分配到T－DM1组和医生自主安排治疗组，2014年公布的结果证实T－DM1组的PFS较对照组延长了接近1倍（6.2个月 vs 3.3个月，$P<0.0001$）；2017年5月份公布的OS数据显示T－DM1组较对照延长了半年以上（22.7个月 vs 15.8个月，$P=0.0007$）；需要注意的是，医生自主安排治疗组有47%的患者后续转到了T－DM1组继续治疗，对OS数据有一定影响。

EGF100151研究为一项国际多中心Ⅲ期临床研究，评价了拉帕替尼联合卡培他滨的疗效，入组曲妥珠单抗治疗失败、既往接受过含蒽环或紫杉类药物治疗的患者，将患者随机分为拉帕替尼或卡培他滨联合治疗组和卡培他滨单药治疗组；结果显示，联合治疗组患者的mTTP为27.1周，单药治疗组为18.6周（$P<0.001$）；提示拉帕替尼联合卡培他滨可以用于曲妥珠单抗治疗失败的Her－2阳性乳腺癌。

GBG－26研究是第一项探讨曲妥珠单抗联合化疗药物用于含曲妥珠单抗方案一线治疗后进展Her－2阳性乳腺癌的Ⅲ期临床试验。结果显示，中位随访15.6个月后，曲妥珠单抗联合卡培他滨组较卡培他滨单药组的疾病进展时间（TTP）延长近3个月（8.2个月 vs 5.6个月），OS延长了5个月（25.5个月 vs 20.4个月）。该研究为曲妥珠单抗在疾病进展后的持续使用提供了进一步的临床证据。

EGF104900研究探讨曲妥珠单抗和拉帕替尼联合用于一线治疗后进展Her－2阳性MBC的策略。与拉帕替尼单药组相比，拉帕替尼联合曲妥珠单抗组的中位PFS显著延长（2.8个月 vs 1.9个月，$P=0.008$），临床获益率显著提高（24.7% vs 12.4%，$P=0.010$），OS有显著改善的趋势（11.9个月 vs 9.0个月，$P=0.106$）。

PHEREXA研究针对既往曲妥珠单抗治疗（不包括帕妥珠单抗）后疾病进展的Her－2＋转移性乳腺癌患者，随机分为A组：曲妥珠单抗＋卡培他滨；B组：曲妥珠单抗＋卡培他滨＋帕妥珠单抗。结果显示，B组与A组比较并未显著改善PFS（11.1个月 vs 9.0个月，$P=0.07$）及OS（36.1个月 vs 28.1个月）。该研究表明，未经帕妥珠单抗治疗的患者在进展后，仍然推荐使用曲妥珠单抗联合帕妥珠单抗治疗。然而，研究设计的缺陷在于对照组使用的卡培他滨联合曲妥珠单抗并不是目前标准的二线治疗药物T－DM1。

第十一章 乳腺癌免疫治疗

第一节 肿瘤免疫治疗

肿瘤免疫治疗是用免疫学原理和方法，提高肿瘤细胞的免疫原性和对效应细胞杀伤的敏感性，激发和增强机体抗肿瘤免疫应答，应用免疫细胞和效应分子输注宿主体内，协同机体免疫系统杀伤肿瘤细胞、抑制肿瘤生长。是当前肿瘤治疗领域中最具有前景的研究方向之一。

研究人员利用肿瘤细胞或抗原物质设计肿瘤疫苗，如多肽疫苗、核酸疫苗、重组病毒疫苗、DC 疫苗等，诱导机体特异性免疫和体液免疫，增强机体抗肿瘤免疫能力，属于主动免疫疗法。过继免疫治疗是将细胞因子诱导的杀伤细胞（CIK）、淋巴因子激活的杀伤细胞（LAK）、细胞毒性 T 细胞等活化的具有杀伤性的免疫细胞转输给患者，提高机体抗肿瘤能力，杀伤患者体内肿瘤细胞的一种被动免疫治疗。其中，免疫结合点阻断治疗是一种针对 T 淋巴细胞抗原 4 的抗体；另一种是针对 CD8 阳性 T 细胞的程序性死亡因子 PD1/PD－L1 的抗体。多种免疫治疗分类不同、出发点各异、激活肿瘤免疫应答途径不同，但作用发挥途径和机制多有交叉或重叠，在肿瘤免疫治疗的专著中广有详述。

一、CAR－T 疗法

CAR－T（T 细胞嵌合抗原受体）作为一种免疫细胞治疗方案。是指将经过设计的 T 细胞在实验室中进行培养，再将扩增后的 T 细胞注入患者体内，注入之后的 T 细胞也会在患者体内增殖，并杀死具有相应特异性抗原的肿瘤细胞。

1. 原理 CAR－T 识别肿瘤抗原是以 HLA（人类白细胞抗原）非依赖的方式，这就使得经过 CAR 改造后的 T 细胞也能击杀 HLA 表达下调的肿瘤细胞。而且经 CAR 改造的 T 细胞相较于天然 T 细胞表面受体 TCR 能够识别更广泛的目标，因为 CAR 改造的 T 细胞可针对任何细胞表面抗原，包括蛋白或糖和糖脂激起的多克隆抗体。CAR 能够让 T 细胞搭载多个 T 细胞激活信号，这可以改善 T 细胞的增殖、生存和杀死肿瘤细胞的能力。能够加载的不仅仅是激活信号，T 细胞还能加上潜在的抗癌免疫调节因子（如细胞因子），以在肿瘤微环境中增强抗肿瘤效果。CAR – T 的结合原理是抗原抗体结合机制。CAR 的设计中包括四个部分：一个肿瘤相关抗原（TAA）结合区，一个胞外铰链区，一个跨膜区和一个胞内信号区。CAR 的特异性、有效性乃至安全性主要取决于目标抗原的选择，而只在肿瘤细胞表达同时直接关系到肿瘤细胞的存活的抗原是理想抗原。

2. 副作用

（1）细胞因子风暴（CRS）：是 CAR – T 技术在临床应用中一个最主要的不良反应。由于 T 细胞大量增殖，导致细胞因子释放出来，引起机体出现发热、肌痛、低血压、呼吸衰竭等症状，临床上可以利用 IL – 6 受体拮抗药物进行治疗。

（2）靶向细胞毒性：由于 CAR – T 抗原的靶向性非常强，无法区分表达相应抗原的肿瘤细胞和正常细胞，因此 CAR – T 都会攻击表达相应抗原的肿瘤细胞和正常细胞。比如，针对 CD19 的 CAR – T 细胞治疗，导致 B 细胞发育不良，靶向 Her – 2 的 CAR – T 细胞会导致其他组织或器官遭受攻击，如心、肺系统毒性。

3. 研究进展 CAR – T 细胞的持续性是目前研究的一个热门方向，CAR – T的基本结构包括：胞外靶标结合模块、跨膜结构域（TM 结构域）和传递激活信号的胞内信号传导域（ICD）。而 CAR – T 的改进主要体现在 ICD 区域的变化。第一代是包括 T 细胞受体 CD3ζ 链，但临床试验中发现 T 细胞持久性不佳。于是就加入了 CD28 或者 4 – 1BB 等共刺激蛋白，造就了第二代 CAR – T。含有 CD28 或 4 – 1BB 共刺激结构域的 CAR 是迄今为止应用最广泛的，并且已经在临床试验中表现出了显著的反应，T 细胞持久性得到改善。研究表明 CD28 细胞内结构域能够刺激更强的 CAR – T 细胞功能，而 4 – 1BB 细胞内结构域能够促进更强的 CAR – T 细胞持久性。在 ICD 中加入两个共刺激蛋白，于是第三代 CAR – T 横空出世。2018 年 1 月，JCI insight 发表了 Carl June 的最新改进方法：通过 ICOS 和 4 – 1BB 刺激能够增强 CAR – T 细胞的持久性。多伦多大学医学院和日本的 Takara Bio 公司也开发了一种新的 CAR – T 技术，在 CD19 CAR 中加入白细胞介素 – 2 受体 β 链（IL – 2Rβ）、STAT3 结合酪氨酸 – XX – 谷氨酰胺（YXXQ）基序、TCR 信号（CD3ζ）和共刺激（CD28）结构域［以下简 28 – ΔIL2RB – z（YXXQ）］，这种新一代 CAR – T 细胞具备更持续有效的扩增能力以及抗癌活性，并且在人源癌症的免疫缺陷型小鼠体内对抗特定肿瘤的效果更好。这种新型 CAR－T 的优势在于 STAT3 转录因子（JAK 激酶重要的调节因子）的作用，促进了体外 T 细胞的增殖能力，并防止成体终末分化。相比于传统的 BB－z CAR－T 细胞，28－ΔIL2RB－z（YXXQ）－T 细胞对 $CD19^+$ 急性 B 淋巴细胞白血病细胞的疗效更佳，其在外周血中也表现出了更好的持久性。

二、PD1/PD－L1 免疫治疗

PD1 是一种重要的免疫抑制分子。为 CD28 超家族成员，其最初是从凋亡的小鼠 T 细胞杂交瘤克隆出来。以 PD1 为靶点的免疫调节对抗肿瘤、抗感染、抗自身免疫性疾病及器官移植存活等都有重要意义。PD1 是表达于激活的 T 细胞、前 B 细胞、NK 细胞和单核细胞表面的抗原，其配体包括 PD－L1 和 PD－L2。PD－L1 也可作为靶点，相应的抗体也可以起到相同作用，在维持 T 细胞耐受中发挥重要作用。T 细胞激活需要双重信号的协同作用，第一信号是 T 细胞受体接收 APC 的 MHC 递呈的抗原信息，第二信号是来自细胞表面的一系列受体、配体，通过为淋巴细胞提供正性或负性调控信号参与机体免疫应答。

第二节　乳腺癌的免疫治疗

黑色素瘤和非小细胞肺癌突出了免疫治疗的潜力。乳腺癌（BC）在历史上被认为是免疫沉默的。尽管如此，强大的文献资料表明，乳腺癌特别是更具攻击性的亚型，确实引发宿主抗肿瘤免疫反应，并且反应的稳健性与预后相关。在三阴性乳腺癌（TNBC）中，大量证据表明肿瘤浸润淋巴细胞（TILs）的存在与改善的总生存期（OS）和无转移生存率的增加相关。

一、三阴性乳腺癌的免疫治疗

三阴性乳腺癌（TNBC）是一种非常具有攻击性和致命性的乳腺癌形式，没有有效的靶向治疗。新辅助化疗和放疗仍然是治疗的主要手段，只有 25%～30% 的 TNBC 患者有反应。因此，开发用于 TNBC 的新型治疗策略存在未满足的临床需求。某研究使用 TCGA 和 METABRIC 数据库筛选了一组抗氧化基因，发现与非 TNBC 患者相比，TNBC 患者中硫氧还蛋白途径基因的表达显著上调，并且与不良生存结果相关。用金诺芬（AF）治疗，FDA 批准的硫氧还蛋白还原酶抑制剂引起特异性细胞死亡并损害作为球状体生长的 TNBC

细胞的生长。此外，AF 治疗通过抑制硫氧还蛋白氧化还原活性在多种 TNBC 模型中发挥显著的体内抗肿瘤活性，包括同基因 4T1.2 模型，MDA－MB－231 异种移植物和患者衍生的肿瘤异种移植物。该研究首次表明 AF 在体内增加 $CD8^+$ Ve T 细胞肿瘤浸润，并以 ERK1/2－MYC 依赖性方式上调免疫检查点 PD－L1 表达。此外，AF 与抗 PD－L1 抗体的组合协同地损害了 4T1.2 原发性肿瘤的生长。此数据提供了一种新的治疗策略，使用 AF 结合抗 PD－L1 抗体，保证 TNBC 患者的进一步临床研究。

二、PD1/PD－L1 与乳腺癌的治疗

三阴性乳腺癌（TNBC）中常见 TP53 缺失以及体细胞拷贝数突变，故而存在明显的基因不稳定性，相对其他类型的乳腺癌而言有较强的免疫原性。目前晚期 TNBC 主要的治疗手段是化学治疗，患者的 5 年生存率不到 30%。TNBC 患者亟须创新性的治疗手段，以降低该病的复发率和死亡率。由于癌症检测和局部治疗的进步以及全身治疗的改进，即化疗、内分泌治疗和新的分子靶向药物，乳腺癌（BC）患者的总体存活率在过去三十年中有所改善。由于这些进步，BC 的 5 年，10 年和 15 年相对存活率分别为 89%、83% 和 78%。近年来，免疫治疗，尤其是以程序性细胞死亡蛋白 1（PD－1）及其配体（PD－L1）为靶点的单克隆抗体 PD－1/PD－L1 抑制剂，成为恶性肿瘤治疗的热点领域。研究已发现，在包括黑色素瘤、非小细胞癌、卵巢癌、乳腺癌等多种癌细胞中存在 PD－L1 高表达，PD－1/PD－L1 抑制剂在临床试验中针对多种癌症治疗也有了一定效果。在过去 10 年中，大量证据强调了免疫系统在影响 TNBC 疾病进程中的主要作用。通过免疫组织化学染色评估肿瘤浸润淋巴细胞（TILs）的存在，被广泛认为是 TNBC 佐剂和新辅助治疗组良好预后的预测因子。此外，免疫浸润的更深层表征，包括大量细胞毒性（$CD8^+$）TIL 或高 $CD8^+$/ $FOXP3^+$ 比率的存在，能够确定新辅助化疗后预后较好的 TNBC 患者。随着 TIL 的存在，免疫逃逸分子在肿瘤微环境中的表达，例如程序性死亡－配体 1（PD－L1），也已显示影响 TNBC 预后。这些数据以及针对免疫检查点分子的新治疗剂（如抗 PD－1 和抗 PD－L1 单克隆抗体）的开发，为评估 TNBC 患者的免疫治疗方法提供了理论基础。过去一年中出现了关于在 TNBC 中实施基于免疫检查点的治疗的新的和相关的证据，IMpassion130 试验的结果将乳腺癌带入免疫治疗时代。

现在有越来越多的证据表明宿主免疫系统在影响乳腺癌治疗和预后的反

应中起重要作用。免疫检查点抑制剂的免疫疗法是许多实体肿瘤（包括乳腺癌）中有希望且快速增长的领域。迄今为止的试验主要集中在转移性三阴性疾病，是一种基因组不稳定的乳腺癌亚型，被认为是最具免疫原性的，并且随着治疗抗性的发展，具有有限的治疗选择和特别差的预后。正在研究检查点抑制剂单一疗法和化学疗法的组合。在三阴性乳腺癌（TNBC）中，获得的PD－1／PD－L1单一疗法的总体反应率在5%～30%。无进展生存期和总生存期的中位持续时间报告。在一部分患者中，仍有很长时间的反应。在新辅助治疗中，包括数量非常有限的患者在内的初步结果表明，在PD－1途径和化疗联合阻断后，病理学反应率较高。已经开展了多项试验来评估其他抗癌药物和检查点抑制剂的组合，特别是在TNBC中。此外，正在进行的研究旨在确定生物标志物以指导患者选择。乳腺癌通常不被认为是高度免疫原性的癌症，不像黑色素瘤和非小细胞肺癌，它们具有所有人类癌症中最高的体细胞突变负荷。据报道，肿瘤突变负荷增加与免疫原性增加有关；这可能是由于具有高突变负荷的肿瘤显示免疫原性新抗原的可能性增加，其被T细胞识别。此外，排斥的免疫常数包括影响免疫效应途径的一组基因，这些基因的高表达意味着一种活跃的免疫环境，并与良好的预后相关。

通过单克隆抗体（mAb）阻断PD－1或PD－L1途径似乎是TNBC患者的有希望的治疗策略。Avelumab是在临床试验中测试的人IgG1抗PD－L1 mAb，其还可以引发针对癌细胞的抗体依赖性细胞介导的细胞毒性（ADCC）作为额外的抗肿瘤活性。在目前的工作中，我们使用外周血单核细胞（PBMC）或来自健康供体的纯化NK细胞研究了针对一组具有不同PD－L1表达的TNBC细胞的体外Avelumab介导的ADCC。我们确定Avelumab显著增强NK细胞介导的对TNBC细胞的细胞毒性，并且表达更高水平的PD－L1的肿瘤细胞对Avelumab介导的ADCC更敏感。IFN－γ处理上调肿瘤细胞中的PD－L1表达，但对Avelumab介导的ADCC具有可变的影响，这可能与IFN－γ对NK细胞配体表达的同时作用有关。此外，IL－2和IL－15刺激NK细胞增强了Avelumab触发的细胞因子产生和脱粒，同时增加了对肿瘤细胞的溶解活性。改善TNBC的治疗仍然是一个相当大的挑战。该体外研究表明，Avelumab介导的ADCC，与PD－1或PD－L1途径的阻断无关，可能是TNBC中肿瘤细胞消除的有价值机制。可以考虑将Avelumab与免疫调节剂如IL－15或IL－2组合以增加Avelumab在TNBC中的治疗功效。

TNBC是一种异质性疾病，占所有乳腺癌（BC）的10%～15%，与其他亚型相比，是一种与不良预后相关的攻击性亚型。TNBC 患者的标准治疗方法是细胞毒性化疗，但由于反应持续时间通常较短且快速复发非常常见，因此受到限制。TNBC 已被分为六个分子亚型，其中之一是免疫调节亚型，其特征在于参与免疫细胞过程的基因的富集表达，肿瘤基质中的高免疫细胞浸润和高突变率。此外，一些研究已经证实肿瘤浸润淋巴细胞（TILs）在 TNBC 新辅助化疗中的预测价值。这些特征使 TNBC 患者成为免疫治疗的合适候选。PD－1 定位于 PDCD1 基因上，属于 CD28 家族成员，主要表达于活化的 T 细胞、B 细胞、NK 细胞等免疫细胞膜表面，部分肿瘤细胞表面也有表达，参与免疫翻译并发挥免疫抑制效应，其配体是 PD－L1（CD274 或 B7－H1）和 PD－L2（CD273 或 B7－DC）。PD－L1 是由 290 个氨基酸亚基组成的跨膜蛋白，主要表达于成熟的 $CD4^+$ 细胞、$CD8^+$ T 细胞、B 细胞、单核细胞、巨噬细胞、树突状细胞等免疫细胞，且在多种肿瘤细胞表面高表达，20%～30% 的乳腺癌表达 PD－L1，多见于 TNBC；PD－L2 是由 274 个氨基酸残基组成等跨膜蛋白，但仅巨噬细胞、树突状细胞及一些 B 细胞亚类上有所表达，发挥作用有限。PD－L1 在正常组织中调节器官特异性耐受，在肿瘤组织中介导肿瘤细胞的免疫逃逸。

PD－1 或 PD－L1 通路可能通过诱导 T 细胞耐受、抑制 T 细胞增殖、抑制细胞因子分泌、阻碍抗原呈递过程等方式来协助肿瘤免疫逃逸。阻断 PD－1 或 PD－L1 信号通路，相对增强 T 细胞免疫效应的方法成为抗肿瘤免疫治疗的一个重要手段。

三、PD1 和 PD－L1 在三阴性乳腺癌治疗中的进展

1. PD－1 抑制剂与 TNBC 治疗

（1）Pembrolizumab 与 TNBC 治疗：一项多中心非随机 Ib 期研究 KEYNOTE－12 公布了 PD－1 免疫疗法 keytruda（Pembrolizumab）治疗 TNBC 的数据。在 111 例 TNBC 患者中，PD－1 阳性率达 58.6%，其中 32 例患者参与 Pembrolizumab 的安全性及抗肿瘤活性评估。治疗相关不良反应包括关节疼痛（18.8%）、疲劳（18.8%）、肌肉疼痛（18.8%）、恶心（15.6%），5 例（15.6%）患者出现≥3 级的毒性反应及治疗相关死亡。27 例患者行抗肿瘤活性评估，整体反应率（ORR）为 18.5%，其中 1 例完全缓解（CR），4 例部分缓解（PR），7 例疾病稳定（SD），中位无进展生存期（PFS）为 1.9 个月，中位总生存期（OS）为 10.2 个月。在另一项Ⅱ期临床研究 KEYNOTE－086

中，Pembrolizumab 作为 PD - L1 阳性转移性 TNBC 一线治疗，展示出显著疗效以及较好的耐受性，ORR 达 23%，CR4%，PR19%，SD17%，PFS 为 2.1 个月，中位反应时间为 8.4 个月。一项正在进行的Ⅲ期研究 KEYNOTE - 119 按 1∶1 比例将既往接受过蒽环类或紫杉醇治疗且疾病进展的转移性 TNBC 患者分为两组，随机进入 Pembrolizumab 治疗组或者单药化疗组（包括卡培他滨、艾瑞布林、吉西他滨或者长春瑞滨）。该研究将对比两组患者 OS、ORR、疾病控制率（DCR）、PFS 以及总缓解率等指标。另一项随机、双盲、安慰剂对照的Ⅲ期临床研究（KEYNOTE - 355），将纳入 858 位既往未接受过治疗或者治疗间期大于 6 个月的转移性 TNBC 患者。该研究将比较 Pembrolizumab 联合细胞毒药物与安慰剂联合细胞毒药物治疗的总缓解率、缓解期、疾病控制率等疗效指标及安全性指标。

尽管传统上认为乳腺癌的免疫原性较低，但三阴性乳腺癌（TNBC）是具有更多基质肿瘤浸润淋巴细胞（TIL）和更高程序性死亡 - 配体 1（PD - L1）表达的最具免疫原性的亚型。一项研究为了评估 TNBC 中的调节性 T 细胞（Tregs）和 PD - L1 表达，以及它们与临床病理特征和结果的关联。制备了 43 名 TNBC 患者的活组织检查和切除标本的组织微阵列（TMA），这些患者接受了乳腺活检，新辅助化疗和乳房切除术。通过免疫组织化学评估肿瘤细胞（PD - L1 TC）和 TIL（PD - L1 TIL）中 $Foxp3^+$ Tregs，$Foxp3^+$ 或 $CD25^+$ Treg 和 PD - L1 的表达的数量。根据制造商的指南计算 PD - L1 表达组合阳性评分（PD - L1 CPS）。在 72% 的病例中检测到 PD - L1 表达，并且其在 TIL 中表达的百分比和强度高于 TNBC 中的 TC（分别为 P = 0.006 和 0.0005）。PD - L1 TC，PD - L1 TIL 和 PD - L1 CPS 均与病理完全缓解（pCR）呈正相关（分别为 P = 0.04，0.03 和 0.02）。PD - L1 TIL 和 PD - L1 CPS 也与 TIL 和肿瘤浸润淋巴细胞体积（TILV）相关。$Foxp3^+$ Tregs 和 $Foxp3^+$/$CD25^+$ Tregs 具有强烈的正相关性（r = 0.89），并且它们与 TIL、TILV 和 PD - L1 表达正相关。$Foxp3^+$ 或 $CD25^+$ Tregs，PD - L1 TC 和 PD - L1 CPS 与更好的总体存活率正相关（分别为 P = 0.04，0.04 和 0.01）。

（2）Nivolumab 与 TNBC 治疗：一项Ⅱ期临床研究 TONIC 将 50 位接受了 ≤3 线姑息治疗并且疾病进展的转移性 TNBC 患者随机分为 5 组，分别接受 2 周的诱导治疗，包括放疗、阿霉素（15mg/w）、口服环磷酰胺（50mg · d1）、顺铂（40mg/m^2 · w）以及空白对照组，随后接受 3mg/kg Nivolumab 治疗。结果显示 ORR 为 22%，包括 1 例（2%）CR，11 例（22%）PR，1 例（2%）

SD，临床获益率为26%，中位反应时间为10.9个月。初期结果显示接受阿霉素或者顺铂诱导治疗的患者或许能获得更好的治疗效果。

2. PD－L1抑制剂与TNBC治疗

（1）Atezolizumab与TNBC治疗：一项Ⅰ期、非盲、剂量递增的针对局部晚期或转移性TNBC的临床研究（NCT01375842）对接受Atezolizumab治疗的54位患者和21位患者进行了安全性和疗效评估，其中安全性评估的患者中39%存在PD－L1≥5%表达，而疗效评估的患者全部为PD－L1≥5%表达。疗效评估ORR为19%（2CRs、2PRs和3SDs）。63%患者出现药物相关副反应，11%患者出现3级毒副反应，1例出现4级肺炎。最常见的副反应包括疲劳（15%），发热（15%）和恶心（15%）。在一项研究Atezolizumab联合白蛋白紫杉醇多线治疗转移性TNBC的Ⅰ期临床试验中（NCT01633970），ORR为38%（3%CR、34%PR和44%SD），且肿瘤PD－L1+患者反应率更高。在此基础上，另一项研究Atezolizumab联合白蛋白紫杉醇一线治疗转移性TNBC的双盲、随机、Ⅲ期临床试验（IMpassion130）将纳入900位患者，对全部患者以及PD－L1阳性的患者进行PFS、OS、客观缓解率、缓解期、进展时间等疗效评估及安全评估，该试验已于2020年4月完成，结果显示，在PD－L1阳性患者中Atezolizumab+白蛋白紫杉醇组中位OS为25个月，达到7个月的延长，且安全性可控。

（2）Avelumab与TNBC治疗：一项Ib期临床研究JAVELIN公布了Avelumab治疗TNBC的数据，结果显示，58位TNBC患者ORR为5.2%，其中肿瘤表达PD－L1大于1%的48位患者ORR因PD－L1表达情况而不同，分别为PD－L1≥1%的ORR是6.1%（33例），PD－L1≥5%的ORR是7.7%（13例），PD－L1≥25%的ORR是0%（2例）。患者中肿瘤相关免疫细胞表达PD－L1≥10%的ORR是22.2%。这提示PD－L1阳性TNBC患者或许更能从Avelumab治疗中获益。另一项Ⅲ期临床试验A－BRAVE－Trial旨在研究Avelumab作为辅助治疗是否能延长TNBC患者以及PD－L1+TNBC患者无疾病生存期（DFS）和OS。该研究纳入了335位完成了包括手术、新辅助治疗、辅助化疗（至少3疗程的蒽环类和3疗程的紫杉醇）或者放疗等根治性治疗的非转移性TNBC患者，预期于2023年6月完成。

（3）Durvalumab与TNBC治疗：一项Ⅰ/Ⅱ临床试验NCT02489448将研究以Durvalumab（500mg·w－1）联合白蛋白紫杉醇（100mg·m－2·w－1）续贯4周期密集型阿霉素（60mg·m－2）和环磷酰胺（600mg·m－2）方案

作为新辅助治疗的患者是否能获得更好的完全病理缓解以及其安全性评估。GeparNuevo 是另一项评估 Durvalumab 联合化疗治疗 TNBC 患者完全病理缓解的Ⅱ期临床试验。患者接受 2 周 Durvalumab（0.75g）单药 +12 周白蛋白紫杉醇（125mg · m -2 · w -1）联合 Durvalumab（1.5g · 4w -1）+4 疗程表柔比星（90mg · m -2 · 2w -1）联合环磷酰胺（600mg · m -2 · 2w -1）联合 Durvalumab 治疗。该试验已纳入 50 位患者，至今为止 Durvalumab 联合白蛋白紫杉醇续贯表柔比星或环磷酰胺并未增加治疗毒性。NCT02725489 是一项对 Durvalumab 联合 VigilTM 疫苗治疗包括 TNBC 在内的局部晚期或转移性女性肿瘤进行安全性评估和疗效评估的临床试验。该试验预想通过 VigilTM 疫苗增加活化肿瘤相关 T 细胞来促进 PD - L1 表达，联合 PD - L1 抑制剂 Durvalumab 增加抗肿瘤性。Durvalumab 联合 ADP 核糖聚合酶抑制剂 Olaparib 或者血管上皮生长因子受体酪氨酸激酶抑制剂 Cediranib 治疗晚期 TNBC 的Ⅰ期或Ⅱ期临床试验 NCT2484404 也正在进行。

免疫治疗作为一种新型的肿瘤治疗手段，在实体肿瘤治疗领域有潜在巨大的应用价值。基于上述多项多中心不同阶段临床试验及相关研究结果，抗 PD - 1 或 PD - L1 单抗的免疫疗法有望成为乳腺癌尤其是 TNBC 患者治疗的福音。然而仍有很多问题亟须解决，如作为预测疗效的生物标记物仍不明确；治疗的时间以及耐受剂量；单药或者联合治疗模式的选择；治疗顺序的选择；药物最佳适用对象的选择，包括 PD - L1 表达状态、转移情况等；药物的不良反应等问题。随着这些问题的解决，PD - 1 或 PD - L1 抑制剂在乳腺癌尤其是 TNBC 治疗中将会有更广阔的前景。

目前的临床努力集中在开发免疫疗法组合，其将无反应者转化为应答者，加深那些确实发生的反应，并克服对免疫疗法的获得性抗性。确定能够预测单药免疫治疗反应可能性的生物标志物，确定特定患者的最佳免疫治疗组合，并指导进展性疾病患者的补救免疫治疗是临床研究热点。测试合理免疫治疗组合的智能临床试验，包括强大的生物标志物评估，将加速临床进展，使我们更接近几乎所有乳腺癌患者的有效免疫治疗。